中医医师规范化培训结业理论考核通关系列

中医医师规范化培训结业理论考核表格速记

中医医师规范化培训结业理论考核命题研究组　编

U0308442

全国百佳图书出版单位

中国中医药出版社

·北 京·

图书在版编目（CIP）数据

中医医师规范化培训结业理论考核表格速记/中医医师规范化培训结业理论考核命题研究组编 . -- 北京：中国中医药出版社，2024. 10

（中医医师规范化培训结业理论考核通关系列）

ISBN 978 - 7 - 5132 - 8791 - 3

Ⅰ. ①中… Ⅱ. ①中… Ⅲ. ①中医学 - 岗位培训 - 自学参考资料 Ⅳ. ①R2

中国国家版本馆 CIP 数据核字（2024）第 104260 号

中国中医药出版社出版

北京经济技术开发区科创十三街 31 号院二区 8 号楼

邮政编码　100176

传真　010 - 64405721

河北品睿印刷有限公司印刷

各地新华书店经销

开本 787 × 1092　1/16　印张 13　字数 394 千字

2024 年 10 月第 1 版　2024 年 10 月第 1 次印刷

书号　ISBN 978 - 7 - 5132 - 8791 - 3

定价　78.00 元

网址　www. cptcm. com

服 务 热 线　010 - 64405510

购 书 热 线　010 - 89535836

维 权 打 假　010 - 64405753

微信服务号　zgzyycbs

微商城网址　https://kdt. im/LIdUGr

官 方 微 博　http://e. weibo. com/cptcm

天猫旗舰店网址　https://zgzyycbs. tmall. com

如有印装质量问题请与本社出版部联系(010 - 64405510)

使用说明

　　中医医师规范化培训结业理论考核是对中医医师能否顺利完成从理论到临床过渡的一次系统性检验，旨在评价该医师是否具有良好的职业道德、扎实的中医基础理论、专业知识和临床技能，是否掌握必要的西医学临床知识和技术，是否具备规范独立处理本专业常见病、多发病及某些疑难危重病证的能力。

　　中医医师规范化培训结业理论考核为全国统一命题考试。为帮助考生顺利通过考试，我们组织专家编写了这套《中医医师规范化培训结业理论考核通关系列》丛书，包括拿分考典、表格速记、习题集（全解）、模拟试卷（精解）。

　　本书紧扣 2024 版最新考纲编写，从命题的角度出发，突出考试重点和得分点。全书由 650 个表格组成，将复杂繁乱的知识点归纳整理成表，对相似知识点进行鉴别归纳，方便考生记忆，重要的表和表中重要内容标出颜色，让考生一目了然。

　　希望此书帮助考生充分利用碎片时间随身复习，快速提分，顺利通过考核！

目 录

第一部分

中医内科学

第一章　肺系病证

考点　感冒

	证型	证候	治法	方药
实证感冒	风寒束表证	恶寒重，发热轻，无汗头痛	辛温解表，宣肺散寒	荆防败毒散
	风热犯表证	恶寒轻，发热著，流黄浊涕	辛凉解表，疏风清热	银翘散
	暑湿伤表证	心烦口渴，渴不多饮	清暑祛湿解表	新加香薷饮
虚体感冒	气虚感冒证	咳痰无力，气短懒言，反复易感	益气解表，调和营卫	参苏饮
	阴虚感冒证	口干咽痛，舌红少苔，脉细数	滋阴解表	加减葳蕤汤
	阳虚感冒证	面色㿠白，语声低微，四肢不温，舌质淡胖，脉沉细无力	助阳解表	麻黄附子细辛汤

考点　咳嗽

	证型	证候	治法	方药
外感咳嗽	风寒袭肺证	咳嗽声重，气急，鼻塞流清涕，恶寒发热无汗	疏风散寒，宣肺止咳	三拗汤＋止嗽散
	风热犯肺证	咳嗽频剧，气粗，鼻流黄涕，恶风身热汗出	疏风清热，宣肺止咳	桑菊饮
	风燥伤肺证	干咳无痰，口鼻干燥	疏风清肺，润燥止咳	桑杏汤
内伤咳嗽	痰湿蕴肺证	痰多易咳，胸闷脘痞，食少体倦，便溏	燥湿化痰，理气止咳	二陈平胃散＋三子养亲汤
	痰热郁肺证	痰多质稠色黄，面赤身热	清热化痰，肃肺止咳	清金化痰汤
	肝火犯肺证	咳逆阵作，咽干口苦，随情绪波动增减	清肺泻肝，化痰止咳	黛蛤散＋黄芩泻白散
	肺阴亏耗证	干咳，痰中带血，颧红，潮热盗汗	养阴清热，润肺止咳	沙参麦冬汤

考点　哮病★

	证型	证候	治法	方药
发作期	寒哮证	哮鸣如水鸡声，形寒怕冷	宣肺散寒，化痰平喘	射干麻黄汤
	热哮证	痰鸣如吼，气粗息涌，口苦，口渴喜饮	清热宣肺，化痰定喘	定喘汤
缓解期	肺虚证	气短声低，自汗畏风，咳痰色白，多因气候变化而诱发	补肺益气	玉屏风散
	脾虚证	食少便溏，痰多而黏	健脾益气	六君子汤
	肾虚证	呼多吸少，咳痰质黏，腰酸腿软	补肾纳气	金匮肾气丸/七味都气丸

考点 喘证

	证型		证候	治法	方药
实喘	风寒犯肺证	喘逆胸胀	痰带泡沫，恶寒发热无汗	宣肺散寒	麻黄汤 + 华盖散
	表寒肺热证		息粗鼻扇，形寒身热	解表清里，化痰平喘	麻杏石甘汤
	痰热郁肺证		身热有汗，痰多质黏色黄或夹有血色，渴喜冷饮	清热化痰，宣肺平喘	桑白皮汤
	痰浊阻肺证		咯吐不利，口黏不渴	祛痰降逆，宣肺平喘	二陈汤 + 三子养亲汤
	肝气乘肺证		情志刺激，息粗气憋，咽中如窒	开郁降气平喘	五磨饮子
	水凌心肺证		倚息难卧，咳痰稀白，心悸，唇甲青紫，舌淡胖	温阳利水，泻肺平喘	真武汤 + 葶苈大枣泻肺汤
虚喘	肺虚证		气怯声低，咳声低弱，自汗畏风	补肺益气	生脉散 + 补肺汤
	肾虚证		呼多吸少，气不得续，汗出肢冷	补肾纳气	金匮肾气丸 + 参蛤散
	正虚喘脱证		张口抬肩，端坐不能平卧，稍动则咳喘欲绝	扶阳固脱，镇摄肾气	参附汤送服黑锡丹，配合蛤蚧粉

考点 肺痈

分期	证候	治法	方药
初期	咳白色黏痰，胸痛，咳则痛甚	疏散风热，清肺化痰	银翘散
成痈期	身热转甚，咳吐浊痰，呈黄绿色	清热解毒，化瘀消痈	千金苇茎汤 + 如金解毒散
溃脓期	咳吐大量脓血痰，或如米粥，气喘不能卧，身热面赤	排脓解毒	加味桔梗汤
恢复期	身热渐退，咳嗽减轻，午后潮热，心烦	益气养阴清肺	沙参清肺汤 + 竹叶石膏汤

考点 肺胀 ★

证型		证候	治法	方药
外寒内饮证	胸部膨满	气短气急，咳痰呈泡沫状，口干不欲饮	温肺散寒，降逆涤痰	小青龙汤
痰浊壅肺证		短气喘息，稍劳即著，怕风汗多，脘痞纳少	化痰降气，健脾益气	苏子降气汤 + 三子养亲汤
痰热郁肺证		目胀睛突，口渴欲饮，痰黄稠难咳，胸满烦躁	清肺化痰，降逆平喘	越婢加半夏汤/桑白皮汤
痰蒙神窍证		咳痰不爽，表情淡漠，谵妄，神志恍惚	涤痰开窍	涤痰汤 + 安宫牛黄丸/至宝丹
痰瘀阻肺证		喉间痰鸣，喘息不得卧，面色灰白而暗	涤痰祛瘀，泻肺平喘	葶苈大枣泻肺汤 + 桂枝茯苓丸
阳虚水泛证		面浮肢肿，尿少怕冷	温阳化饮利水	真武汤 + 五苓散
肺肾气虚证		呼吸浅短难续，声低气怯，张口抬肩，倚息不能平卧	补肺纳肾，降气平喘	补虚汤 + 参蛤散
肺脾两虚证		咳嗽，少食乏力，舌体胖大，有齿痕	补肺健脾，降气化痰	六君子汤 + 玉屏风散

考点　肺痨

证型	证候	治法	方药
肺阴亏损证	咳声短促，胸部隐隐闷痛，午后自觉手足心热	滋阴润肺	月华丸
虚火灼肺证	时时咯血，血色鲜红，潮热盗汗，颧红	滋阴降火	百合固金汤 + 秦艽鳖甲散
气阴耗伤证	咳嗽无力，气短声低，咳痰清稀色白，自汗与盗汗可并见	益气养阴	保真汤
阴阳两虚证	潮热，自汗，盗汗，声嘶或失音，肢冷形寒	滋阴补阳	补天大造丸

第二章　心系病证

考点　胸痹

证型	证候	治法	方药
心血瘀阻证	痛有定处，如刺如绞，入夜为甚	活血化瘀，通脉止痛	血府逐瘀汤
气滞心胸证	时欲太息，情志不遂诱发	疏肝理气，活血通络	柴胡疏肝散
痰浊闭阻证	痰多气短，体沉肥胖	通阳泄浊，豁痰宣痹	瓜蒌薤白半夏汤 + 涤痰汤
寒凝心脉证	遇寒而发，手足不温	辛温散寒，宣通心阳	枳实薤白桂枝汤 + 当归四逆汤
气阴两虚证	气短乏力，懒言声低	益气养阴，活血通脉	生脉散 + 人参养荣汤
心肾阴虚证	虚烦不寐，腰膝酸软，盗汗	滋阴清火，养心和络	天王补心丹 + 炙甘草汤
心肾阳虚证	面色㿠白，神倦怯寒	温补阳气，振奋心阳	参附汤 + 右归饮

考点　心悸★

证型	证候	治法	方药
心虚胆怯证	善惊易恐，坐卧不安，多梦惊醒	镇惊定志，养心安神	安神定志丸
心脾两虚证	头晕健忘，面色无华	补血养心，益气安神	归脾汤
阴虚火旺证	五心烦热，口干盗汗，舌红少苔	滋阴清火，养心安神	黄连阿胶汤
心阳不振证	胸闷气短，面色苍白		温补心阳，安神定悸	桂枝甘草龙骨牡蛎汤
水饮凌心证	渴不欲饮，浮肿尿少	形寒肢冷	温阳化饮，利水宁心	苓桂术甘汤
心血瘀阻证	心痛时作，痛如针刺，唇甲青紫		活血化瘀，理气通络	桃仁红花煎
痰火扰心证	时发时止，受惊易作，便结尿赤		清热化痰，宁心安神	黄连温胆汤

考点　心衰★

证型	证候		治法	方药
心虚血瘀证	胸闷气短，心悸，乏力	舌淡胖/淡暗，瘀斑，脉沉细/涩、结、代	补益心肺，活血化瘀	保元汤 + 血府逐瘀汤
气阴两虚证		口干，五心烦热	益气养阴，活血化瘀	生脉散 + 血府逐瘀汤
阳虚水泛证	喘息不得卧，畏寒肢冷，口唇发绀		益气温阳，化瘀利水	真武汤 + 葶苈大枣泻肺汤
喘脱危证	面色晦暗，喘悸不休，额汗如油，四肢厥冷		回阳固脱	参附龙骨牡蛎汤

考点　不寐

证型	证候	治法	方药
肝火扰心证	急躁易怒，头晕头胀，目赤耳鸣，口干而苦	疏肝泻热，镇心安神	龙胆泻肝汤
痰热扰心证	胸闷脘痞，泛恶嗳气，舌红苔黄腻，脉滑数	清化痰热，和中安神	黄连温胆汤
心脾两虚证	心悸健忘，神疲食少，腹胀便溏	补益心脾，养血安神	归脾汤
心肾不交证	头晕耳鸣，腰膝酸软，潮热盗汗，五心烦热	滋阴降火，交通心肾	六味地黄丸＋交泰丸
心胆气虚证	触事易惊，终日惕惕，胆怯心悸	益气镇惊，安神定志	安神定志丸＋酸枣仁汤

第三章　脑系病证

考点　头痛★

证型		证候	治法	方药
外感	风寒头痛	痛连项背，恶风畏寒，遇风尤剧	疏风散寒止痛	川芎茶调散
	风热头痛	头痛而胀，头痛如裂，发热或恶风，面红口渴	疏风清热，通络止痛	芎芷石膏汤
	风湿头痛	头痛如裹，肢体困重	祛风胜湿，通窍止痛	羌活胜湿汤
内伤	肝阳头痛	头胀痛而眩，心烦易怒，面赤口苦	平肝潜阳息风	天麻钩藤饮
	痰浊头痛	头痛昏蒙沉重，胸脘满闷，纳呆呕恶	健脾化痰，降逆止痛	半夏白术天麻汤
	瘀血头痛	头痛如刺，痛处固定不移，入夜尤甚	活血化瘀，通窍止痛	通窍活血汤
	肾虚头痛	头痛而空，眩晕耳鸣，腰膝酸软	滋阴补肾，填精生髓	大补元煎
	血虚头痛	头痛隐隐，伴昏晕，畏风，遇劳加重	滋阴养血，和络止痛	加味四物汤

考点　眩晕

证型	证候	治法	方药
肝阳上亢证	头胀耳鸣，急躁易怒，肢麻震颤	平肝潜阳，清火息风	天麻钩藤饮
痰湿中阻证	头重如蒙，胸闷恶心，食少寐多	化痰祛湿，健脾和胃	半夏白术天麻汤
瘀血阻窍证	头痛，面唇紫暗，舌有瘀斑	祛瘀生新，活血通窍	通窍活血汤
气血亏虚证	神疲乏力，唇甲不华	补益气血，调养心脾	归脾汤
肾精不足证	腰酸膝软，颧红咽干，或形寒肢冷	滋养肝肾，益精填髓	左归丸

考点　中风★
　　　中经络

证型	证候		治法	方药
风阳上扰证	意识清楚，口眼歪斜，语言不利，半身不遂	头痛眩晕，面红目赤，口苦咽干，尿赤	平肝息风，活血通络	天麻钩藤饮
风痰入络证		肌肤不仁，头晕目眩	祛风化痰通络	化痰通络汤
阴虚风动证		烦躁失眠，眩晕耳鸣，手足心热	滋养肝肾，潜阳息风	镇肝熄风汤

中脏腑

证型		证候	治法	方药
闭证	痰热腑实证	神识欠清或昏糊，肢体强直，腹胀、便秘，头晕目眩，痰多	通腑泄热，化痰息风	大承气汤
	痰火瘀闭证	神昏，半身不遂，鼻鼾痰鸣，肢体强痉拘急，项背身热，躁扰不宁	清火化痰，辛凉开窍	羚角钩藤汤加减＋安宫牛黄丸
	痰浊瘀闭证	突发神昏，不省人事，牙关紧闭，口噤不开，两手握固，面白唇暗，静卧不烦，四肢不温，痰涎壅盛	化痰息风，辛温开窍	涤痰汤加减＋苏合香丸
脱证		目合口开，鼻鼾息微，肢体瘫软，手撒肢冷，汗多，二便失禁	回阳救阴，益气固脱	参附汤＋生脉汤

后遗症

证型	证候	治法	方药
气虚血瘀证	面色无华，气短乏力，心悸，自汗	益气活血，化瘀通络	补阳还五汤
风痰瘀阻证	口眼歪斜，言语謇涩或失语，半身不遂、肢体麻木	搜风化痰，化瘀通络	解语丹
肝肾亏虚证	患侧肢体僵硬，拘挛变形，舌强不语，或偏瘫，肢体肌肉萎缩	滋养肝肾	左归丸＋地黄饮子

考点 痴呆

证型		证候	治法	方药
平台期	髓海不足证	头晕耳鸣，齿枯发焦，步履艰难	补肾益髓，填精养神	七福饮
	脾肾两虚证	伴腰膝酸软，食少纳呆，口涎外溢	补肾健脾，益气生精	还少丹
	气血不足证	少言寡语，面唇无华，纳呆食少	益气健脾，养血安神	归脾汤
波动期	痰浊蒙窍证	纳呆呕恶，口吐痰涎，体肥懒动，忽歌忽笑	化痰开窍，醒神益智	洗心汤
	瘀阻脑络证	头痛难愈，面色晦暗，舌紫瘀斑	活血化瘀，通窍醒神	通窍活血汤
	心肝火旺证	急躁易怒，梦幻游离，耳鸣如潮，口疮口臭，尿赤便干	清心平肝，安神定志	天麻钩藤饮
下滑期	热毒内盛证	狂越，谵妄，颤动，痫痉	清热解毒，通络达邪	黄连解毒汤

考点 郁证★

证型			证候	治法	方药
肝气郁结证	胁肋胀满	精神抑郁	痛无定处，脘闷嗳气	疏肝解郁，理气和中	柴胡疏肝散
痰气郁结证			咽中如有物梗塞，吞之不下，咳之不出，"梅核气"	行气开郁，化痰散结	半夏厚朴汤
气郁化火证			性情急躁易怒，口苦而干	疏肝解郁，清肝泻火	加味逍遥散
心神失养证	情绪不宁		多疑易惊，悲忧善哭，喜怒无常	甘润缓急，养心安神	甘麦大枣汤
心脾两虚证			多思善疑，头晕神疲，心悸胆怯	健脾养心，益气补血	归脾汤
心肾阴虚证			五心烦热，盗汗咽干	滋养心肾	天王补心丹＋六味地黄丸

考点 痫证

证型		证候	治法	方药
发作期	阳痫	两目上视，项背强直，喉中痰鸣，或发怪叫，平时多性情急躁	急以开窍醒神，继以泻热、涤痰、息风	黄连解毒汤 + 定痫丸
	阴痫	手足清冷，双眼半开半合，口不号叫，或声音微小	急以开窍醒神，继以温化痰涎，顺气定痫	五生丸 + 二陈汤
休止期	肝火痰热证	急躁易怒，面红目赤，发作时昏仆抽搐	清肝泻火，化痰宁心	龙胆泻肝汤 + 涤痰汤
	脾虚痰盛证	少气乏力，脘痞纳差，发作时面色晦滞或㿠白，蜷卧拘急，口吐涎沫	健脾化痰	六君子汤
	肝肾阴虚证	神思恍惚，两目干涩，耳轮焦枯不泽	滋养肝肾，填精益髓	大补元煎
	瘀阻脑络证	单侧肢体抽搐，颜面口唇青紫	活血化瘀，息风通络	通窍活血汤

考点 颤证

证型	证候	治法	方药
风阳内动证	肢体麻木，口苦而干，面赤烦躁	镇肝息风，舒筋止颤	天麻钩藤饮 + 镇肝熄风汤
痰热风动证	头晕目眩，口吐痰涎	清热化痰，平肝息风	导痰汤 + 羚角钩藤汤
气血亏虚证	面色㿠白，气短乏力，眩晕	益气养血，濡养筋脉	人参养荣汤
髓海不足证	持物不稳，腰膝酸软，失眠心烦，善忘	填精补髓，育阴息风	龟鹿二仙胶
阳气虚衰证	畏寒肢冷，心悸懒言，气短自汗	补肾助阳，温煦筋脉	地黄饮子

第四章 脾胃肝胆系病证

考点 胃痞 ★

证型		证候	治法	方药
实痞	外寒内滞证	恶寒发热，头痛无汗，身体疼痛，大便溏薄	理气和中，疏风散寒	香苏散
	饮食内停证	进食尤甚，嗳腐吞酸，厌食呕吐	消食和胃，行气消痞	保和丸
	痰湿中阻证	头晕目眩，身重困倦，呕恶纳呆，口淡不渴	燥湿健脾，化痰理气	二陈平胃散
	寒热错杂证	肠鸣下利，嗳气不舒，纳呆呕恶	辛开苦降，寒热平调	半夏泻心汤
	肝郁气滞证	心烦易怒，善太息，呕恶嗳气	疏肝解郁，和胃消痞	越鞠丸 + 枳术丸
虚痞	脾胃虚弱证	脘腹满闷，时轻时重，喜温喜按，纳呆便溏，神疲乏力，少气懒言	补气健脾，升清降浊	补中益气汤
	胃阴不足证	脘腹痞闷，嘈杂，饥不欲食，恶心嗳气，大便秘结	养阴益胃，调中消痞	益胃汤

考点 胃痛 ★

证型	证候	治法	方药
寒邪客胃证	胃痛暴作，恶寒喜暖，得温痛减	温胃散寒，行气止痛	香苏散 + 良附丸
宿食积滞证	胀满拒按，嗳腐吞酸，呕吐不消化食物	消食导滞，和胃止痛	保和丸

证型	证候	治法	方药
肝气犯胃证	脘痛连胁，善叹息，遇烦恼加重	疏肝解郁，理气止痛	柴胡疏肝散
肝胃郁热证	胁胀不舒，泛酸嘈杂，口干口苦	平逆散火，泄热和胃	化肝煎
湿热中阻证	脘闷灼热，口干口苦，渴不欲饮	清化湿热，理气和胃	清中汤
瘀血停滞证	胃痛似针刺刀割，痛有定处，入夜尤甚	化瘀通络，理气和胃	失笑散+丹参饮
胃阴不足证	饥不欲食，五心烦热	养阴益胃，和中止痛	一贯煎+芍药甘草汤
脾胃虚寒证	隐痛缠绵，喜温喜按，空腹痛甚，得食则缓，劳累/受凉后发作加重	温中健脾，和胃止痛	黄芪建中汤

考点　呕吐

证型	证候	治法	方药
外邪犯胃证	突然呕吐，发热恶寒，头身疼痛	疏邪解表，化浊和中，降逆止呕	藿香正气散
饮食停滞证	呕吐酸腐，脘腹胀满，吐后反快	消食化积，和胃降逆	保和丸
痰饮内阻证	呕吐清水痰涎，头眩心悸	温化痰饮，和胃降逆	小半夏汤+苓桂术甘汤
肝气犯胃证	呕吐吞酸，脘胁胀痛，随情志变化	疏肝和胃，降逆止呕	四七汤
脾胃虚寒证	时发时止，食入难化，四肢不温	温中健脾，和胃降逆	理中丸
胃阴亏虚证	反复发作，胃中嘈杂，似饥不欲食	滋养胃阴，和胃降逆	麦门冬汤

考点　腹痛★

证型	证候	治法	方药
寒邪内阻证	腹痛拘急，痛势急暴，遇寒痛甚，得温痛减	温中散寒，理气止痛	良附丸+正气天香散
湿热壅滞证	腹痛拒按，烦渴引饮，大便秘结，或溏滞不爽，潮热汗出	泄热通腑，行气导滞	大承气汤+枳实导滞丸
饮食积滞证	脘腹胀满，疼痛拒按，嗳腐吞酸，泻后痛减	消食导滞，理气止痛	枳实导滞丸
肝郁气滞证	腹痛胀闷，得嗳气或矢气则舒，遇忧思恼怒则剧	疏肝解郁，理气止痛	木香顺气散
瘀血内停证	痛如针刺，入夜尤甚，舌质紫暗	活血化瘀，和络止痛	少腹逐瘀汤
中虚脏寒证	腹痛绵绵，喜暖喜按，气短懒言，畏寒怯冷	温中补虚，缓急止痛	小建中汤/大建中汤

考点　泄泻★

证型		证候	治法	方药
暴泄	寒湿内盛证	泄泻清稀，甚如水样，恶寒发热	芳香化湿，解表散寒	藿香正气散
	湿热中阻证	泻下急迫，粪色黄褐臭秽	清热燥湿，分消止泻	葛根黄芩黄连汤
	食滞肠胃证	泻下臭如败卵，泻后痛减	消食导滞，和中止泻	保和丸
久泄	肝气乘脾证	每因抑郁恼怒，或情绪紧张而发泄泻	抑肝扶脾	痛泻要方
	脾胃虚弱证	时溏时泻，稍进油腻则大便次数增多	健脾益气，化湿止泻	参苓白术散
	肾阳虚衰证	黎明前腹痛，肠鸣即泻，完谷不化	温肾健脾，固涩止泻	附子理中丸+四神丸

9

考点 黄疸★

	证型		证候	治法	方药
急黄	疫毒炽盛证		发病急骤，黄疸迅速加深，其色如金	清热解毒，凉血开窍	千金犀角散
阳黄	热重于湿证	黄色鲜明	发热口渴，苔黄腻，便秘	清热通腑，利湿退黄	茵陈蒿汤
	湿重于热证		头重身困，胸脘痞满，便溏	利湿化浊运脾，佐以清热	茵陈五苓散＋甘露消毒丹
	胆腑郁热证		上腹右胁胀闷疼痛	疏肝泄热，利胆退黄	大柴胡汤
阴黄	寒湿阻遏证	黄色晦暗	脘痞纳少，神疲畏寒	温中化湿，健脾和胃	茵陈术附汤
	瘀血阻滞证		胁下癥结刺痛，面颈部见有丝红纹	活血化瘀消癥	鳖甲煎丸
黄疸消退后的调治	湿热留恋证	脘痞胀闷胁肋隐痛	口苦尿赤，脉濡数	清热利湿	茵陈四苓散
	肝脾不调证		肢倦乏力，胁肋隐痛不适，大便不调	调和肝脾，理气助运	柴胡疏肝散/归芍六君子汤

考点 便秘

	证型	证候	治法	方药
实秘	热秘	大便干结，口干口臭，面红心烦	泻热导滞，润肠通便	麻子仁丸
	气秘	便后不爽，肠鸣矢气，嗳气频作	顺气导滞，降逆通便	六磨汤
	冷秘	大便艰涩，手足不温，呃逆呕吐	温里散寒，通便止痛	温脾汤＋半硫丸
虚秘	气虚秘	虽有便意，但排出困难，面白神疲	补脾益气，润肠通便	黄芪汤
	血虚秘	大便干结，面色无华，口唇色淡	养血滋阴，润燥通便	润肠丸
	阴虚秘	形体消瘦，颧红盗汗，心烦少寐	滋阴增液，润肠通便	增液汤
	阳虚秘	面色㿠白，四肢不温，腹中冷痛	补肾助阳，润肠通便	济川煎

考点 积聚★

	证型		证候	治法	方药
聚证	肝郁气滞证	聚散无常	攻窜胀痛，时聚时散	疏肝解郁，行气散结	逍遥散
	食滞痰阻证		有条索状物聚起	导滞通便，理气化痰	六磨汤
积证	气滞血阻证	积块固定	质软不坚，胀痛痞满	理气活血，通络消积	大七气汤
	瘀血内结证		硬痛不移，面暗舌紫	祛瘀软坚	膈下逐瘀汤
	正虚瘀阻证		形脱骨立，饮食大减	补益气血，活血化瘀	八珍汤＋化积丸

考点 鼓胀★

	证型		证候	治法	方药
常证	气滞湿阻证	腹大胀满	按之不坚，食后胀甚，嗳气稍减	疏肝理气，运脾利湿	柴胡疏肝散＋胃苓汤
	水湿困脾证		如囊裹水，下肢浮肿，怯寒懒动	温中健脾，行气利水	实脾饮
	湿热蕴结证		烦热口苦，渴不欲饮	清热利湿，攻下逐水	中满分消丸
	肝脾血瘀证		青筋显露，痛如针刺，面色晦暗	活血化瘀，行气利水	调营饮
	脾肾阳虚证		形似蛙腹，朝宽暮急，肢冷浮肿	温补脾肾，化气利水	附子理苓汤
	肝肾阴虚证		口干而燥，心烦失眠，齿鼻衄血	滋肾柔肝，养阴利水	六味地黄丸＋一贯煎

证型		证候	治法	方药
变证	黄疸	身目黄染如金，倦怠乏力，恶心厌油，双下肢水肿，尿少如浓茶	清热解毒，利湿退黄	甘露消毒丹
	出血	牙龈出血，呕吐鲜血或大便出血	泻火解毒，凉血止血	犀角地黄汤
	神昏	神昏谵语，烦躁不宁，溲赤尿少	清热解毒，醒脑开窍	清营汤 + 安宫牛黄丸

考点　瘿病

证型	证候	治法	方药
气郁痰阻证	质软不痛，胸胁窜痛，病情常随情志波动，喜太息	理气舒郁，化痰消瘿	四海舒郁丸
痰结血瘀证	按之较硬有结节，肿块经久未消，胸闷，纳差，舌质暗/紫	理气活血，化痰消瘿	海藻玉壶汤
肝火旺盛证	性情急躁易怒，眼球突出，手指颤抖，面部烘热，口苦	清肝泻火，消瘿散结	栀子清肝汤 + 消瘰丸
心肝阴虚证	心悸不宁，心烦少寐，易出汗，手指颤动，眼干	滋阴降火，宁心柔肝	天王补心丹/一贯煎

考点　脾心痛

证型	证候	治法	方药
肝郁气滞证	痛引两胁，或向右肩背部放射，恶心呕吐，口干苦	疏肝利胆，行气止痛	小柴胡汤
肝胆湿热证	上腹胀痛拒按，胁痛，恶心呕吐，目黄身黄，小便短黄	清利肝胆湿热	清胰汤 + 龙胆泻肝丸
肠胃热结证	全腹疼痛，痛而拒按，口苦而干，脘腹胀满，便秘	通腑泄热，行气止痛	大承气汤

第五章　肾系病证

考点　水肿★

	证型	证候	治法	方药
阳水	风水相搏证	眼睑浮肿，来势迅速，恶寒发热，肢节酸楚，小便不利	疏风清热，宣肺行水	越婢加术汤
	湿毒浸淫证	身发疮痍溃烂，延及全身	宣肺解毒，利湿消肿	麻黄连翘赤小豆汤 + 五味消毒饮
	水湿浸渍证	全身水肿，下肢明显，按之没指	运脾化湿，通阳利水	五皮饮 + 胃苓汤
	湿热壅盛证	皮肤绷紧光亮，胸脘痞闷，烦热口渴	分利湿热	疏凿饮子
阴水	脾阳虚衰证	水肿日久 脘腹胀闷，纳减便溏	健脾温阳利水	实脾饮
	肾阳衰微证	水肿日久 腰酸冷痛，四肢厥冷，怯寒神倦	温肾助阳，化气行水	真武汤
	瘀水互结证	水肿日久 肿势不一，皮肤瘀斑，腰部刺痛	活血祛瘀，化气行水	桃红四物汤 + 五苓散

考点　淋证★

证型	证候	治法	方药
热淋	小便短赤灼热，口苦呕恶，便秘	清热利湿通淋	八正散
石淋	尿中夹砂石，排尿时突然中断，尿道窘迫疼痛，一侧腰腹绞痛	清热利湿，排石通淋	石韦散
血淋	尿色深红，或夹血块	清热通淋，凉血止血	小蓟饮子
气淋	郁怒之后，小便涩滞，淋沥不已	理气疏导，通淋利尿	沉香散
膏淋	小便浑浊如米泔水，有絮状凝块物	清热利湿，分清泄浊	程氏萆薢分清饮
劳淋	淋沥不已，时作时止，遇劳即发	补脾益肾	无比山药丸

考点　尿浊

证型	证候	治法	方药
湿热下注证	小便浑浊夹凝块，有浮油，尿有灼热感	清热利湿，分清泄浊	程氏萆薢分清饮
脾虚气陷证	小便状如白浆，小腹坠胀，神倦无力	健脾益气，升清固摄	补中益气汤
肾虚不固证	小便乳白如脂膏，头晕耳鸣，腰膝酸软	偏肾阴虚：滋阴益肾 偏肾阳虚：温肾固摄	偏肾阴虚：知柏地黄丸 偏肾阳虚：鹿茸补涩丸

考点　关格

证型	证候	治法	方药
脾肾阳虚，湿浊内蕴证	形寒肢冷，浮肿以腰下为主，纳差，腹胀	温补脾肾，化湿降浊	温脾汤 + 吴茱萸汤
肝肾阴虚，虚风内动证	头晕头痛，面部烘热，腰膝酸软，手足抽搐	滋补肝肾，平肝息风	杞菊地黄丸 + 羚角钩藤汤
肾气衰微，邪陷心包证	全身浮肿，面白唇暗，四肢厥冷，口中尿臭，神志昏蒙，循衣摸床	温阳固脱，豁痰开窍	急用参附汤 + 苏合香丸，继用涤痰汤

第六章　气血津液病证

考点　急劳

证型	证候	治法	方药
气滞血瘀证	体表肿核，按之坚硬，时有胀痛，形体消瘦，皮肤瘀斑	行气活血，祛瘀消癥	膈下逐瘀汤
热毒炽盛证	壮热口渴，皮现紫癜，齿鼻渗血	清热解毒，凉血止血	清瘟败毒饮
痰浊凝滞证	胁下包块，按之坚硬，时有胀痛，苔腻	化痰软坚散结	海藻玉壶汤 + 二陈汤
气血两虚证	神疲乏力，唇甲苍白，头晕目眩	益气养血，扶正祛邪	八珍汤 + 三才封髓丹

考点　髓劳

证型	证候	治法	方药
热毒壅盛，破血妄行证	持续发热，皮肤瘀斑，鼻衄齿衄，烦躁口渴，便干溲赤	清热解毒，凉血止血	清瘟败毒饮

证型	证候	治法	方药
肾阴虚证	腰膝酸软，五心烦热，潮热盗汗，口干咽燥，便干尿黄	滋阴补肾，填精益髓	左归丸
肾阳虚证	面目虚浮，腰膝酸软，畏寒肢冷，夜尿频多，食少便溏	温阳补肾，填精益髓	右归丸
肾阴阳两虚证	肾阴虚、肾阳虚症状兼备	滋阴济阳，填精益髓	桂附地黄丸

考点 血证 ★

	证型	证候		治法	方药
齿衄	胃火炽盛证	血色鲜红，齿龈红肿疼痛，口渴口臭		清胃泻火，凉血止血	加味清胃散＋泻心汤
	阴虚火旺证	血色淡红，齿摇不坚		滋阴降火，凉血止血	六味地黄丸＋茜根散
鼻衄	热邪犯肺证	鼻燥衄血，口干咽燥		清泄肺热，凉血止血	桑菊饮
	胃热炽盛证	血色鲜红，口干臭秽		清胃泻火，凉血止血	玉女煎
	肝火上炎证	口苦，烦躁易怒		清肝泻火，凉血止血	龙胆泻肝汤
	气血亏虚证	神疲乏力，面色苍白		补气摄血	归脾汤
咳血	燥热伤肺证	痰中带血	喉痒咳嗽，口干鼻燥	清热润肺，宁络止血	桑杏汤
	肝火犯肺证		咳嗽阵作，烦躁易怒	清肝泻肺，凉血止血	泻白散＋黛蛤散
	阴虚肺热证		咳嗽痰少，潮热盗汗	滋阴润肺，宁络止血	百合固金汤
吐血	胃热壅盛证	夹食物残渣，口臭便秘		清胃泻火，化瘀止血	泻心汤＋十灰散
	肝火犯胃证	口苦胁痛，心烦易怒		泻肝清胃，凉血止血	龙胆泻肝汤
	气虚血溢证	缠绵不止，时轻时重		健脾益气摄血	归脾汤
便血	肠道湿热证	血红黏稠，口苦		清化湿热，凉血止血	地榆散＋槐角丸
	热灼胃络证	便色如柏油，胃脘疼痛，口干		清胃止血	泻心汤＋十灰散
	气虚不摄证	便血淡红，食少体倦，面色萎黄		益气摄血	归脾汤
	脾胃虚寒证	血色紫暗，腹痛隐隐，喜热饮		健脾温中，养血止血	黄土汤
尿血	下焦湿热证	黄赤灼热，心烦口渴，面赤口疮		清热利湿，凉血止血	小蓟饮子
	肾虚火旺证	颧红潮热，腰膝酸软		滋阴降火，凉血止血	知柏地黄丸
	脾不统血证	久病尿血	体倦乏力，气短声低	补中健脾，益气摄血	归脾汤
	肾气不固证		头晕耳鸣，精神困惫	补益肾气，固摄止血	无比山药丸

考点 紫癜

证型	证候		治法	方药
血热妄行证	皮肤青紫斑点	鼻衄，尿血，发热，口渴，便秘	清热解毒，凉血止血	十灰散
阴虚火旺证		手足心热，潮热盗汗，月经过多	滋阴降火，宁络止血	茜根散
气不摄血证		久病不愈，神疲乏力，食欲不振	补气摄血	归脾汤

考点 厥证

证型		证候	治法	方药
气厥	实证	突然昏倒，不省人事，或四肢厥冷，呼吸气粗，口噤握拳	开窍，顺气，解郁	通关散合五磨饮子
	虚证	发作时眩晕昏仆，面色苍白，呼吸微弱，汗出肢冷	补气，回阳，醒神	生脉饮、参附汤、四味回阳饮
血厥	实证	突然昏倒，不省人事，牙关紧闭，面赤唇紫	平肝潜阳，理气通瘀	羚角钩藤汤/通瘀煎
	虚证	突然昏厥，面色苍白，口唇无华，四肢震颤，自汗肢冷，目陷口张，呼吸微弱	补养气血	急用独参汤灌服，继服人参养荣汤
痰厥		突然昏厥，喉有痰声，或呕吐涎沫，呼吸气粗	行气豁痰	导痰汤
食厥		暴饮暴食，突然昏厥，脘腹胀满，呕呃酸腐，头晕	和中消导	先用盐汤探吐，再用神术散＋保和丸加减

考点 消渴★

证型			证候	治法	方药
上消	肺热津伤证	多饮	口舌干燥，尿频量多，烦热多汗	清热润肺，生津止渴	消渴方
中消	胃热炽盛证	多食	形体消瘦，大便干燥	清胃泻火，养阴增液	玉女煎
	气阴亏虚证		能食与便溏并见，精神不振，乏力	益气健脾，生津止渴	七味白术散
下消	肾阴亏虚证	多尿	口干唇燥，皮肤干燥，舌红脉细数	滋阴固肾	六味地黄丸
	阴阳两虚证		饮一溲一，耳轮干枯，畏寒肢冷	滋阴温阳，补肾固涩	金匮肾气丸

考点 汗证

证型	证候	治法	方药
肺卫不固证	体倦乏力，面色㿠白，易于感冒	益气固表	桂枝加黄芪汤＋玉屏风散
心血不足证	心悸少寐，神疲气短	养血补心	归脾汤
阴虚火旺证	五心烦热，两颧色红，口渴	滋阴降火	当归六黄汤
邪热郁蒸证	蒸蒸汗出，汗黏，面赤烘热，口苦，小便色黄	清肝泄热，化湿和营	龙胆泻肝汤

考点 虚劳

气虚和血虚

证型		证候	治法	方药
气虚	肺气虚证	短气自汗，声音低怯，咳嗽无力，痰液清稀，平素易于感冒	补益肺气	补肺汤
	心气虚证	心悸，气短，劳则尤甚，神疲体倦，自汗	益气养心	七福饮
	脾气虚证	饮食减少，食后胃脘不舒，倦怠乏力，大便溏薄，面色萎黄	健脾益气	加味四君子汤
	肾气虚证	神疲乏力，腰膝酸软，小便频数而清，白带清稀	益气补肾	大补元煎

证型		证候	治法	方药
血虚	心血虚证	心悸怔忡，健忘，失眠，多梦，面色不华	养血宁心	养心汤
	肝血虚证	头晕目眩，胁痛，肢体麻木，筋脉拘急，面色不华	补血养肝	四物汤

阴虚和阳虚

证型		证候	治法	方药
阴虚	肺阴虚证	干咳，咽燥，咳血，潮热，盗汗，面色潮红	养阴润肺	沙参麦冬汤
	心阴虚证	心悸，失眠，烦躁，潮热，盗汗，或口舌生疮，面色潮红	滋阴养心	天王补心丹
	脾胃阴虚证	口渴，唇舌干燥，不思饮食，甚则干呕，呃逆，大便燥结，面色潮红	养阴和胃	益胃汤
	肝阴虚证	头痛，眩晕，耳鸣，目干畏光，视物不明，急躁易怒，肢体麻木	滋养肝阴	补肝汤
	肾阴虚证	腰酸遗精，两足痿弱，眩晕耳鸣，甚则耳聋，口干，咽痛，颧红	滋补肾阴	左归丸
阳虚	心阳虚证	心悸，自汗，神倦嗜卧，心胸憋闷疼痛，形寒肢冷，面色苍白	益气温阳	保元汤
	脾阳虚证	面色萎黄，食少，形寒，神倦乏力，少气懒言，大便溏薄，肠鸣腹痛，每因受寒或饮食不慎而加剧	温中健脾	附子理中汤
	肾阳虚证	腰背酸痛，遗精阳痿，多尿或不禁，面色苍白，畏寒肢冷，五更泄泻	温补肾阳	右归丸

考点 内伤发热

证型	证候	治法	方药
阴虚	午后潮热，或夜间发热，不欲近衣，手足心热，烦躁，少寐多梦，盗汗，口干咽燥	滋阴清热	清骨散
血虚	多低热，头晕目眩，心悸不宁，身倦乏力，面白少华，唇甲色淡	补益心脾，养血退热	归脾汤
气虚	发热常在劳累后发作或加重，头晕，倦怠乏力，气短懒言，食少便溏，自汗，易于感冒	益气健脾，甘温除热	补中益气汤
阳虚	发热而欲近衣被，形寒怯冷，四肢不温，少气懒言，头晕嗜卧，腰膝酸软，纳少便溏，面色㿠白	温阳补肾，引火归原	金匮肾气丸
气郁	发热多为低热或潮热，热势常随情绪波动而起伏，精神抑郁，烦躁易怒，喜叹息	疏肝理气，解郁泻热	丹栀逍遥散
湿郁	低热，午后热甚，或身热不扬，心中烦热，胸闷脘痞，身体困重，头重如裹，渴不欲饮，呕恶	除湿清热，宣畅气机	三仁汤
血瘀	午后或夜晚发热，口干咽燥，但不多饮，皮肤粗糙甚至肌肤甲错，面色萎黄或晦暗	养血活血，化瘀清热	血府逐瘀汤

考点　饮证

证型		证候	治法	方药
痰饮	脾阳虚弱证	胸胁支满，心下痞闷，胃中有水声，饮入易吐，口渴不欲饮水，头晕目眩，食少便溏	温脾化饮	苓桂术甘汤合小半夏加茯苓汤
	饮留胃肠证	心下坚满，自利，利后反快；或水走肠间，沥沥有声，腹满，排便不畅	攻下逐饮	甘遂半夏汤或己椒苈黄丸
悬饮	邪犯胸肺证	胸痛气急，伴寒热往来，身热起伏，咳嗽，痰少，呼吸、转侧则疼痛加重，心下痞硬	和解宣利	柴枳半夏汤
	饮停胸胁证	胸胁疼痛，咳唾引痛，痛势较前减轻，而呼吸困难加重，咳逆气喘息促，不能平卧，病侧肋间胀满	泻肺祛饮	椒目瓜蒌汤合十枣汤
	络气不和证	胸胁疼痛，如灼如刺，胸闷不舒，呼吸不畅，经久不已，阴雨天更甚	理气和络	香附旋覆花汤
	阴虚内热证	咳呛时作，口干咽燥，午后潮热，颧红，心烦，手足心热，盗汗，形瘦	滋阴清热	沙参麦冬汤合泻白散
溢饮	表寒里饮证	肢体浮肿，伴恶寒无汗，咳喘，痰多白沫，胸闷，干呕，口不渴	发表化饮	小青龙汤
支饮	寒饮伏肺证	咳逆喘满不得卧，吐白沫、量多，天冷受寒加重	宣肺化饮	小青龙汤
	脾肾阳虚证	喘促动则为甚，心悸气短，怯寒肢冷，神疲，足跗浮肿	温脾补肾，以化水饮	金匮肾气丸合苓桂术甘汤

考点　血浊

证型	证候	治法	方药
痰浊内阻证	头重如裹，呕恶痰涎，形体肥胖	化痰降浊	二陈汤
气滞血瘀证	胸胁胀闷，走窜疼痛	行气活血，化痰降浊	血府逐瘀汤
脾虚湿困证	胸闷恶心，身困脘胀	益气健脾，化湿和胃	参苓白术散
肝肾阴虚证	眩晕耳鸣，腰膝酸软，口干	滋补肝肾，养血益阴	一贯煎

考点　肥胖

证型	证候	治法	方药
胃热火郁证	大便不爽，口干口苦，喜饮水	清胃泻火，佐以消导	白虎汤＋小承气汤
痰湿内盛证	头晕，口干而不欲饮，大便黏滞不爽，嗜食肥甘醇酒	化痰利湿，理气消脂	导痰汤＋四苓散
气郁血瘀证	便干，失眠，男子性欲下降甚至阳痿，女性月经不调，喜太息，胸闷胁满	理气解郁，活血化瘀	血府逐瘀汤
脾虚不运证	劳累后更为明显，饮食如常或偏少，舌质淡胖，边有齿印	健脾益气，渗利水湿	参苓白术散＋防己黄芪汤
脾肾阳虚证	四肢厥冷，喜食热饮，小便清长	补益脾肾，温阳化气	真武汤＋苓桂术甘汤

第七章 肢体经络病证

考点 痹证

证型	证候	治法	方药
行痹证	恶风发热,关节游走疼痛	宣痹通络,疏风止痛	防风汤
痛痹证	疼痛较剧,得热则痛缓,遇寒则痛甚	散寒通络,祛风除湿	乌头汤
着痹证	肌肉酸楚重着,关节活动不利,肌肤麻木不仁	除湿通络,祛风散寒	薏苡仁汤
风湿热痹证	关节局部灼热红肿,疼痛,重则可见皮下结节/红斑	清热通络,祛风除湿	白虎加桂枝汤 + 宣痹汤
痰瘀痹阻证	肢体僵硬,顽麻/重着,屈伸不利,舌质紫暗/有瘀斑	化痰行瘀,蠲痹通络	双合汤
肝肾两虚证	骨蒸劳热,心烦口干,形体消瘦	培补肝肾,舒筋止痛	独活寄生汤

考点 痿证

证型	证候		治法	方药
肺热津伤证	关节无痛无力运动	病起发热,皮肤干燥,心烦口渴	清热润燥,养阴生津	清燥救肺汤
湿热浸淫证		肢体困重,扪及微热,胸脘痞闷	清热利湿,通利经脉	二妙散
脾胃虚弱证		神疲肢倦,肌肉萎缩,少气懒言	补中益气,健脾升清	参苓白术散
肝肾亏损证		腰膝酸软,不能久立,眩晕耳鸣	补益肝肾,滋阴清热	虎潜丸
脉络瘀阻证		肌肉瘦削,麻木不仁,青筋显露	益气养营,活血行瘀	圣愈汤 + 补阳还五汤

考点 蝶疮流注

证型	证候	治法	方药
肝肾阴虚证	夜间潮热,口干咽燥,盗汗消瘦,月经后期,量少/闭经	滋补肝肾,养阴清热	知柏地黄丸
热毒血瘀证	手足红斑,烦躁不安,甚则神昏谵语,口糜口渴,咽痛咳嗽	凉血解毒,祛瘀消斑	犀角地黄汤 + 清瘟败毒饮
气血亏虚证	气短乏力,面色苍白,脱发,纳呆	益气养血,扶正祛邪	当归补血汤 + 增液汤
风湿痹阻证	肢体关节疼痛、重着,痛处游走不定	祛风除湿,通络止痛	蠲痹汤

第八章 癌病

考点 肺癌

证型	证候	治法	方药
肺脾气虚证	咳嗽痰多,胸闷气短,纳少便溏,神疲乏力,面色少华	益气健脾,肃肺化痰	六君子汤 + 二陈汤
阴虚内热证	咳嗽,少痰,低热盗汗,心烦失眠	滋阴润肺,止咳化痰	沙参麦冬汤
气阴两虚证	咳声低弱,气短乏力,口干不多饮	益气养阴,清热化痰	四君子汤 + 沙参麦冬汤
气滞血瘀证	胸胁胀痛,痛有定处,青筋显露,唇甲紫暗	理气化瘀,软坚散结	复元活血汤

续表

证型	证候	治法	方药
痰热阻肺证	痰中带血，胸闷气促，烦躁不安，唇燥口干	清热化痰，祛湿散结	清气化痰汤

考点 胃癌

证型	证候	治法	方药
脾气虚证	肢体倦怠，少气懒言，面色萎黄，形体消瘦	健脾益气	四君子汤
胃阴虚证	嘈杂疼痛，饥不欲食	养阴生津	益胃汤
血虚证	爪甲色淡，头晕眼花，经量少，色淡，闭经	补血益气	四物汤
脾肾阳虚证	朝食暮吐，面色苍白，神疲乏力，肢冷便溏，喜温喜按	温补脾肾	附子理中汤 + 右归丸
热毒证	胃脘灼痛，消谷善饥	清热解毒	清胃散 + 泻心汤
痰湿证	泛吐痰涎，口淡无味，腹胀，大便溏薄	化痰利湿	二陈汤
血瘀证	胃刺痛拒按，可触及质硬肿物，呕血黑便，肌肤甲错，舌质紫暗	活血化瘀	膈下逐瘀汤
肝胃不和证	脘胁疼痛，嗳气陈腐	疏肝和胃，降逆止痛	柴胡疏肝散

考点 肝癌

证型	证候	治法	方药
肝郁脾虚证	胸闷不舒，善太息，纳呆食少	疏肝解郁，健脾理气	柴胡疏肝散
肝热血瘀证	胸胁炽痛不适，口干唇燥，舌紫暗，有瘀斑	清肝凉血，解毒祛瘀	龙胆泻肝汤 + 下瘀血汤
肝胆湿热证	壮热，口干口苦，心烦易怒	清热利湿，消癌抑瘤	茵陈蒿汤 + 龙胆泻肝汤
脾虚湿困证	脘痞食少，肢体倦怠，肢重足肿，口黏不欲饮	健脾益气，利湿解毒	四君子汤 + 五皮饮
肝肾阴亏证	腹大如鼓，青筋暴露，呕血，五心烦热	养阴散结，凉血解毒	一贯煎

考点 胰腺癌

证型	证候	治法	方药
热毒蕴结证	心下痞硬，上腹部胀满或积块，质硬痛剧，胸胁苦满，烦闷，身热不退，恶心呕吐	和解少阳，内泻热结	大柴胡汤
肝胆湿热证	面目身黄，小便黄赤，恶心呕吐，上腹部胀满不适或胀痛，疲乏无力，胁肋疼痛，口苦口臭	清肝利胆，祛湿降浊	茵陈蒿汤
脾虚湿阻证	上腹部不适，面浮色白，胸闷气短，纳食减少，肢体乏力，甚至面浮足肿，头眩心悸	健脾和中，燥湿消癌	陈夏六君汤
肝阴亏损证	上腹痞满或触及肿物疼痛，烦热口干，低热盗汗，胸胁不舒，消瘦纳呆，或鼻衄齿衄，便结溺黄	养阴涵木，消癥散结	一贯煎合二至丸

第一章　呼吸系统疾病

考点　急性上呼吸道感染

临床表现	普通感冒	起病较急，表现为鼻部症状，如喷嚏、鼻塞、流清水样鼻涕，或咳嗽、咽干、咽痒、烧灼感，甚至鼻后滴漏感
	急性病毒性咽炎和喉炎	鼻病毒、腺病毒、流感病毒引起，表现为咽痒和灼热感，咽痛不明显。腺病毒等引起，表现为明显声嘶、讲话困难等
	急性咽结膜炎	多发于夏季，发热、咽痛、畏光、流泪、咽及结膜明显充血
	急性疱疹性咽峡炎	查体可见咽部充血，软腭、悬雍垂溃疡，周围伴红晕
	急性咽扁桃体炎	起病急，咽痛明显，伴发热、畏寒，体温可达39℃以上
辅助检查	血液检查：多为病毒性感染。细菌感染可有白细胞计数与中性粒细胞增多和核左移现象	
	病原学检查：细菌培养可判断细菌类型并做药物敏感试验以指导临床用药	
鉴别诊断	过敏性鼻炎、流行性感冒、急性气管－支气管炎、急性传染病前驱症状	
治疗	①对症治疗：急性咳嗽、鼻后滴漏和咽干，伪麻黄碱治疗以减轻鼻部充血/局部滴鼻应用。②抗生素治疗。③抗病毒药物治疗。④中药治疗	

考点　急性气管－支气管炎

病因	感染（如病毒、细菌、支原体和衣原体）、物理、化学刺激或过敏等
临床表现	①起病较急，常先出现鼻塞、咽喉疼痛等。初为干咳或咳少量黏液痰，随后痰量增多，有时痰中带血，咳嗽和咳痰常不超过1个月。支气管痉挛时可胸闷、气急。全身症状不重，发热常为低至中等度。 ②无明显体征或两肺呼吸音粗糙，可闻及散在干湿啰音，部位不固定，咳嗽后减少或消失
鉴别诊断	急性上呼吸道感染、流行性感冒、过敏性鼻炎、肺炎、支气管哮喘、原发性肺癌、百日咳
治疗	一般治疗、对症治疗（止咳、祛痰、解痉、抗过敏）、抗菌治疗

考点　慢性阻塞性肺疾病（COPD）★

病因	吸烟，环境污染，感染	
临床表现	慢性咳嗽，咳痰；气短，呼吸困难；喘息胸闷；桶状胸，双侧语颤减弱，肺部叩诊呈过清音，两肺呼吸音低，呼气音延长	
辅助检查	①FEV_1/FVC＜70％。②胸部X线检查、血常规、血气分析有助于评估病情	
临床分期	急性加重期	咳嗽，咳痰，气短和/或喘息加重，痰量增多，呈脓性或黏液脓性，可伴发热
	稳定期	咳嗽、咳痰、气短等症状稳定或症状较轻
并发症	慢性呼吸衰竭	症状明显加重，低氧血症，高碳酸血症，缺氧和二氧化碳潴留
	自发性气胸	一侧胸痛，呼吸困难加重，发绀，患侧肺部叩诊呈鼓音，听诊呼吸音减弱或消失
	慢性肺源性心脏病	肺动脉痉挛和血管重塑，导致肺动脉高压，右心室肥厚

续表

治疗	急性加重期	①抗菌治疗（头孢曲松）。②扩张支气管，短效 β_2 受体激动剂＋抗胆碱能药物，较为严重者，静脉滴注茶碱类药物。③控制性氧疗。④应用糖皮质激素。⑤祛痰，维持水、电解质、酸碱平衡，防治呼吸衰竭等
	稳定期	①戒烟。②支气管扩张剂（β_2 受体激动剂，抗胆碱能药，茶碱类药）。③应用糖皮质激素，联合吸入糖皮质激素和长效 β_2 受体激动剂。④祛痰药，盐酸氨溴索和 N－乙酰半胱氨酸或稀化黏素。⑤家庭氧疗。⑥康复治疗

考点　慢性肺源性心脏病 ★

病因		慢性支气管－肺疾病，胸廓运动障碍性疾病，肺血管疾病，其他
临床表现	肺、心功能代偿期	①原发病表现。②肺动脉高压。③右心室肥大
	肺、心功能失代偿期	①呼吸衰竭。②右心衰竭
并发症		肺性脑病，酸碱平衡失调及电解质紊乱，心律失常，休克，消化道出血
X 线检查		①右下肺动脉干扩张，横径≥15mm。②肺动脉段明显凸出。③右心室肥大征
鉴别诊断		冠状动脉粥样硬化性心脏病、原发扩张型心肌病
治疗	急性加重期	控制感染，改善呼吸功能和纠正呼吸衰竭，控制心衰（利尿剂、强心剂、血管扩张剂），控制心律失常，应用糖皮质激素，抗凝治疗等
	缓解期	规律吸入药物，呼吸生理治疗，增强机体免疫力，家庭长期氧疗，避免诱因

考点　支气管哮喘 ★

病因			遗传因素，环境因素
临床表现			呼气性呼吸困难，伴胸闷、气促，或咳嗽。两肺闻及广泛的哮鸣音，呼气音延长
诊断依据			①反复发作喘息、气急、胸闷或咳嗽。②双肺散在或弥漫性、以呼气相为主的哮鸣音，呼气相延长。③上述症状可缓解。④排除其他疾病。⑤临床表现不典型者，以下至少 1 项阳性：支气管激发试验阳性、支气管舒张试验阳性、平均每日 PEF 昼夜变异率＞10% 或 PEF 周变异率＞20%（诊断需符合①～④或④、⑤）
鉴别诊断			急性左心衰竭、慢性阻塞性肺疾病、上气道狭窄
治疗	急性发作期	轻度	吸入短效 β_2 受体激动剂（沙丁胺醇气雾剂等），可同时口服氨茶碱，或吸入短效抗胆碱药气雾剂，口服孟鲁司特钠
		中度	吸氧：雾化吸入短效 β_2 受体激动剂，或联合吸入短效抗胆碱药与糖皮质激素混悬液，氨茶碱静脉给药，口服孟鲁司特钠，必要时口服糖皮质激素
		重度和危重	在中度发作治疗措施基础上，糖皮质激素静脉给药，必要时给予机械通气治疗，同时调节水、电解质与酸碱平衡，预防呼吸道感染
	慢性持续期		健康教育，避免接触过敏原或诱发因素，制定个体化治疗方案，中医药治疗

考点　肺炎链球菌肺炎 ★

病因		多在受凉、淋雨、劳累后发病
临床表现	症状	①寒战，高热。②咳嗽，咳痰。③胸痛。④呼吸困难。⑤其他
	体征	急性热病容，肺实变征（患侧呼吸减弱，语颤增强，叩诊浊音，呼吸音低或消失）
并发症		感染性休克，胸膜炎，脓胸，心肌炎，脑膜炎，关节炎等
辅助检查		①白细胞计数明显升高。②痰涂片见革兰染色阳性，带荚膜的球菌

续表

治疗	一般治疗	卧床休息，注意补充足够蛋白质，防止休克发生
	对症治疗	①高热：物理降温。②气急发绀：吸氧。③咳痰困难：溴己新。④剧烈胸痛：热敷
	抗菌药物	首选青霉素 G
	感染性休克	①一般处理：平卧，吸氧，监测生命体征。②补充血容量（重要措施）。③纠正水、电解质和酸碱平衡。④糖皮质激素。⑤血管活性药物。⑥控制感染。⑦防治心力衰竭、肾功能不全、上消化道出血等

考点 特发性间质性肺炎

临床表现	年龄 >50 岁；隐匿起病或无明确原因的进行性呼吸困难；可有乏力、体重减轻、杵状指（趾）；双肺听诊可闻及吸气性 Velero 啰音；晚期出现发绀、右心功能不全等
辅助检查	常规胸部 X 线片或 HRCT 显示双下肺和胸膜下分布为主的网状改变或伴蜂窝肺，可伴少量磨玻璃样阴影
治疗	药物治疗（糖皮质激素、抗肺纤维化治疗），非药物治疗（肺康复训练、氧疗），肺移植

考点 支气管扩张症

病因	①幼年多有麻疹、百日咳、支气管肺炎病史。②上呼吸道感染
临床表现	长期咳嗽、咳大量脓痰、反复咯血是支扩的典型症状，病变部位可闻及固定的湿啰音
治疗	①控制感染。②止咳化痰。③咯血的治疗。④外科治疗

考点 肺结核

病因		结核分枝杆菌
临床表现		结核毒性症状、呼吸道症状
结核病的分类	原发性结核	初次感染结核菌而发病的肺结核，多见于少年儿童
	血行播散性肺结核	急性（急性粟粒型），亚急性，慢性血行播散型肺结核
	继发性肺结核	浸润性肺结核，空洞性肺结核，结核球，干酪性肺炎，纤维空洞性肺结核，成年人多见，病程长
	结核性胸膜炎	由结核杆菌感染胸膜或过敏反应所致，干性胸膜炎、渗出性胸膜炎及结核性脓胸，多见于青壮年
	其他肺外结核	一般按照感染部位或脏器命名，如肾结核、肠结核、骨关节结核等
	菌阴肺结核	3 次痰涂片及 1 次痰培养均为阴性的肺结核
治疗	化学药物治疗原则	早期，规律，全程，适量，联合
	常用抗结核药	①一线杀菌剂（异烟肼、利福平、链霉素、吡嗪酰胺）。②二线抑菌剂（乙胺丁醇）。③抗结核新药（左氧氟沙星）
	标准化疗方案	初治：①每日给药方案 2HRZE/4HR。②间歇给药方案 $2H_3R_3Z_3E_3/4H_3R_3$
		复治：①每日给药方案 2HRZSE/6～10HRE。②间歇给药方案 $2H_3R_3Z_3S_3E_3/6～10H_3R_3E_3$
	对症治疗	①毒性症状：有效抗结核药 + 糖皮质激素。②咯血：小量（安静休息，适当应用氨基酸）；大量（患侧卧位，垂体后叶素 5～10U 缓慢静脉注射，然后将垂体后叶素加入液体静滴维持）
	预防性化疗	异烟肼、利福平

考点　原发性支气管肺癌 ★

临床表现	干咳，咳痰，胸闷气短，消瘦，发热
	胸痛，声音嘶哑，吞咽困难，胸腔积液，上腔静脉阻塞综合征，Horner 综合征
	转移至中枢神经系统，可出现头痛、呕吐，或小脑功能障碍等；转移至骨骼，可出现骨痛和病理性骨折；转移至腹部，可出现胰腺炎症状或阻塞性黄疸；转移至淋巴结，以锁骨上淋巴结转移最多见
	肥大性肺性骨关节病，类癌综合征，神经肌肉综合征，库欣综合征
辅助检查	胸部 X 线检查
治疗	①手术：非小细胞肺癌Ⅰ期、Ⅱ期患者，根治性手术切除是首选的治疗措施。②化疗：小细胞肺癌患者。③放疗。④靶向治疗。⑤生物反应调节剂，如小剂量干扰素、转移因子、左旋咪唑、集落刺激因子（CSF）等。⑥介入治疗

考点　呼吸衰竭

急性呼吸衰竭

病因	气道阻塞，引起肺实质浸润的疾病，肺间质及实质渗出水肿，肺血管疾患肺血栓、脂肪栓塞，胸壁胸膜疾患，神经肌肉系统疾患
临床表现	呼吸困难（最早），发绀，神经精神症状，循环系统表现，其他表现
诊断要点	原发病、低氧血症及 CO_2 潴留所致的临床表现 + 动脉血气分析（$PaO_2 < 60mmHg$，伴或不伴 $PaCO_2 > 50mmHg$）＋病因诊断（肺功能、胸部影像学和纤维支气管镜、病理等检查）
治疗	①保持呼吸道通畅。②氧疗。③机械通气。④应用呼吸兴奋剂。⑤病因治疗。⑥一般治疗。⑦并发症治疗

慢性呼吸衰竭 ★

病因	支气管 – 肺疾病是慢性呼吸衰竭的主要病因	
临床表现	呼吸困难，发绀，神经精神症状，血液循环系统功能紊乱	
辅助检查（动脉血气分析）	$PaO_2 < 60mmHg$，伴或不伴 $PaCO_2 > 50mmHg$，以伴有 $PaCO_2 > 50mmHg$ 的Ⅱ型呼吸衰竭为常见	
	代偿性呼吸性碱中毒：$PaCO_2 \uparrow$，$pH > 7.35$	
	失代偿性呼吸性酸中毒：$PaCO_2 \uparrow$，$pH < 7.35$	
	呼吸性酸中毒合并代谢性碱中毒：慢性呼吸性酸中毒治疗过程中，机械通气不当或补充碱性药物过量	
临床分型	Ⅰ 型	$PaO_2 < 60mmHg$，$PaCO_2$ 正常或 $\downarrow$
	Ⅱ 型	$PaO_2 < 60mmHg$，$PaCO_2 > 50mmHg$
治疗	①保持呼吸道通畅。②氧疗。③增加通气量。④纠正酸碱平衡失调和电解质紊乱。⑤防治感染。⑥治疗并发症	

考点　急性呼吸窘迫综合征（ARDS）

临床表现	症状	呼吸增快，并呈进行性加重的呼吸困难、发绀，常伴有烦躁、焦虑、出汗等。呼吸深快、费力，患者常感到胸廓紧束、严重憋气
	体征	早期体征可无异常，或仅在双肺闻及少量细湿啰音；后期多可闻及水泡音，可有管状呼吸音
辅助检查		X 线片：边缘模糊的肺纹理增多，继之出现斑片状以至融合成大片状的磨玻璃或实变浸润影
鉴别诊断		心源性肺水肿、大面积肺不张、大量胸腔积液、弥漫性肺泡出血、心源性肺水肿
治疗		积极治疗原发病、氧疗、机械通气及调节液体平衡等

第二章　循环系统疾病

考点　心力衰竭 ★

慢性心力衰竭

		左心衰竭	右心衰竭
临床表现		①劳力性呼吸困难。②夜间阵发呼吸困难。③端坐呼吸。④急性肺水肿。⑤心排出量不足。⑥肺部湿啰音。肺动脉瓣区第二心音亢进，心尖区舒张期奔马律和收缩期杂音及交替脉	①食欲不振，腹胀，上腹隐痛。②低垂部位见压陷性水肿。③颈静脉搏动增强，肝-颈静脉回流征阳性。④肝脏压痛。⑤三尖瓣关闭不全的反流性杂音。⑥发绀
分期	A 期	高危人群（高血压、糖尿病、肥胖等），无结构或功能异常，无心力衰竭症状和体征	
	B 期	已有器质性心脏病，无心力衰竭的症状和体征	
	C 期	有器质性心脏病，既往或目前有心力衰竭的症状	
	D 期	经严格优化的内科治疗，有心衰的症状与体征，需要特殊干预治疗的难治性心力衰竭	
药物治疗		①利尿剂：噻嗪类利尿剂（氢氯噻嗪口服）、祥利尿剂（呋塞米口服或静脉注射）、保钾利尿剂（螺内酯、阿米洛利口服）。②肾素-血管紧张素-醛固酮系统（RAAS）抑制剂：血管紧张素转换酶抑制剂（卡托普利）、血管紧张素受体阻滞剂（氯沙坦）、醛固酮受体拮抗剂（常用螺内酯）。③β受体阻滞剂：美托洛尔、比索洛尔。④正性肌力药：洋地黄类药（地高辛）、肾上腺素能受体激动剂（多巴胺）。⑤血管扩张药：小静脉扩张剂（硝酸酯类药）、小动脉扩张剂（酚妥拉明）、同时扩张动、静脉药（硝普钠）	

急性心力衰竭

病因	急性弥漫性心肌损害、急性机械性阻塞、心脏容量负荷急剧加重、心脏后负荷急剧增加、严重心律失常、主动脉夹层、慢性心力衰竭急性失代偿
临床表现	急性肺水肿，呼吸 30～40 次/分，强迫端坐位、频繁咳嗽、咳粉红色泡沫样痰、面色灰白、发绀、大汗、烦躁，两肺满布湿啰音和哮鸣音，心率增快，第一心音减弱等
治疗	①取半卧位或坐位，双腿下垂；吸氧；镇静。②容量管理。③药物治疗：快速利尿、扩张血管药物、洋地黄类药物、氨茶碱、其他正性肌力药、血管收缩药物和抗凝治疗。④非药物治疗：血液净化、其他（如主动脉内球囊反搏等）。⑤病因治疗

考点　心律失常

分类	心电图特点		治疗
房性过早搏动	提前出现的 P 波与窦性 P 波形态各异，PR 间期≥0.12 秒，代偿间歇常不完全	用于频繁发作、症状明显或伴器质性心脏病者	Ⅰa 类，Ⅰc 类，Ⅱ类和Ⅳ类抗心律失常药
房室交界性过早搏动	提前出现的 QRS 波群，有逆行 P 波，代偿间歇多完全		
室性过早搏动	提前出现的 QRS 波群宽大畸形，时限 >0.12 秒，T 波与 QRS 主波方向相反；代偿间歇完全		Ⅰ类和Ⅲ类抗心律失常药；因洋地黄所致，立即停用并给予苯妥英钠或氯化钾；心动过缓时出现者给予阿托品

分类	心电图特点	治疗
房性心动过速	折返性者房率多在 150～250 次/分，较为规则，P 波形态与窦性不同；PR 间期常延长	①洋地黄中毒引起者，立即停用洋地黄并补钾。②非洋地黄引起者，可用减慢心室率、转复窦律的药物，无效者可考虑射频消融术
室性心动过速	≥3 个的连续室性过早搏动，心室率 100～250 次/分，房室分离，心室夺获与室性融合波	去除病因和诱因，无血流动力学障碍者宜选胺碘酮、利多卡因、β 受体阻滞剂；有动力学障碍者选同步直流电复律
心房颤动	P 波消失，代之以大小不等、形状不同、节律完全不规则的 f 波，频率 350～600 次/分。心室率绝对不规则	病因治疗，抗凝、转复并维持窦性心律、控制心室率。急性心房颤动药物治疗未能恢复窦性心律，伴急性心力衰竭或血压明显下降者，宜紧急施行电复律

考点　原发性高血压 ★

临床表现	烦躁易怒，头晕，头痛，疲劳，心悸	
辅助检查	①尿常规：少量蛋白、红细胞，偶有透明管型和颗粒管型。 ②肾功能：血肌酐↑，尿素氮↑，尿酸↑。 ③血脂：血清总胆固醇↑，甘油三酯↑，低密度脂蛋白胆固醇↑。 ④血糖：空腹和餐后 2 小时血糖及胰岛素水平↑。 ⑤眼底检查：血管病变及视网膜病变，出血，渗出，视乳头水肿	
并发症诊断	①高血压心脏病、冠心病。②脑卒中。③慢性肾脏病。④主动脉夹层。⑤视网膜动脉硬化。⑥高血压危象：头痛、心悸，恶心呕吐，视力模糊。⑦高血压脑病：脑水肿表现（头痛呕吐、意识障碍、精神错乱）	
药物治疗	利尿剂（噻嗪类）	轻、中度高血压
	β 受体阻滞剂（美托洛尔）	轻、中度高血压
	钙通道阻滞剂（CCB）	常用氨氯地平等，尤适用于老年人收缩期高血压
	血管紧张素转换酶抑制剂（ACEI） 血管紧张素 II 受体阻滞剂（ARB）	伴心力衰竭，心肌梗死后，糖耐量异常或糖尿病肾病的高血压患者
	α_1 受体阻滞剂	伴高脂血症/前列腺肥大者，难治性高血压

考点　急性冠状动脉综合征（ACS）

	非 ST 段抬高型 ACS	急性 ST 段抬高型 ACS
病因	动脉粥样硬化斑块不稳定而发生破裂或糜烂	冠状动脉粥样硬化
临床表现	①诱发心绞痛发作的体力活动强度↓。②心绞痛发作的频率，严重程度及持续时间↑。③静息或夜间发作的心绞痛。④发作时伴出汗、乏力、心悸等。⑤发作时含服硝酸甘油不能完全缓解或无缓解	①先兆表现：乏力，胸部不适。②疼痛。③全身症状。④胃肠道症状。⑤心律失常。⑥低血压和休克。⑦心力衰竭。⑧心率增快，心尖区第一心音减弱，舒张期奔马律
治疗	①抗心肌缺血药，硝酸酯类药，β 受体阻滞剂和钙通道阻滞剂。②抗血小板聚集药，阿司匹林和 ADP 受体拮抗剂等。③其他药物治疗，抗凝治疗，调脂治疗，ACEI 或 ARB	①有效缓解疼痛：哌替啶/吗啡皮下注射，硝酸甘油/硝酸异山梨酯舌下含服/静脉滴注。②抗血小板及抗凝治疗。③心肌再灌注治疗（经皮冠状动脉介入治疗，溶栓疗法和紧急主动脉－冠状动脉旁路移植术）。④对症治疗。⑤β 受体阻滞剂，钙通道阻滞剂，血管紧张素转换酶抑制剂/血管紧张素受体阻滞剂和极化液

考点　慢性冠状动脉病

临床表现	症状	胸痛可放射至左肩、左上肢内侧达无名指和小指。压迫或憋闷感，可伴有灼烧感、濒死感及恐惧感，出现强迫停立位。疼痛发作常由体力劳动或情绪激动诱发
	体征	心率增快，血压升高，表情焦虑，皮肤冷或汗出。心尖区可闻及舒张期奔马律。二尖瓣关闭不全时，可闻及心尖区暂时性收缩期杂音
治疗	发作期	①发作时立即休息。②硝酸甘油舌下含服
	缓解期	①改善心肌缺血：硝酸酯类药（口服硝酸异山梨酯/5−单硝酸异山梨酯），β受体阻滞剂（美托洛尔/比索洛尔）和钙通道阻滞剂（维拉帕米/硝苯地平）。②抗血小板聚集药（阿司匹林/氯吡格雷口服）和他汀类药（阿托伐他汀/普伐他汀）。③ACEI/ARB（依那普利/厄贝沙坦）

考点　慢性心脏瓣膜病★

二尖瓣狭窄、二尖瓣关闭不全

病名		二尖瓣狭窄	二尖瓣关闭不全
症状		①呼吸困难，早期出现劳力性呼吸困难。②咳嗽。③咯血	乏力，晚期发生肺淤血时出现呼吸困难
体征	视	二尖瓣面容，可见心前区隆起	心尖搏动增强呈抬举性，向左下移位
	触	心尖部可触及舒张期震颤	偶可触及收缩期震颤
	叩	心浊音界向左扩大，呈梨形心	心浊音界向左下扩大
	听	心尖区可闻及舒张中晚期隆隆样杂音	心尖区可闻3/6级以上全收缩期吹风样杂音

主动脉瓣狭窄、主动脉瓣关闭不全

病名	主动脉瓣狭窄	主动脉瓣关闭不全
症状	典型三联征：呼吸困难、心绞痛和晕厥	轻、中度：无症状，或有心悸、心前区不适；重度：心力衰竭等
体征	心尖搏动向左下移位，可触及抬举样心尖搏动	心尖搏动向左下移位，增强呈抬举样
	主动脉瓣区可闻及喷射性粗糙吹风样收缩期杂音，呈递增−递减型，向颈部或胸骨左下缘传导	胸骨左缘第2、3肋间闻及递减型舒张早期叹气样杂音
	胸骨右缘第二肋间可触及收缩期震颤	

考点　扩张型心肌病

病因		①病毒性心肌炎。②遗传因素。③具有心肌毒性的药。④代谢内分泌异常。⑤围生期心肌病等
临床表现	症状	①阵发性夜间呼吸困难，端坐呼吸。②食欲减低，消化不良，下肢和低垂部位水肿。③心悸，头昏，严重的心律失常可导致猝死。④顽固性低血压
	体征	心界扩大，左心室扩大显著，可闻及S_3或S_4心音奔马律。晚期出现右心功能不全时，可见发绀、颈静脉怒张、肝大、下肢水肿，少数患者出现胸水及腹水
治疗		①病因及诱因治疗。 ②药物治疗：包括利尿剂（从小剂量开始，逐渐加大剂量）；ACEI、ARB或ARNI（无禁忌证时尽早用）；β受体阻滞剂（用于无禁忌证、病情稳定且LVEF<45%者）；盐皮质激素受体拮抗剂；洋地黄类药（用于心力衰竭合并快速房颤患者）；伊伐布雷定。 ③心脏再同步化治疗。 ④防治心律失常和猝死。 ⑤预防栓塞：常用抗血小板聚集药

考点 病毒性心肌炎

病因	肠道病毒，以柯萨奇 B 组病毒最多见	
临床表现	症状	呼吸道、消化道症状，心悸，阿-斯综合征，急性心力衰竭和心源性休克
	体征	过早搏动或心动过缓，心尖区第一心音减弱，心尖区收缩期或舒张期杂音，可有心包摩擦音，重症者可有肺部啰音和房性奔马律等
治疗	一般及对症治疗。①心力衰竭：利尿剂、血管扩张剂、血管紧张素转换酶抑制剂。②过早搏动或其他快速性心律失常：抗心律失常药物。③晕厥/明显低血压：安装临时心脏起搏器。早期不常规使用糖皮质激素，合并有房室传导阻滞、难治性心力衰竭及重症患者可慎用	

考点 急性心包炎

临床表现	①急性纤维素性心包炎：胸痛（最早、最主要），呈尖锐痛，多在卧位、咳嗽、深吸气时加重；发热；可闻及心包摩擦音，一般呈搔抓样，粗糙。②急性渗出性心包炎：呼吸困难（最突出），心尖搏动减弱或消失，心率加快，脉压缩小，奇脉，肝大、腹水等
辅助检查	①X 线检查：渗出性心包炎时心脏阴影增大呈"三角烧瓶形"，并随体位变化而改变。②心电图：除 aVR 和 V_1 导联外，所有导联 S-T 段呈弓背向下抬高，T 波高耸直立；QRS 波群低电压。③超声心动图：是心包积液的确诊依据。④心包穿刺：进一步证实积液存在。抽取液体检查，有助于病因诊断
治疗	一般治疗、对症治疗（急性心脏压塞时应心包穿刺抽液或置管引流）、病因治疗、外科治疗

第三章　消化系统疾病

考点 胃食管反流病

病因	抗反流防御机制减弱和反流物对食管黏膜的攻击作用，腹内压增高，胃内压增高
临床表现	典型症状：烧心和反流。非典型症状：胸痛，吞咽困难；食管外症状
治疗	①促胃肠动力药（莫沙必利等）；抑酸药：H_2受体拮抗剂（雷尼替丁等）、质子泵抑制剂（奥美拉唑等）；抗酸药（铝碳酸镁等）。②维持治疗：质子泵抑制剂；抗反流手术治疗。③并发症的治疗：食管狭窄，内镜下食管扩张术治疗；Barrett 食管，质子泵抑制剂治疗及长程维持治疗

考点 慢性胃炎★

病因	幽门螺杆菌（Hp）感染（最主要）
临床表现	上腹痛，饱胀不适，进餐后明显，伴嗳气、反酸、恶心，消化道出血
辅助检查	胃镜及黏膜活检（最可靠）
治疗	①根除 Hp：以胶体铋剂/质子泵抑制剂为主，配合两种或三种抗菌药物，如阿莫西林等，目前主要使用 1 种 PPI+2 种抗生素+1 种铋剂的用药方案。②十二指肠-胃反流的治疗：胃黏膜保护药和促胃动力药等。③对症治疗：腹胀、恶心应予胃肠动力药（莫沙比利等），恶性贫血者长期予维生素 B_{12}+多种维生素及微量元素治疗。④胃癌前状态：根治 Hp+长期补充维生素 B_2；重度异型增生：内镜下/手术治疗

考点 消化性溃疡 ★

临床表现	慢性、周期性、节律性腹痛。上腹部疼痛，进食后缓解，午夜痛，反酸，嗳气，恶心
特殊类型的溃疡	①无症状性溃疡：老年人多见。 ②复合性溃疡：男性多见，易并发幽门狭窄和上消化道出血。 ③幽门管溃疡：男性多见，一般呈高胃酸分泌，常缺乏典型周期性。 ④球后溃疡：多发于十二指肠乳头的近端后壁，夜间痛及背部放射痛常见，易并发出血。 ⑤难治性溃疡：未愈合的溃疡和/或愈合缓慢、复发频繁的溃疡。 ⑥巨大溃疡：对药物治疗反应较差，愈合时间较慢，易发生慢性穿透或穿孔。 ⑦老年人消化性溃疡：溃疡常较大，易并发出血
并发症	①出血。②穿孔。③幽门梗阻。④癌变：DU 不发生癌变
辅助检查	X 线钡剂检查：直接征象为龛影 胃镜：①活动期，病灶多呈圆形或椭圆形，溃疡基底部覆有白色或黄白色厚苔，周围黏膜充血，水肿。②愈合期，溃疡缩小变浅，苔变薄，黏膜皱襞向溃疡集中。③瘢痕期，基底部白苔消失，呈现红色瘢痕，最后转变为白色瘢痕
治疗	①根除 Hp：推荐四联疗法——1 种 PPI/1 种胶体铋剂联合克拉霉素、阿莫西林、甲硝唑/替硝唑等抗菌药物中的 2 种。 ②抑制胃酸分泌药：碱性药（氢氧化镁）。抗胃酸分泌药：H_2 受体拮抗剂（雷尼替丁），质子泵抑制剂（奥美拉唑）。抗胆碱能药物（山莨菪碱），胃泌素受体拮抗剂丙谷胺。 ③保护胃黏膜：硫糖铝，枸橼酸铋钾和米索前列醇

考点 胃癌 ★

病因	幽门螺杆菌感染，饮食因素，环境因素，遗传因素，癌前变化
临床表现	上腹痛
转移途径	①直接蔓延。②淋巴结转移：局部淋巴结→远处淋巴结。③血行播散：肝脏转移。④种植转移：癌细胞侵及浆膜层脱落入腹腔，种植于肠壁和盆腔
辅助检查	内镜检查结合黏膜活检（最可靠的诊断手段）、粪便隐血试验（胃癌筛选的首选）
治疗	手术治疗是目前唯一有可能根治胃癌的手段

考点 功能性胃肠病

功能性消化不良

诊断要点	①存在以下 1 项或多项症状：餐后饱胀不适、早饱感、中上腹痛、中上腹烧灼感。②呈持续或反复发作的慢性过程（症状≥6 个月，近 3 个月症状符合以上诊断标准）。③排除可解释症状的器质性疾病（包括胃镜检查）
分型	餐后不适综合征、上腹疼痛综合征
药物治疗	主要是基于症状控制的经验治疗，包括抑酸剂、促胃肠动力药、消化酶、抗抑郁药和胃底舒张药

肠易激综合征

病因	精神因素，饮食因素，感染因素，肠道菌群失调，遗传因素，其他因素（如甲状腺功能紊乱等）
临床表现	腹痛，排便习惯及排便性状的改变，精神症状，其他症状（消化不良、性功能障碍），直肠指检可有触痛
治疗	①一般治疗。②对症治疗：腹痛可用解痉药（如匹维溴铵）、调节内脏感觉的药物；腹泻可酌情选用止泻药（如洛哌丁胺）；便秘可用泻药、促动力药（如莫沙必利）；精神症状应用抗抑郁药。③心理和行为疗法。④其他：调节肠道菌群

考点 溃疡性结肠炎 ★

病因	免疫因素、遗传因素、感染因素、精神神经因素	
临床表现	腹泻（最主要的症状），黏液脓血便。有疼痛→便意→排便→缓解的规律	
并发症	中毒性巨结肠，直肠结肠癌变	
辅助检查	粪便检查：黏液脓血便，便培养致病菌阴性。结肠镜检查	
临床类型	初发型	无既往史的首次发作
	慢性复发型	临床上最多见，发作期与缓解期交替
	慢性持续型	症状持续，间以症状加重的急性发作
	急性暴发型	少见，急性起病，病情严重，全身毒血症状明显
药物治疗	①氨基水杨酸制剂：常用柳氮磺吡啶（SASP），缓解后，服用 SASP 应同时补充叶酸。局限在直肠，可用 SASP/5－氨基水杨酸（5－ASA）灌肠或栓剂。②糖皮质激素：常用泼尼松口服。③免疫抑制剂：糖皮质激素无效或依赖者，可试用硫唑嘌呤或6－巯基嘌呤。④沙利度胺。⑤生物制剂：如英夫利西单抗。⑥益生菌	

考点 急性上消化道出血

临床表现	呕血，黑便，便血，血液丢失或贫血症状；周围循环衰竭表现；发热；肠源性氮质血症
治疗	药物治疗：补充血容量（生理盐水）；控制活动性出血；艾司奥美拉唑"808"方案（先予80mg 静推，再以 8mg/h 维持静脉泵入，持续72小时）。 非药物治疗：内镜下止血（首选）；气囊压迫止血（三腔二囊管）；介入及手术治疗

考点 肝硬化 ★

病因	我国以病毒性肝炎所致肝硬化为主，国外以酒精中毒多见
临床表现	①代偿期：症状较轻、缺乏特异性。②失代偿期：肝功能减退表现，如全身表现（精神萎靡、肝病面容等）、消化道症状、出血倾向和贫血、激素蓄积（肝掌、蜘蛛痣等）；门静脉高压症表现，如脾大、侧支循环的建立和开放、腹水
并发症	急性上消化道出血，肝性脑病，原发性肝癌，感染，肝肾综合征，肝肺综合征等
辅助检查	肝穿刺活组织检查见假小叶形成（确诊价值）
治疗	药物治疗：①促进胆汁排泄及保护肝细胞类药（熊去氧胆酸、强力宁）。②维生素类药。③抗肝纤维化药物（丹参、黄芪、虫草菌丝）④抗病毒治疗（拉米夫定、干扰素） 腹水治疗：①限制水、钠的摄入。②利尿剂，轻度腹水患者首选螺内酯口服，疗效不佳/腹水较多，螺内酯和呋塞米联合应用。③提高血浆胶体渗透压。④放腹水疗法

考点 肝性脑病
    分期

分期	又称	特点
0 期	轻微型肝性脑病	临床上患者无神经精神性症状和体征，可从事日常生活和工作，但用精细的神经心理检测和/或神经生理检测可发现异常，患者反应能力常降低
Ⅰ 期	前驱期	出现轻度性格改变和行为失常，有焦虑、欣快激动、淡漠少言、昼睡夜醒、健忘、衣冠不整等轻度精神异常，可有扑翼样震颤，脑电图多正常
Ⅱ 期	昏迷前期	嗜睡、行为失常（如衣冠不整或随地大小便）、言语不清、书写障碍及定向力障碍。出现意识错乱，睡眠障碍，肌张力增加，腱反射亢进，扑翼样震颤存在，脑电图有特征性异常改变

分期	又称	特点
Ⅲ期	昏睡期	以昏睡和精神错乱为主要表现，各种神经体征持续或加重。扑翼样震颤仍可引出，锥体束征阳性，脑电图有异常波形
Ⅳ期	昏迷期	神志完全丧失，不能唤醒。浅昏迷：对痛刺激尚有反应，腱反射和肌张力仍亢进；深昏迷：各种反射消失，肌张力降低。无法引出扑翼样震颤，脑电图明显异常

治疗

及早识别及去除诱因	①慎用或禁用阿片类、巴比妥类等镇静剂，可试用异丙嗪、氯苯那敏（扑尔敏）等抗组胺药。②纠正电解质和酸碱平衡紊乱。③有效止血和清除肠道积血（乳果糖、乳梨醇或25%硫酸镁口服或鼻饲导泻，0.9%氯化钠注射液或弱酸液清洁灌肠）。④防治便秘等
监护治疗	严密监护并防治并发症
减少肠内氨源性毒物的生成和吸收	限制蛋白质饮食、清洁肠道（导泻和灌肠）、应用乳果糖、口服抗生素（如利福昔明）、益生菌制剂
促进体内氨的代谢	可应用 L - 鸟氨酸 - L - 天冬氨酸，谷氨酸钠或钾，精氨酸等药物
调节神经递质	如氟马西尼
其他	人工肝系统、肝移植

考点 原发性肝癌 ★

临床表现	①肝区疼痛。②肝大：肝呈进行性肿大，质地坚硬。常有不同程度的压痛。③黄疸：晚期出现。④脾大，见于肝硬化征象伴有肝硬化门静脉高压者
辅助检查	甲胎蛋白（AFP）：AFP $>500\mu g/L$ 持续 4 周，AFP 由低逐渐升高不降，AFP $>200\mu g/L$ 持续 8 周，AFP 浓度通常与肝癌大小呈正相关
	异常凝血酶原（DCP）：检测对原发性肝癌有较高的特异性
治疗	手术切除是治疗早期肝癌最有效的方法

考点 急性胰腺炎

临床表现		①急性腹痛。②持续性疼痛伴阵发性加剧，可向腰背部呈束带状放射。③腹肌紧张及反跳痛阳性。④脐周皮肤出现青紫色
辅助检查		淀粉酶测定、血清脂肪酶测定、腹部平片、腹部 CT、腹部 B 超
分期诊断	急性期	以全身炎症反应综合征及脏器功能障碍为主要表现
	进展期	以急性坏死物胰周液体积聚及急性坏死物积聚为主
	感染期	出现胰腺及胰周坏死性改变伴有感染，脓毒症，出现多系统器官功能障碍
非手术治疗		①禁食。②抑制胃酸分泌，H_2 受体拮抗剂（西咪替丁）/质子泵抑制剂（兰索拉唑）。③生长抑素，外源性生长抑素/生长抑素类似物（奥曲肽）。④抑制胰酶活性，抑肽酶/加贝酯

考点 胰腺癌

临床表现		腹痛，消化不良，黄疸，焦虑及抑郁，消瘦，症状性糖尿病，其他症状
辅助检查		实验室检查：重度黄疸时尿胆红素阳性，尿胆原阴性，粪便呈白陶土色，粪胆原减少或消失
	影像学检查	CT：显示 $>2cm$ 的胰腺癌，增强扫描时多呈低密度肿块；胰腺弥漫或局限性肿大、胰周脂肪消失、胰管扩张或狭窄；可见大血管受压、淋巴结或肝转移等征象
		腹部超声：发现胰腺癌多为晚期
		ERCP：能直接观察十二指肠壁和壶腹部有无癌肿浸润

续表

鉴别诊断	慢性胰腺炎、壶腹癌、胆总管癌
治疗	①外科治疗：胰十二指肠切除术（最常用）。 ②内科治疗：胰腺癌对化疗药物不敏感，全身治疗主要用于新辅助或辅助治疗，主要处理局部不可切除或转移患者。单药治疗：吉西他滨、氟尿嘧啶等；靶向药物：贝伐单抗等。对有顽固性腹痛者可给予镇痛及麻醉药＋50％乙醇或神经麻醉剂行腹腔神经丛注射，也可硬膜外应用麻醉药缓解腹痛

第四章　泌尿系统疾病

考点　原发性肾小球疾病

　　慢性肾小球肾炎

临床表现	多见于中青年男性，以蛋白尿，血尿，高血压，水肿为基本临床表现
辅助检查	①尿常规：蛋白尿和血尿。尿沉渣镜检红细胞可增多，可见管型。 ②肾功能：早期正常/轻度受损，晚期血肌酐升高、Ccr下降。 ③肾穿刺：可明确病理学类型
治疗	①限制蛋白及磷的摄入，适量增加碳水化合物的摄入，给予必需氨基酸或α-酮酸，钠盐摄入<2.0g/d。②控制高血压和保护肾功能：血压控制在<130/80mmHg，蛋白尿<1.0g/d。常用降压药为ACEI、ARB、钙通道阻滞剂、β受体阻滞剂等。③应用利尿剂（氢氯噻嗪、呋塞米等）、抗凝和血小板解聚药。④避免肾损害加重的因素

　　IgA 肾病

临床表现	起病隐匿，可有原发性肾小球疾病的各种临床表现，主要为发作性、无症状性肉眼血尿和/或持续性镜下血尿。多有前驱感染史，伴或不伴蛋白尿。全身症状轻重不一
诊断要点	①肾活检：可确诊。②免疫荧光：肾小球系膜区以IgA或IgA沉积为主

　　肾病综合征★

临床表现	全身性水肿，乏力，抵抗力低下
并发症	感染，血栓和栓塞，急性肾损伤，蛋白质及脂肪代谢紊乱
辅助检查	①尿常规：尿蛋白定量>3.5g/24h。 ②肾组织活检：确定病理类型，明确病因诊断。 ③肾功能检查。 ④影像学检查：双侧肾脏缩小，肾皮质变薄和肾结构不清
诊断依据	大量蛋白尿（>3.5g/24h），低蛋白血症（血浆白蛋白<30g/L），高脂血症，水肿
鉴别诊断	①糖尿病肾病：尿微量白蛋白排出增加，逐渐出现大量蛋白尿，肾病综合征。 ②过敏性紫癜肾炎：好发于青少年，有典型的皮肤紫癜，可伴有腹痛、黑便及关节痛
治疗	对症：①利尿消肿，首选袢利尿剂（呋塞米/布美他尼）。低钾血症，低钠血症和低氯血症性碱中毒用保钾利尿剂（螺内酯）。②减少尿蛋白：ACEI（贝那普利）和ARB（氯沙坦） 免疫抑制：①糖皮质激素。②细胞毒药物，环磷酰胺可口服/静脉注射。③环孢素。④吗替麦考酚酯。⑤并发症防治

考点　继发性肾病

	狼疮肾炎	糖尿病肾病	血管炎肾损害	高尿酸肾损害
诊断依据	蛋白尿最常见，轻重不一，大量蛋白尿乃至肾病综合征可见于弥漫增生性和/或膜性狼疮肾炎。多数患者有镜下血尿，肉眼血尿主要见于袢坏死和新月体形成的患者	不同程度蛋白尿及肾功能的进行性减退。由于1型糖尿病发病起始较明确，与2型糖尿病相比，高血压、动脉粥样硬化等的并发症较少	咳嗽、痰中带血甚至咯血，严重者因肺泡广泛出血发生呼吸衰竭而危及生命。胸片可表现为阴影、空洞和肺间质纤维化	急性高尿酸血症性肾病：腰痛、腹痛、少尿甚至无尿。慢性高尿酸血症性肾病：肾损害早期表现隐匿，多为尿浓缩功能下降，尿沉渣无有形成分，尿蛋白阴性或微量。尿酸肾结石：肾绞痛和血尿，部分患者为体检时发现结石
治疗	①增生性狼疮肾炎：对症治疗或小剂量糖皮质激素和/或环磷酰胺。②弥漫增殖性（Ⅳ型）和严重局灶增殖性（Ⅲ型）狼疮肾炎：免疫抑制。③狼疮性肾炎（Ⅴ型）：免疫抑制剂（泼尼松）	饮食治疗，控制血糖，控制血压，调脂治疗，并发症治疗，透析和移植	①诱导治疗：糖皮质激素＋环磷酰胺（最常用）。②维持治疗：小剂量糖皮质激素＋免疫抑制剂（硫唑嘌呤）	①急性高尿酸血症性肾病：以预防为主，肿瘤放、化疗前3～5天可应用别嘌醇。②慢性高尿酸血症性肾病患者：控制饮食嘌呤摄入。③尿酸肾结石：降低血尿酸水平和提高尿酸在尿中的溶解度

考点　尿路感染★

病因	大肠埃希菌		
临床表现	膀胱炎		膀胱刺激征，即尿频、尿急、尿痛，尿液常浑浊，并有异味
	肾盂肾炎	急性	发热，寒战，头痛，恶心，呕吐。肋脊角及输尿管点压痛，肾区压痛和叩击痛。膀胱刺激征、腰痛和/或下腹部痛
		慢性	低热，间歇性尿频，排尿不适，腰部酸痛。晚期出现夜尿增多、低比重尿等。病情持续可发展为慢性肾衰竭。急性发作时症状类似急性肾盂肾炎
	无症状细菌尿		长期无症状，尿常规无明显异常，但尿培养有真性菌尿，或出现急性尿路感染症状
辅助检查	①尿沉渣镜检：白细胞＞5/HP，诊断意义较大；白细胞管型，多提示为肾盂肾炎。②清洁中段尿：细菌定量培养菌落计数≥10^5/mL，可确诊。③硝酸盐还原试验和/或白细胞酯酶阳性		
治疗	①首选对革兰阴性杆菌有效的抗生素。②抗生素在尿和肾内的浓度要高。③选用肾毒性小的抗菌药物。④联合用药限于单一药物治疗失败、严重感染、混合感染、耐药菌株出现时。⑤对不同类型的尿路感染疗程不同		

考点　急性肾衰竭

病因	肾前性因素（如外伤）、肾实质性因素（如药物、重金属）、肾后性因素（如结石）
临床表现	①少尿型：以少尿（尿量＜400mL/d）或无尿（尿量＜100mL/d）为特点，可分为少尿或无尿、多尿期和恢复期。②非少尿型。③高分解型
治疗	纠正可逆病因、营养支持、维持内环境稳定、防治并发症及肾脏替代治疗等①高钾血症治疗：补充钙剂；5%碳酸氢钠静滴；葡萄糖溶液加胰岛素静脉输注；口服高选择性的钾离子结合剂；血液透析（最有效）。②透析指征：少尿或无尿2天；尿毒症症状；血肌酐升高达442μmol/L，血尿素氮升高达21mmol/L；血钾≥6.5mmol/L；代谢性酸中毒，CO_2CP≤13mmol/L；有肺水肿、脑水肿等先兆者

考点　慢性肾衰竭

临床表现	水、电解质和酸碱平衡失调：代谢性酸中毒；水钠平衡紊乱；血钾异常；低钙高磷
	①消化道症状（最早表现）：食欲不振，恶心，呕吐，口腔有尿味。②心血管系统：高血压，心力衰竭，心包炎，动脉粥样硬化。③呼吸系统：可出现气短，气促，严重酸中毒。④血液系统：肾性贫血和出血倾向。⑤神经系统：早期注意力不集中等，后期严重，反应淡漠、谵妄、惊厥，甚至抽搐、昏迷等；周围神经病变时可有肢端"袜套样"感觉减退。⑥皮肤表现：以皮肤瘙痒最常见，可有尿毒症面容。⑦肾性骨病：有肾性骨营养不良症
治疗	早期治疗（治疗原发病、避免或消除危险因素、保护健存肾单位），饮食治疗（优质蛋白、低磷、足热量），纠正酸中毒和水、电解质紊乱，贫血治疗（应用重组人红细胞生成素治疗肾性贫血），防治感染，高脂血症治疗，肾脏替代治疗

第五章　血液与造血系统疾病

考点　缺铁性贫血★

病因	铁丢失过多，铁需求增加而摄入量不足，铁吸收不良
临床表现	①缺铁原发病的表现：消化道出血症状，肠道寄生虫感染导致的腹痛或大便性状改变，妇女月经过多，恶性肿瘤营养不良，血管内溶血的酱油色尿。②组织缺铁：异食癖、匙状甲和吞咽困难。③贫血的表现：面色苍白、心率增快、心尖区收缩期杂音
辅助检查	①血象：小细胞低色素性贫血。 ②骨髓象：骨髓增生活跃，幼红细胞增多，骨髓小粒可染铁消失，铁粒幼细胞极少或消失。 ③铁代谢检查：血清铁↓，总铁结合力↑，转铁蛋白饱和度↓，血清铁蛋白↓
治疗	口服铁剂：首选。贫血纠正后仍需继续治疗 3~6 个月，以补充体内应有的贮存铁。 注射铁剂：补充铁的总剂量（mg）= ［150 − 患者 Hb（g/L）］×体重（kg）×0.33

考点　再生障碍性贫血★

病因	①先天性。②获得性，如药物、化学物质、放射损伤、病毒感染等	
临床表现	重型再障	特点：急、快、重。①贫血。②感染：发热可为首发症状。③出血
	非重型再障	起病和进展较缓慢，贫血、感染和出血的程度较重型再障轻，也较易控制
诊断依据	典型再障	①全血细胞减少，网织红细胞绝对值减少，淋巴细胞比例增高。②骨髓检查至少有一部位增生减低或重度减低，如增生活跃，须有巨核细胞明显减少及淋巴细胞相对增多，骨髓小粒成分应见非造血细胞增多，脂肪组织增加，网硬蛋白不增加，无异常细胞。③必须除外引起全血细胞减少的疾病，如阵发性睡眠性血红蛋白尿等
	急性重型再障	血象：网织红细胞绝对值低于 $15 \times 10^9/L$；中性粒细胞绝对值低于 $0.5 \times 10^9/L$；血小板计数低于 $20 \times 10^9/L$
治疗	①对症支持：保护措施、输血（Hb 低于 60g/L）、控制出血和感染、祛铁治疗。 ②非重型再障：首选雄激素（如司坦唑醇）。 ③重型再障：免疫抑制治疗，包括抗淋巴/胸腺细胞球蛋白（ALG/ATG）、环孢素；造血干细胞移植	

考点　白细胞减少症

病因	①粒细胞生成减少，成熟障碍。②粒细胞破坏过多。③粒细胞分布紊乱
临床表现	头晕，乏力，食欲减退，低热，失眠，多梦，腰痛。支气管炎、肺炎、肾盂肾炎等
诊断依据	白细胞计数持续 $<4.0 \times 10^9/L$

考点　粒细胞缺乏症

诊断依据	血常规化验中性粒细胞绝对数低于 $0.5 \times 10^9/L$，而红细胞和血小板大致正常。骨髓检查粒系严重抑制
治疗	病因治疗，感染防治，促进粒细胞生成，应用糖皮质激素（治疗免疫性粒细胞缺乏症）

考点　急性白血病（AL）★

临床表现	①发热和感染。②出血。③贫血。④淋巴结和肝脾肿大。⑤四肢关节痛或骨痛。⑥头痛，视力模糊。⑦皮疹或皮下结节。⑧齿龈肿胀。⑨睾丸浸润
辅助检查	骨髓象：诊断 AL 的主要依据，原始细胞≥骨髓有核细胞的 30%
鉴别诊断	骨髓增生异常综合征、传染性单核细胞增多症、巨幼细胞贫血、急性粒细胞缺乏症恢复期
治疗	①化学治疗：当前主要治疗。②支持治疗。③骨髓移植：当前完全治愈最有希望的措施

考点　慢性髓细胞白血病（CML）

临床表现		低热，出汗，消瘦，脾大
辅助检查		骨髓象：骨髓中有核细胞显著增多，以粒系为主，嗜酸性和嗜碱性粒细胞增多
分期诊断	慢性期	血涂片可见各阶段粒细胞，以中性中幼、晚幼和杆状核粒细胞为主，晚期出现贫血
	加速期	出现不明原因发热，贫血，出血加重。脾脏进行性肿大。血小板进行性降低或增高。外周血嗜碱粒细胞明显增多。出现 Ph 以外的染色体异常
	急变期	具备下列之一可诊断：原粒细胞，或原淋加幼淋，或原单加幼单，在外周血或骨髓中≥30%。骨髓中原始粒加早幼粒细胞≥50%。有髓外原始细胞浸润
慢性期治疗		①分子靶向治疗，伊马替尼。②化学治疗，羟基脲。③干扰素，联合小剂量阿糖胞苷治疗。④异基因造血干细胞移植，是治疗 CML 的重要方法

考点　淋巴瘤

	霍奇金淋巴瘤	非霍奇金淋巴瘤
病因	①EB 病毒。②逆转录病毒人类 T 淋巴细胞病毒 I 型（HTLV－I）。③幽门螺杆菌抗原。④免疫功能低下	
临床表现	无痛性颈部或锁骨上淋巴结进行性肿大，其次为腋窝淋巴结肿大。肿大的淋巴结可互相粘连，融合成块，触诊质地较韧，多见于青年	男性多于女性。①胸部以肺门及纵隔淋巴受累最多见。②累及胃肠道。③肝大、黄疸仅见于晚期患者。④腹膜后淋巴结肿大可压迫输尿管。⑤中枢神经系统病变以累及脑膜及脊髓为主，硬膜外肿块可导致脊髓压迫症。⑥骨骼损害以胸椎及腰椎最常见。⑦皮肤受累
辅助检查	①血液和骨髓检查。②生化检查。③影像学检查。④病理学检查。⑤剖腹检查	
治疗	首选 ABVD（多柔比星＋博来霉素＋长春地辛＋达卡巴嗪）方案	①惰性淋巴瘤：I 期或 II 期，用 CHOP 方案化疗＋局部放疗。III 期或 IV 期，无治疗指征者主张观察等待，姑息治疗。若疾病进展，可用苯丁酸氮芥、苯达莫司汀等单药或联合化疗（如 CVP/CHOP 方案），进展不能控制者用 FC 方案。②侵袭性淋巴瘤：以化疗为主，局部放疗为补充

考点　原发免疫性血小板减少症

分型		急性型	慢性型
好发人群		儿童多见	多见于青年女性
临床表现		有感染史，出血多较重、广泛	起病缓慢，出血症状亦轻
辅助检查	血象	血小板计数 $<20 \times 10^9/L$	血小板计数（$30 \sim 80$）$\times 10^9/L$
	骨髓象	骨髓巨核细胞正常或增多	骨髓巨核细胞显著增加

续表

治疗	①发生颅内出血或需急症手术：输注血小板或静脉注射免疫球蛋白和/或静脉输注甲泼尼龙和/或皮下注射重组人血小板生成素等。②一线治疗：糖皮质激素、丙种球蛋白。③二线治疗：促血小板生成药物、利妥昔单抗、联合治疗、脾切除术

考点 过敏性紫癜★

病因		感染，食物，药物（抗生素类、解热镇痛药），花粉、菌苗或疫苗接种、蚊虫叮咬、寒冷刺激
临床表现	单纯型	最常见，四肢皮肤紫癜，反复发生，呈对称性分布，局部皮肤水肿及荨麻疹
	腹型	皮肤紫癜，腹痛最常见，常为阵发性绞痛
	关节型	除皮肤紫癜外，同时出现关节肿胀、疼痛、压痛及功能障碍等表现
	肾型	最严重，皮肤紫癜、血尿、蛋白尿及管型尿等，可伴有水肿、高血压及肾衰竭等表现
	混合型	皮肤紫癜同时合并其他类型两种以上者
诊断依据		①发病前 1~3 周有低热、咽痛、全身乏力或上呼吸道感染史。②典型四肢皮肤紫癜，可伴腹痛、关节肿痛及血尿。③血小板计数、血小板功能及凝血相关检查正常。④排除其他原因所致的血管炎及紫癜
治疗		①明确并消除致病因素。抗过敏：抗组胺药，盐酸异丙嗪/静脉注射葡萄糖酸钙；改善血管通透性药物，维生素 C 和卡巴克洛等。应用糖皮质激素，常用泼尼松分次口服。②免疫抑制剂：环磷酰胺等。③抗凝：适用于肾型患者。④对症：腹痛较重可予以阿托品/山莨菪碱，关节痛可酌情予以口服/外用止痛药，呕血、血便可予以质子泵抑制剂

第六章　内分泌与代谢疾病

考点 甲状腺功能亢进症★

临床表现	甲状腺毒症表现	①高代谢综合征。②神经过敏，多言好动，烦躁易怒，失眠不安，注意力不集中，甚至出现幻想、躁狂症或精神分裂症。③心悸，气短，胸闷等。体征有心动过速，第一心音亢进，收缩压升高，舒张压降低，脉压增大，周围血管征，心脏肥大和心力衰竭，心律失常。④食欲亢进，稀便，排便次数增加。⑤肌无力和肌肉萎缩
	甲状腺肿大	双侧甲状腺弥漫性、对称性肿大，质地表现不同，多柔软，无压痛，肿大的甲状腺随吞咽而上下移动。甲状腺上下极可触及震颤，闻及血管杂音
	眼征	①单纯性突眼。②浸润性突眼
	特殊表现	①甲状腺危象。②淡漠型甲亢。③亚临床甲亢。④甲状腺毒症性心脏病
辅助检查	FT_4 和 FT_3	诊断甲亢的首选指标
	促甲状腺激素（TSH）	反映甲状腺功能最敏感的指标，用于亚临床型甲亢和亚临床型甲减的诊断
	甲状腺摄^{131}I率	用于甲状腺毒症病因鉴别
治疗方法	硫脲类和咪唑类	①病情轻、中度患者。②甲状腺轻、中度肿大。③年龄小于 20 岁。④孕妇、高龄或由于其他严重脏病不适宜手术者。⑤手术前和^{131}I治疗前的准备。⑥手术后复发且不适宜^{131}I治疗者
	放射性^{131}I治疗	对甲状腺的毁损效应，破坏滤泡上皮而减少 TH 分泌
	手术治疗	适用于：①中、重度甲亢，长期服药无效，停药后复发，或不愿长期服药者。②甲状腺显著肿大。③胸骨后甲状腺肿伴甲亢者。④结节性甲状腺肿伴甲亢者

考点 甲状腺功能减退症

病因	自身免疫损伤（最常见原因），甲状腺破坏，摄碘过量，抗甲状腺药物的应用
临床表现	①怕冷，少汗，乏力，手足肿胀感，嗜睡，记忆力减退，关节疼痛，体重增加，便秘，女性月经紊乱或月经过多，黏液性水肿昏迷等。②面色苍白，表情呆滞，听力障碍，颜面及眼睑水肿，常有齿痕（甲减面容）
辅助检查	①原发性甲减：血清 TSH 增高，TT_4、FT_4 均降低。②亚临床甲减：TSH 增高，TT_4 和 FT_4 尚正常
治疗	甲状腺素补充或替代治疗

考点 糖尿病★

临床表现		典型症状："三多一少"，即多尿、多饮、多食和体重减轻	
并发症	急性	酮症酸中毒，高渗高血糖综合征，乳酸性酸中毒	
	慢性	①大血管病变。②微血管病变：糖尿病肾病和视网膜病。③神经系统并发症。④糖尿病足。⑤视网膜黄斑病，白内障，青光眼等	
辅助检查		①尿糖：尿糖阳性（重要线索）。②血糖：诊断的主要依据，也是长期监控病情和判断疗效的主要指标。一般糖尿病症状 + 随机血糖≥11.1mmol/L，或空腹血浆葡萄糖（FPG）≥7.0mmol/L，OGTT 2 小时血浆葡萄糖（2hPPG）≥11.1mmol/L，可诊断糖尿病。③C 肽释放试验：反映基础和葡萄糖介导的胰岛素释放功能	
治疗	磺脲类	用于新诊断的 T2DM 非肥胖患者，饮食和运动治疗血糖控制不理想时	
	双胍类药	T2DM 尤其是无明显消瘦的患者及伴血脂异常、高血压或高胰岛素血症的患者。T1DM 与胰岛素联合应用有可能减少胰岛素用量和血糖波动	
	格列奈类	适用于 T2DM 早期餐后高血糖阶段或以餐后高血糖为主的老年患者	
	α - 葡萄糖苷酶抑制药	适用于 T2DM 空腹血糖正常而餐后血糖明显升高者	
	噻唑烷二酮类	尤其适用于 T2DM 肥胖、胰岛素抵抗明显者	
	二肽基肽酶 - 4（DPP - 4）抑制剂	如沙格列汀	可单用，也可与其他降糖药等联合应用治疗 T2DM
	钠 - 葡萄糖共转运蛋白 2 抑制剂（SGLT - 2i）	如达格列净	可单用，也可与其他降糖药等联合应用治疗 T2DM。尤其适合 T2DM 合并动脉粥样硬化性心血管疾病、心衰、慢性肾脏病及肥胖患者
	胰高血糖素样肽 - 1 受体激动剂（GLP - 1RA）	如艾塞那肽	
	胰岛素 适应证		①1 型糖尿病。②2 型糖尿病经饮食、运动和口服降糖药治疗未获得良好控制。③糖尿病酮症酸中毒，高渗性昏迷和乳酸性酸中毒伴高血糖时。④各种严重的糖尿病急性或慢性并发症。⑤手术，妊娠和分娩。⑥2 型糖尿病胰岛 B 细胞功能明显减退者。⑦某些特殊类型糖尿病
	不良反应		低血糖反应最常见

考点 血脂异常

定义	血脂异常一般指血浆胆固醇（CH）或/和甘油三酯（TG）升高，或高密度脂蛋白胆固醇（HDL - C）降低
临床表现	主要为黄色瘤（较常见）、早发性角膜环及脂血症眼底改变。可出现游走性多关节炎、动脉硬化性心血管疾病（ASCVD）的临床表现

续表

治疗	控制饮食；改善生活方式；药物治疗。 ①以 TC、LDL－C 增高为主者首选他汀类，如单用他汀类不能使血脂达到治疗目标值可加用依折麦布。 ②LDL－C 已达标，TG 增高者首选贝特类、烟酸、ω－3 脂肪酸。 ③伴糖尿病或代谢综合征的高 TG 血症者，可单用贝特类或联合他汀类治疗

考点 高尿酸血症与痛风

	高尿酸血症	痛风
病因	①尿酸生成增多。②尿酸排泄减少	①高尿酸血症。②遗传因素。③其他
临床表现	①无症状期。 ②急性发作期：多在午夜剧痛而惊醒，呈刀割样。 ③痛风石。 ④肾脏病变：痛风性肾病及尿酸性肾石病，急性肾衰等。可无症状，或出现肾绞痛、血尿等。 ⑤眼部病变：睑缘炎，眼睑皮下组织痛风石	
辅助检查	血尿酸超过 420μmol/L 为高尿酸血症，滑囊液或痛风石内容物检查见尿酸盐结晶可确诊痛风	
治疗	①促尿酸排泄药：苯溴马隆。 ②抑制尿酸生成药物：别嘌醇和非布司他。 ③碱性药物：碳酸氢钠片口服。 ④新型降尿酸药：拉布立酶	①急性发作期：非甾体消炎药，吲哚美辛、双氯芬酸；秋水仙碱；糖皮质激素。 ②慢性期：从小剂量开始应用降尿酸药，逐渐加量，根据血尿酸的目标水平调整至最小有效剂量并长期甚至终身维持

第七章 风湿免疫疾病

考点 类风湿关节炎（RA） ★

临床表现	①晨僵。②关节痛与压痛。③关节肿胀。④关节畸形。⑤肩、髋关节局部疼痛和活动受限。⑥关节功能障碍。⑦类风湿结节。⑧类风湿血管炎。⑨肺脏受累。⑩心脏受累。⑪神经系统表现。⑫血液系统表现及其他	
辅助检查	实验室检查	①血象：有轻度至中度贫血。 ②炎性标志物：活动期血沉增快，C 反应蛋白升高。 ③自身抗体：类风湿因子（RF），抗角蛋白抗体谱（抗 CCP 抗体对 RA 的诊断敏感性和特异性高）
	关节影像学	①X 线检查：首选双手指及腕关节摄片检查。 ②CT：有助于发现早期骨侵蚀和关节脱位等改变。 ③MRI：有助于发现关节内透明软骨及滑膜、肌腱、韧带和脊髓病变
诊断依据	①晨僵持续至少 1 小时（≥6 周）。 ② 3 个或 3 个以上关节肿（≥6 周）。 ③腕关节或掌指关节或近端指间关节肿（≥6 周）。 ④对称性关节肿（≥6 周）。 ⑤类风湿皮下结节。 ⑥手和腕关节的 X 线片有关节端骨质疏松和关节间隙狭窄。 ⑦类风湿因子阳性。 上述 7 项符合 4 项即可诊断	
药物治疗	①非甾体抗炎药：塞来昔布、美洛昔康、双氯芬酸。②改善病情的抗风湿药：甲氨蝶呤（MTX）。③糖皮质激素。④植物药制剂：雷公藤多苷、青藤碱、白芍总苷	

考点　系统性红斑狼疮 ★

临床表现	全身症状：发热，疲乏，体重下降	
	皮肤与黏膜：皮疹最常见，以颊部蝶形红斑最具特征性	
	浆膜炎：急性发作期出现多发性浆膜炎，包括双侧中小量胸腔积液和中小量心包积液	
	肌肉骨骼表现：对称性多关节疼痛、肿胀	
	狼疮肾炎：SLE 最常见、最严重的临床表现	
	消化系统：食欲减退，血清转氨酶常升高；心血管损害、肺损害、神经系统损害及其他（如溶血性贫血、脾大等）	
辅助检查	①一般检查：贫血，血沉在活动期常增快。 ②自身抗体：抗核抗体，抗双链 DNA 抗体，抗 Sm 抗体，抗磷脂抗体，抗核糖体 P 蛋白抗体。 ③补体：总补体（CH_{50}），C_3 和 C_4 的检测。 ④狼疮带试验：大部分患者真皮与表皮连接处有荧光带，为免疫球蛋白与补体沉积所致	
诊断依据	颊部红斑、盘状红斑、光过敏、口腔溃疡、关节炎、浆膜炎、肾脏病变、神经病变、血液学疾病（溶血性贫血或白细胞减少或淋巴细胞减少或血小板减少）、免疫学异常、抗核抗体	
治疗	药物治疗	①轻型 SLE：非甾体抗炎药，抗疟药，小剂量激素如泼尼松，可用硫唑嘌呤、甲氨蝶呤等免疫抑制剂。 ②重型 SLE：糖皮质激素（口服泼尼松），环磷酰胺，硫唑嘌呤和环孢素
	对症治疗	①轻型以皮损和/或关节痛为主用羟氯喹联合非甾体类抗炎药。②发热、皮损、关节痛及浆膜痛用泼尼松。③NP–SLE：甲泼尼龙＋环磷酰胺/地塞米松及甲氨蝶呤。④抽搐用抗癫痫药，降颅压等。⑤溶血性贫血和/或血小板减少用甲泼尼龙。⑥抗磷脂抗体综合征用抗血小板药＋华法林
	狼疮危象	甲泼尼龙

考点　干燥综合征

临床表现	局部表现：口干燥症、干燥性角结膜炎
	系统表现：皮肤有紫癜样皮疹、结节红斑、雷诺现象等；关节痛、肌炎；肾小管酸中毒；肺间质性病变；萎缩性胃炎、消化不良、原发性胆汁性胆管炎等；周围神经损害；白细胞减少和/或血小板减少，可伴发淋巴瘤
辅助检查	抗 SSA/SSB 抗体可阳性；IgG 升高，呈现高球蛋白血症；Schirmer 试验、唾液流率检测阳性；唇腺活检等
鉴别诊断	系统性红斑狼疮、类风湿关节炎、其他原因引起的口眼干、丙型肝炎病毒感染、IgG4 相关疾病
治疗	①局部治疗：保持口腔清洁，M_3 受体激动剂毛果芸香碱。②系统治疗：糖皮质激素、免疫抑制剂。③对症处理：纠正急性低钾血症以静脉补钾为主。④生物制剂：抗 CD20 单克隆抗体

考点　强直性脊柱炎（AS）

临床表现	症状：脊柱自下而上受累，出现腰背痛、胸痛、颈痛和僵硬，伴活动受限，驼背畸形，最后整个脊柱强直
	体征：骶髂关节压痛、"4"字试验阳性，脊柱前、后及侧屈活动受限，胸廓活动受限，枕墙距＞0cm
诊断依据	临床标准：①下腰痛至少 3 个月，活动后可减轻，休息无缓解。②腰椎前屈、后伸、侧弯活动受限。③胸廓活动度较同年、同性别的正常人减少。 肯定强直性脊柱炎需要 X 线检查，单侧骶髂关节炎Ⅲ～Ⅳ级或双侧骶髂关节炎Ⅱ～Ⅳ级，加上临床标准中至少一项指标

续表

辅助检查	①血液学检查：有轻度贫血和白细胞升高，血沉和 C 反应蛋白升高。HLA-B27 多阳性。 ②X 线检查：脊柱椎体骨质疏松，椎小关节模糊，椎体方形变和脊柱竹节样变。 ③CT 和 MRI 检查
鉴别诊断	结核性脊柱炎、类风湿关节炎、腰椎间盘突出症、弥漫性特发性骨肥厚
并发症	眼部病变、心脏病变、肺纤维化、马尾综合征、肾损害、骨损坏
治疗	改善病情药物：柳氮磺胺吡啶。缓解症状药物：非甾体抗炎药和糖皮质激素。生物制剂：抗 TNF－α 抑制药

第八章 神经系统疾病

考点 脑梗死
病因和危险因素

病因	血管壁病变、心脏病和血流动力学改变、血液成分改变和血液流变学改变、其他病因
危险因素	①不可干预：年龄、性别、种族、遗传因素等。 ②可干预：高血压、糖尿病、血脂异常、心房颤动及其他心脏病、无症状性颈动脉狭窄、高同型半胱氨酸血症、吸烟和其他不当生活方式

动脉粥样硬化性脑梗死★

诊断要点	①中老年人，既往有高血压、糖尿病、心脏病等病史。 ②急性起病，突然出现一侧面部或肢体无力或麻木，语言障碍等局灶神经功能缺损，少数为全面神经功能缺损。 ③症状或体征持续时间不限（当影像学显示有责任缺血性病灶时），或持续 24 小时以上（当缺乏影像学责任病灶时） ④脑 CT（疑似脑卒中首选，最方便、快捷的影像学检查）或 MRI 检查有助于确诊
治疗	①一般治疗：保持呼吸道通畅、调整血压、控制血糖、降颅压治疗、防治感染和消化道出血、营养支持、预防深静脉血栓。 ②特殊治疗：静脉溶栓（急性脑梗死发病 4.5 小时内，符合溶栓条件者尽快静脉给予 rt－PA 溶栓治疗）、血管内介入、抗血小板聚集、抗凝（长期卧床或合并高凝状态者可用）、降纤（用于不适合溶栓并经严格筛选的病例）、扩容（用于分水岭梗死）、应用他汀类药、脑保护治疗、其他药物治疗、外科及康复治疗

心源性脑栓塞★

诊断要点	①有冠心病心肌梗死、心脏瓣膜病、心房颤动等心源性栓子来源的基础原发病病史。 ②体力活动中骤然起病，迅速出现局限性神经缺失症状，症状在数秒至数分钟达到高峰，并持续 24 小时以上，神经系统症状和体征可用某一血管综合征解释。 ③意识常清楚或轻度障碍，多无脑膜刺激征。 ④脑部 CT、MRI 检查可显示梗死部位和范围，并可排除脑出血、肿瘤和炎症性疾病
治疗	①基本同"动脉粥样硬化性脑梗死"。颈内动脉或大脑中动脉栓塞、小脑梗死：积极脱水、降颅压治疗，必要时行去骨瓣减压术。出血性脑梗死：立即停止溶栓、抗凝和抗血小板的药物。感染性栓塞：禁用溶栓、抗凝，并应用抗生素。 ②原发病治疗。 ③抗栓治疗：一般在发病 4～14 天开始口服抗凝药

腔隙性脑梗死

诊断要点	①中年以后发病，且有长期高血压、糖尿病等病史。 ②临床症状符合 Fisher 分类的腔隙性脑梗死典型表现之一者。 ③头颅 CT 及 MRI 检查证实与临床一致的腔隙病灶。 ④预后良好，短期内有完全恢复的可能
治疗	基本同"动脉粥样硬化性脑梗死"。强调控制危险因素，尽早开始脑血管病的二级预防，尤其应治疗高血压，注意降压不能过快、过低

考点 脑出血（ICH）★

病因	脑出血最主要病因是高血压性动脉硬化
	常于体力活动或情绪激动时发病，发作时常有呕吐、头痛和血压升高
临床表现	①壳核出血："三偏"征（偏瘫，偏盲，偏身感觉障碍）。②丘脑出血："三偏"征，以感觉障碍明显。③脑桥出血：昏迷，针尖样瞳孔，呕吐咖啡样胃内容物，中枢性高热和呼吸衰竭，四肢瘫痪及去大脑强直发作。④小脑出血：眩晕，构音障碍，共济失调，眼球震颤，重症者常因急性枕骨大孔疝死亡。⑤脑叶出血：头痛、呕吐、脑膜刺激征及出血脑叶的定位症状
辅助检查	颅脑 CT：显示血肿的部位和形态及是否破入脑室。血肿灶为高密度影，边界清楚
诊断依据	①50 岁以上，长期高血压病史，尤其有血压控制不良史，在活动或情绪激动时突然发病。②剧烈头痛、呕吐，快速出现意识障碍和偏瘫、失语等局灶性神经缺失症状，进展迅速。③颅脑 CT 可见脑内高密度区
治疗	①内科：减轻脑水肿，降低颅内压，调整血压，亚低温、止血治疗，处理并发症。 ②外科：清除血肿、制止出血是降低颅高压、挽救生命的重要手段

考点 蛛网膜下腔出血（SAH）★

病因	最常见的病因是脑底囊性动脉瘤破裂
临床表现	一般表现：常在剧烈运动和活动中突然起病，头痛呈爆裂样发作，伴喷射性呕吐，脑膜刺激征阳性
	定位表现：一侧后交通动脉瘤破裂可有同侧动眼神经麻痹，单瘫、偏瘫、失语等
	严重并发症：再出血、迟发性脑血管痉挛、脑积水
辅助检查	①颅脑 CT：出现脑基底部脑池、脑沟及外侧裂的高密度影。 ②脑脊液：起病 12 小时后呈特征性改变，为均匀血性，压力增高，离心后呈淡黄色。 ③脑血管造影：可明确动脉瘤、脑血管畸形的部位、大小，但急性期可能诱发再出血
治疗	①一般处理：绝对卧床 4~6 周，避免用力；保持大便通畅；注意水、电解质平衡。 ②降颅压：常用甘露醇、呋塞米、甘油果糖等。颅内血肿，必要时行减压术或脑室引流术。 ③防治脑血管痉挛：应用尼莫地平。 ④预防再出血：应用止血药（6-氨基己酸、氨甲苯酸），调节血压（尼卡地平、拉贝洛尔）。 ⑤外科或介入治疗：夹闭动脉瘤是防止再出血最有效的治疗措施。 ⑥其他：处理脑积水，预防癫痫发作，必要时行放脑脊液治疗

考点 癫痫

临床表现	部分性发作	①单纯部分性发作，表现为简单的运动、感觉、自主神经或精神症状。②部分运动性发作，发作时头眼突然向一侧偏转，也可伴躯干的旋转，称旋转性发作。③体觉性发作或特殊感觉性发作，前者呈发作性麻木感、针刺感、触电感等。④自主神经性发作，表现为皮肤发红、恶心呕吐、头痛嗜睡等。⑤精神性发作。⑥复杂部分性发作。⑦仅有意识障碍的发作。⑧伴有自动症的发作。⑨部分性发作继发为全面性发作
	全面性发作	①全面性强直-阵挛发作（GTCS），即大发作，以意识丧失和全身对称性抽搐为特征。②强直性发作。③阵挛性发作。④失神发作。⑤肌阵挛性发作。⑥失张力性发作

续表

辅助检查	脑电图是诊断癫痫最重要的辅助诊断依据
治疗	①传统抗癫痫药：苯妥英钠；卡马西平；丙戊酸钠；苯巴比妥，小儿癫痫的首选。②新型抗癫痫药：托吡酯和拉莫三嗪

考点 帕金森病（PD）

临床表现	静止性震颤，肌强直，运动迟缓，姿势与步态异常，非运动症状（如焦虑等）
治疗	药物治疗是帕金森病最主要的治疗手段，左旋多巴制剂仍是最有效的药物。①复方左旋多巴。②多巴胺受体激动剂，年轻患者初期首选单胺氧化酶 B 抑制剂/多巴胺受体激动剂。③抗胆碱能药物，如东莨菪碱等。④金刚烷胺。⑤单胺氧化酶 B（MAO－B）抑制剂。⑥儿茶酚－氧位－甲基转移酶（COMT）抑制剂

考点 阿尔茨海默病（AD）

临床表现	女性发病多于男性，认知功能下降，精神症状和行为障碍，日常生活能力逐渐下降
治疗	对症治疗：①抗焦虑药，短效苯二氮䓬类药（阿普唑仑）。②抗抑郁药，常用去甲替林和地昔帕明，也可选用多塞平、马普替林及 5－羟色胺再摄取抑制剂帕罗西汀、氟西汀等口服。③抗精神病药，常用奋乃静、氟哌啶醇、硫利达嗪及非典型抗精神病药（如利培酮、奥氮平等）
	应用益智或改善认知功能的药物：乙酰胆碱酯酶抑制剂、选择性胆碱能受体激动剂及脑代谢赋活药物

基本技能

第一章 医疗文书的书写

门诊（电子）病历	常规记录患者的基本个人信息、就诊 ID 号、就诊时间与科别、出诊与复诊等
住院（电子）病历	主要包括入院记录、首次病程记录、病程记录、上级医师查房记录、特殊病程记录、出院记录和死亡记录

第二章 常用操作技术

考点 气管内插管术

适应证	各种全麻手术；预防和处理误吸或呼吸道梗阻；呼吸功能不全，需接人工呼吸机；心跳呼吸停止，需高级生命支持
禁忌证	喉头水肿；急性喉炎；升主动脉瘤

考点　心肺脑复苏术

心搏骤停	突然倒地,意识突然丧失;全麻手术中,心电图正常波形消失,术野渗血停止
早期心肺复苏	包括胸外心脏按压、开放气道、呼吸支持(成人胸外按压与人工呼吸的比例为30:2)、电除颤
高级生命支持	①人工气道:咽部插管、气管插管。②药物:肾上腺素、胺碘酮、利多卡因、硫酸镁、碳酸氢钠、参附注射液、生脉注射液
脑复苏	头部抬高15°~30°,应用机械通气、脱水、低温治疗、糖皮质激素、高压氧治疗、血糖控制、抗癫痫
复苏后处理	主要包括复苏后生命体征监测、呼吸支持、循环支持、中枢神经系统支持、血糖管理、镇静镇痛等

考点　电击除颤术

适应证	心室颤动、心室扑动是绝对适应证
说明	发生心室颤动或心室扑动,电击时无须麻醉剂,在行CPR时即刻行非同步电复律。选用电功率如300~360J(单相波除颤仪)或150~200J(双相波除颤仪)

考点　球囊呼吸器的使用

适应证	心肺复苏、缺氧、通气不足
禁忌证	面罩密闭性不佳、完全性上气道梗阻而无法通气;大量活动性咯血或气道分泌物

考点　机械通气的临床使用

适应证	急性呼吸心搏骤停;呼吸动力不足或呼吸衰竭,保守治疗无效者;特殊目的的机械通气,如预防性机械通气、康复治疗、分侧肺通气;麻醉中保证镇静和肌松剂的安全使用
相对禁忌证	大咯血、气胸、张力性肺大疱、低血压及心力衰竭、活动性肺结核出现播散时
并发症	机械通气相关性肺炎、肺损伤
撤机生理指标	①最大吸气压力 $>20cmH_2O$。②肺活量 $>10~15mL/kg$。③每分通气量 $<10L$。④最大每分通气量大于安静时的2倍。⑤ $PaO_2/FiO_2>300$

考点　导尿术

适应证	①尿潴留需要引流。②行大型手术,观察尿量。③盆腔内器官手术,避免术中误伤膀胱。④泌尿系统疾病行手术,术后持续引流和冲洗,减轻手术切口的张力,加快愈合。⑤昏迷、截瘫或会阴部有伤口。⑥抢救危重、休克患者。⑦测定膀胱容量、压力及残余尿量,需向膀胱注入造影剂或者气体等以协诊。⑧急救患者注入造影剂或药物
禁忌证	尿道损伤伴狭窄、月经期、妊娠者

考点　洗胃术

适应证	清除胃内毒物;治疗完全或不完全性幽门梗阻;急、慢性胃扩张
注意事项	中毒患者洗胃前应留取标本做毒物分析;幽门梗阻者洗胃,宜在饭后4~6小时或空腹进行;洗胃过程中遇到梗阻、疼痛、出血或休克症状时应停止洗胃并查找原因;洗胃液应悬挂在高于胃部30~50cm处,吸引器负压应保持在100mmHg

考点　氧疗技术

适应证	低氧血症；呼吸窘迫；低血压或组织低灌注状态；低心排出量和代谢性酸中毒；一氧化碳中毒；心搏呼吸骤停
氧疗系统	①低流量：包括鼻导管、鼻塞、面罩及气道内供氧等方法。②高流量：包括 Venturi 面罩法、密闭面罩加压给氧法、氧帐法、高压氧疗法、经鼻高流量氧疗
并发症	去氮性肺不张、氧中毒、晶状体后纤维组织形成

考点　胃十二指肠置管术

适应证	上消化道（屈氏韧带以上）功能障碍或病变，如胃轻瘫、胃食管反流等；上消化道梗阻，需行胃肠减压者；短期（一般短于 6 周）肠内营养支持者
禁忌证	①相对禁忌证：食管胃底静脉曲张、溃疡或肿瘤；鼻咽部或食管上端梗阻；近期做过胃手术；心脏疾病未稳定或对迷走刺激耐受差；不能合作者。②绝对禁忌证：严重的上颌部外伤或颅底骨折、严重而未能控制的出血性疾病、食管黏膜大疱性疾病
常用方法	经内镜下放置、X 线引导下放置和手法盲插

考点　快速血糖测定

适应证	①高血糖症：糖尿病筛检、治疗监测、评价碳水化合物代谢。②低血糖症
常用方法	血糖检测是目前诊断糖尿病的主要依据，也是判断其病情和控制程度的主要指标。以空腹血浆葡萄糖检测最可靠

考点　口服葡萄糖耐量试验（OGTT）

适应证	①无糖尿病症状，随机血糖或空腹血糖（FBG）异常，以及有一过性或持续性糖尿者。②无糖尿病症状，但有明显的糖尿病家族史。③有糖尿病症状，但 FBG 未达到诊断标准者。④妊娠期、甲状腺功能亢进症、肝脏疾病时出现糖尿者。⑤分娩巨大胎儿或有巨大胎儿史的妇女。⑥原因不明的肾脏疾病或视网膜病变
临床应用	主要用于诊断糖尿病、判断糖耐量异常、鉴别尿糖和低血糖症，还用于胰岛素和 C－肽释放试验

考点　穿刺术

名称	适应证	禁忌证
腰椎穿刺术	中枢神经系统疾病，取脑脊液做常规、生化、细菌学与细胞学等检查，测颅内压；椎管内注入药物；可疑椎管内病变，进行脑脊液动力学检查	明显视盘水肿或有脑疝先兆者；休克、衰竭或濒危状态者；局部皮肤有炎症者；颅后窝有占位性病变或伴脑干症状者；兴奋、躁动、极不合作者；有严重凝血功能障碍患者；脊髓压迫症患者
骨髓穿刺术	白血病、传染病（如黑热病）、感染性疾病（如败血症）、多发性骨髓瘤、骨髓转移癌、单核－吞噬细胞系统疾病等	血友病或严重凝血功能障碍者；穿刺局部皮肤有感染者；有出血倾向者及妊娠期妇女；小儿及不合作者不宜做胸骨穿刺
腹腔穿刺术	腹水原因不明或疑有腹腔内出血者；腹水引起呼吸困难或难以忍受的腹胀者；需腹腔内注药或腹水浓缩再输入者	严重凝血功能障碍或穿刺部位感染者；肝性脑病前驱症状者；兴奋、躁动、极为不合作者；疑有粘连性结核性腹膜炎者；巨大卵巢肿瘤患者
胸膜腔穿刺术	确定积液病因；缓解大量胸腔积液、气胸引起的呼吸窘迫症状；胸腔内注药	相对禁忌证：严重凝血功能障碍者；多脏器衰竭病情危重，无法完成操作者；兴奋、躁动、极为不合作者

第二部分

中医外科学

第一章　中医外科学学术流派

考点　中医外科学学术流派

学术流派	代表	主要学术观点
正宗派	明代陈实功的《外科正宗》	"痈疽虽属外科，用药即同内伤"，强调"治疮全赖脾土"，外治方面主张"使毒外出为第一"
全生派	清代王维德的《外科证治全生集》	阴虚阳实论
心得派	清代高秉钧的《疡科心得集》	外疡实从内出论

第二章　中医外科常用检查方法

考点　中医外科辨脓法

确认成脓的方法	按触法、透光法、点压法、穿刺法、B 超	
辨脓的部位深浅	浅部脓疡：高突坚硬，中有软陷，皮薄焮红灼热，轻按则痛且应指	
	深部脓疡：散漫坚硬，隐隐软陷，皮厚不热不红，重按方痛	

考点　皮肤性病科检查的基本技能

	检查方法	临床意义
伍德灯检查	将患处置于伍德灯下直接照射，即可观察荧光的类型	细菌性皮肤病：红癣呈珊瑚红色荧光；铜绿假单胞菌属的感染处呈黄绿色荧光；腋毛癣呈暗绿色荧光
		真菌性皮肤病：白癣呈亮绿色荧光，黄癣呈暗绿色荧光，黑点癣无荧光，花斑癣呈棕黄色荧光
		色素性皮肤病：白癜风边界清楚，呈纯白色荧光
		肿瘤性皮肤病：基底细胞癌无荧光，鳞状细胞癌呈鲜红色荧光
		卟啉类疾病：先天性卟啉病的牙齿、尿、骨髓呈红色荧光；皮肤迟发性卟啉病的尿液呈明亮的粉红 – 橙黄色荧光；红细胞生成性卟啉病的血液可见强红色荧光
玻片压诊法	选择透明洁净的载物玻片或透明特制的压舌板，按压于皮损处 10～20 秒，以观察皮疹的颜色改变	炎性红斑、毛细血管扩张等，压之可褪色；紫癜、色素沉着等，压之不褪色；寻常性狼疮结节，压之呈苹果酱色
皮肤划痕试验	常使用骨针或牙签等钝器缓慢而稍加用力地在被检查者的前臂屈侧划一道线	正常反应为被划之处的皮肤先呈白色，然后变成红色，最迟在 20 分钟内红色消失。红晕增宽、水肿、隆起，甚至有少量渗出，时间超过 20 分钟不消失者，为阳性

考点　肛肠科常用的检查方法

<table>
<tr><td rowspan="6">体位</td><td>侧卧位</td><td>患者向左侧/右侧卧于检查床上，上腿充分向前屈曲，靠近腹部，使臀部及肛门充分暴露</td></tr>
<tr><td>膝胸位</td><td>患者跪伏在检查床上，胸部贴近床面，臀部抬高，使肛门充分暴露</td></tr>
<tr><td>截石位</td><td>患者仰卧于手术床上，两腿屈曲放在腿架上，将臀部移至台边缘，使肛门暴露良好</td></tr>
<tr><td>蹲位</td><td>患者蹲踞并用力增加腹压</td></tr>
<tr><td>折刀位</td><td>患者俯伏于床上，髋关节屈曲，两腿随检查床下垂，臀部抬高，头部稍低</td></tr>
<tr><td>弯腰扶椅位</td><td>患者向前弯腰，双手扶椅，露出臀部</td></tr>
<tr><td rowspan="5">检查方法</td><td>肛门视诊</td><td>侧卧位或膝胸位。查看肛门周围有无外痔、内痔、息肉、脱垂、肛周脓肿、瘘管外口、肛周湿疹、肛门白斑、肛管裂口等</td></tr>
<tr><td>直肠指诊</td><td>侧卧位。查看肛管及直肠下部有无异常改变</td></tr>
<tr><td>肛门镜（窥肛器检查）</td><td>侧卧位或膝胸位。观察直肠黏膜有无充血、溃疡、息肉、肿瘤等病变；再将窥肛器缓缓退到齿线附近，查看有无内痔、肛漏内口、乳头肥大、肛隐窝炎等</td></tr>
<tr><td>探针检查</td><td>寻找肛漏内口及管道的常用检查方法</td></tr>
<tr><td>亚甲蓝染色检查</td><td>是寻找肛漏内口的常用方法</td></tr>
</table>

第三章　中医外科操作方法与技术

考点　中医外科操作方法与技术
　　切开法、火针烙法、砭镰法

	操作方法	适应证
切开法	一般疮疡循经直切；乳房部以乳头为中心放射状切开；面部脓肿尽量沿皮肤的自然纹理切开；手指脓肿从侧方切开；关节区脓肿，一般行横切口、弧形切口或"S"形切口	一切外疡，不论阴证、阳证，确已成脓者
火针烙法	外伤引起的指甲下瘀血可施"开窗术"，选用平头粗细适当的铁针烧红后点穿指甲，迅速放出瘀血；赘疣、息肉患者切除病灶后，用烙法可烫治病根；创伤出血患者用平头粗细适中的铁针烧红后灼之，可即刻止血	甲下瘀血，疖、痈、赘疣、息肉及创伤出血
砭镰法	红丝疔患者用挑刺手法，于红丝尽头刺之，令微出血，继而沿红丝走向寸寸挑断；下肢丹毒及疖、痈初起可用围刺手法，用三棱针围绕病灶周围点刺出血	急性阳证疮疡，如下肢丹毒、红丝疔、疖疮痈肿初起、外伤瘀血肿痛、痔疮肿痛等

　　挂线法、拖线法、结扎法

	操作方法	适应证
挂线法	用球头银丝自甲孔探入管道，使银丝从乙孔穿出，然后用丝线做成双套线，将橡皮筋线1根结扎在自乙孔穿出的银丝球头部，再由乙孔退回管道，从甲孔抽出	凡疮疡溃后，脓水不净，虽经内服、外敷等治疗无效而形成瘘管或窦道者；或疮口过深，或生于血络丛处而不宜采用切开手术者
拖线法	以4~6股7号或10号医用丝线或纱带引置于管道中，丝线两端要迂折于管道外打结，以防脱落，但丝线或纱带圈不必拉紧，以便每日来回拖拉	适用于体表化脓性疾病或外科手术后残留的窦道或瘘管

	操作方法	适应证
结扎法	凡头大蒂小的赘疣、息肉、痔核等，可在根部以双套结扣住扎紧；凡头小蒂大的痔核，可以缝针穿线贯穿它的根部，再用"8"字式或"回"字式结扎法两线交叉扎紧	适用于瘤、赘疣、痔、息肉、脱疽等病，以及脉络断裂引起的出血之症

引流法、垫棉法、药筒拔法

		操作方法	适应证
引流法	药线引流	常用的有外粘药物法和内裹药物法	适用于溃疡疮口过小，脓水不易排出者；或已成瘘管、窦道者
	导管引流	将消毒的导管轻轻插入疮口，到达底部后再稍退出一些即可。当管腔中已有脓液排出时，即用橡皮膏固定导管，外盖厚层纱布，当脓液减少后改用药线引流	适用于附骨疽、流痰、流注等脓腔较深、脓液多且引流不畅者
	扩创引流	在消毒局麻下，对脓腔范围较小者，只需用手术刀将疮口上下延伸即可；如脓腔范围较大者，可做"十"字形扩创	适用于痈、有头疽溃后有袋脓者，瘰疬溃后形成空腔或脂瘤染毒化脓等
垫棉法		对袋脓者，使用时将棉花或纱布垫衬在疮口下方空隙处，并用宽绷带加压固定；对窦道深而脓水不易排尽者，用棉垫压迫整个窦道空腔，并用绷带扎紧；溃疡空腔的皮肤与新肉一时不能黏合者，使用时可将棉垫空腔的范围稍为放大，垫在疮口之上，再用阔绷带绷紧	适用于溃疡脓出不畅有袋脓者；或疮孔窦道形成而脓水不易排尽者，或溃疡脓腐已尽，新肉已生，但皮肉一时不能黏合者
药筒拔法		采用一定的药物，与竹筒若干个同煎，乘热迅速扣于疮上，借助药筒吸取脓液毒水	适用于有头疽坚硬散漫不收，脓毒不得外出者；或脓疡已溃，疮口狭小，脓稠难出，有袋脓者；或毒蛇咬伤，肿势迅速蔓延，毒水不出者；或反复发作的流火等

熏法、熨法、热烘疗法、溻渍法

		操作方法	适应证
熏法		神灯照法：活血消肿、解毒止痛；桑柴火烘法：助阳通络、消肿散坚、化腐生肌、止痛；烟熏法：杀虫止痒	肿疡、溃疡均可应用
熨法		取赤皮葱连须240g，捣烂后与熨风散药末和匀，醋拌炒热，布包熨患处，稍冷即换	适用于风寒湿痰凝滞筋骨肌肉者，以及乳痈的初起或需回乳者
热烘疗法		先将药物涂于患部，须均匀极薄，然后用电吹风烘（或火烘）患部每天1次，每次20分钟，烘后即可将所涂药膏擦去	适用于鹅掌风、慢性湿疮、牛皮癣等皮肤干燥、瘙痒之症
溻渍法		溻法：冷溻、热溻、罨敷	阳证疮疡初起、溃后；半阴半阳证及阴证疮疡；美容、保健等
		浸渍法：淋洗、冲洗、浸泡	

第四章　外科常用技术与操作方法

考点　消毒与无菌技术

灭菌与消毒的方法	机械方法	如手术区域皮肤的准备
	物理方法	有高温、紫外线、红外线、电离辐射、真空及微波等
	化学方法	利用化学药品杀灭微生物
手术器械和物品的消毒和灭菌	化学消毒剂	药物浸泡消毒法、甲醛气体熏蒸法、环氧乙烷（过氧乙酸）熏蒸法
	物理灭菌法	高压蒸汽灭菌法、煮沸灭菌法、干热灭菌法

考点　术前准备和术后处理

术前准备

手术人员准备	一般准备（换衣服、鞋子，戴口罩、帽子）、手臂消毒法、穿无菌手术衣和戴无菌手套
患者手术区域准备	手术前皮肤准备、手术区皮肤消毒、手术区铺无菌巾

术后处理

病情监护		监测心电、动静脉压、呼吸功能、肾功能、体温
常规处理		选择合适卧位、导管及引流物的处理（有无阻塞、扭曲和脱出等）、活动、饮食
术后不适		切口疼痛（多用静脉镇痛泵）、发热、恶心呕吐、腹胀、呃逆、尿潴留
术后常见并发症	术后出血	以预防为主，术中严格止血
	肺不张和肺部感染	鼓励并协助患者咳嗽排痰，同时使用足量、有效的抗生素，必要时考虑行气管切开术
	尿路感染	关键在于防止和及时处理尿潴留，选择有效抗生素
	切口感染	早期用抗生素和局部理疗。对于深部感染，适时扩大切口，清除坏死组织及异物，敞开引流
	切口裂开	①部分裂开：可用敷料及绷带包扎、胶布固定等。②全层裂开：立即用无菌敷料包裹无菌容器覆盖伤口，并即刻送手术室，在无菌条件下全层间断缝合

切口分类

清洁切口	如甲状腺次全切除术、疝修补术
可能污染切口	如单纯性阑尾炎切除术、胃大部分切除术等
污染切口	如胃溃疡穿孔、阑尾穿孔手术、肠梗阻坏死的手术等

缝线拆除

头、面、颈部切口	术后4~5天拆线
下腹、会阴部手术	术后6~7天拆线
胸部、上腹、背、臀部切口	术后7~9天拆线
四肢手术	术后10~12天拆线，近关节处可适当延长

减张缝线	术后 14 天拆线
其他	青少年患者可缩短拆线时间，年老、营养不良患者可延迟拆线时间，有时可采用间隔拆线

感染切口处理

未形成脓肿	换药、局部热敷或理疗，使用抗生素
形成脓肿	拆除缝线，敞开切口，清除坏死组织及异物，引流脓液，加强换药

切口愈合分级

甲级	愈合优良，无不良反应
乙级	愈合欠佳，切口愈合处有炎症反应，如红肿、血肿、硬结和积液等，但未化脓
丙级	切口化脓，需要做切开引流等处理

考点　外科换药

伤口换药	操作方法
疮面换药	①暴露换药部位，垫治疗巾。②揭去外层敷料，用镊子取下内层敷料。③用 75% 酒精棉球自创面周围 10cm 处开始，圆圈状向心性擦拭，逐渐移向创面边缘，如此进行 2~3 遍，或直至创面周围皮肤擦拭清洁为止，消毒皮肤的棉球不得进入创面内。用生理盐水棉球擦净创口内脓液。④疮面撒药粉，覆盖涂好药膏的纱布，固定，酌情包扎
无菌伤口换药	①暴露伤口。②洗手，戴无菌口罩和帽子，准备换药物品。③去除胶布或绷带，应由外向里。④用镊子夹住内层敷料的一端，顺伤口方向反折拉向另一端，以近乎平行的方向揭除纱布敷料。敷料与伤口紧密黏着时用生理盐水浸湿后揭去。⑤用 75% 酒精棉球自伤口中心部逐渐向外擦拭，消毒 2~3 次，范围一般达伤口外 10cm 以上。⑥覆盖干纱布敷料，固定。⑦注意敷料镊与接触伤口的镊子不能互换；一只弯盘放换药物品，另一只放置污染物品，不得混淆

考点　外科手术基本技术

切开	可用手术刀、高频电流（电刀）和激光（光刀）
显露	①切口能尽量接近病变部位，位置和方向便于延长扩大。②切开时尽量减少组织损伤。③适应局部解剖和生理的特点
结扎	①常用种类：方结、三迭结和外科结。②方法：单手打结法（术中应用最广泛）、双手打结法（适于作外科结）、器械打结法、深洞打结（盆腔深部常用）
缝合	①单纯对合：间断缝合法、连续缝合法、"8" 字缝合法、毯边缝合法、减张缝合。②内翻缝合：全层连续水平内翻缝合法、浆肌层间断缝合法、浆肌连续缝合法、荷包缝合法。③外翻缝合：基本缝合法为褥式缝合法，可分为水平褥式与垂直褥式两种，每种又各有间断与连续两种方法
止血	①一般止血法：压迫止血（术中最常用）、结扎止血。②选择的止血法：血管阻断和修复；局部药物止血；电凝止血；激光止血；氩气刀

考点　外科常用的诊疗操作技术

静脉切开术	①用品：无菌静脉切开包，清洁盘及常规消毒用品，输液器材。 ②一般选四肢表浅静脉切开，最常用内踝前或卵圆窝处大隐静脉。 ③禁用于静脉周围皮肤有炎症或有静脉炎、已有血栓形成或有出血倾向者。 ④切口不可太深，剪开静脉壁时剪刀口应斜向近心端且不可太深。静脉切开导管插入静脉前，用无菌生理盐水冲洗干净，并充满液体。 ⑤注意无菌技术。导管留置时间一般不超过3天，如系硅胶管，留置时间可稍长。如无禁忌，可每日定时用小剂量肝素溶液冲洗导管。若发生静脉炎，应立即拔管。
活组织检查术	包括体表浅层活组织检查、内窥镜活组织检查、穿刺或抽吸活组织检查、体腔穿刺液检查、手术切片检查

考点　普通外科特殊诊断方法和技术

　　针吸活检术

适应证	①因乳腺癌或怀疑乳腺癌住院者，针吸确定癌细胞后即行根治术，代替冰冻切片检查。②门诊患者针吸诊断为癌细胞或可疑癌细胞，一部分良性细胞异型性较明显时建议手术治疗。③各种囊肿病变可作诊断性穿刺，如积乳囊肿、血囊肿等。④应用于普查，经其他方法筛选后，认为仍有问题或怀疑情况下施行针吸确诊。⑤凡可触及的乳腺肿物皆可用针吸术。肿物直径小于1cm者最好在超声引导下穿刺
禁忌证	凝血机制不良的患者、乳腺肿块处于急性炎症期

第五章　疮疡

考点　疖★

	暑疖	疖病
病因	痱子搔抓后感染而成	金黄色葡萄球菌感染所致
临床表现	①初起皮肤红肿结块，灼热疼痛，根脚很浅。 ②3～4天后自行破溃，流出黄白色脓液后疼痛减轻	全身各处散发疖肿，一处将愈，他处续发
外治法	①外贴拔毒膏。②用纸捻蘸少许提毒生肌散插入疮口内，外贴拔毒膏。③六神丸涂患处	①小者用千捶膏/三黄洗剂外搽；大者用金黄散/玉露散。②脓成宜切开排脓，用九一丹、太乙膏盖贴。③脓尽用生肌散、白玉膏收口
辨证论治	热毒蕴结证—清热解毒—五味消毒饮	热毒蕴结证—清热解毒—五味消毒饮
	暑热浸淫证—清暑化湿解毒—清暑汤	体虚毒恋，阴虚内热证—养阴清热解毒—仙方活命饮＋增液汤
		体虚毒恋，脾胃虚弱证—健脾和胃，清化湿热—五神汤＋参苓白术散

考点　蝼蛄疖

	证型	证候	治法	方药
内治法	暑湿蕴结证	疖肿如梅李，溃脓不畅，久不收口，常伴精神不振，食少纳呆，烦躁不安	清暑化湿解毒	清暑汤
	风热上攻证	根脚坚硬，肿势局限，脓溃不消，宛如蝼蛄窜穴，面赤口渴，头痛烦躁	疏风清热，消肿散结	祛风散热饮
	正虚毒结证	经年不愈，迟不化脓，或已溃破，脓液稀薄，伴神疲乏力，面色无华	扶正托毒	托里消毒散
外治法	宜作十字形切开，出血可用棉垫加多头带缚扎。可配合垫棉法使用			

考点　疔疮★

疔的特点、外治法

特点	疮形如粟，坚硬根深，状如钉丁			
	颜面疔	手足部疔疮	红丝疔	烂疔
外治法 初起	箍毒消肿，千捶膏盖贴	金黄膏/玉露膏外敷	外敷金黄膏/玉露散，红丝细者用砭镰法	①初起：外敷玉露膏。②确诊后：切开，切除坏死组织，清除异物，双氧水冲洗创口后用双氧水纱布松填。③腐肉与正常皮肉分界明显时，改掺5%～10%蟾酥合剂或五五丹。④腐肉脱落，肉色鲜润红活者，用生肌散、红油膏盖贴
脓成	提脓祛腐，先用九一丹、八二丹，再用玉露膏/千捶膏	及早切开	切开排脓，外敷红油膏	
溃后	提脓祛腐，生肌收口，疮口掺九一丹，外敷金黄膏，脓尽用生肌散/太乙膏/红油膏	脓尽用生肌散、白玉膏	脓尽用生肌散、白玉膏收口	

疔的分类

分类	颜面疔	手足部疔疮					红丝疔	烂疔
		蛇眼疔	蛇头疔	蛇肚疔	托盘疔	足底疔		
部位	颜面部	指甲一侧	指端	指腹	手掌	足底部	四肢	足部及小腿好发
疼痛	红肿热痛	轻微红肿疼痛	麻痒而痛	红肿剧痛	肿胀高突	疼痛坚硬	红肿热痛	疼痛剧烈，有胀裂感
形状	粟米样	形似蛇眼	蛇头状	状似胡萝卜	—	—	—	—

疔的内治法

分类	证型	证候	治法	方药
颜面疔	热毒蕴结证	红肿高突，根脚收束	清热解毒	五味消毒饮/黄连解毒汤
	火毒炽盛证	疮形平塌，肿势散漫，皮色紫暗，焮热疼痛	凉血清热解毒	犀角地黄汤/黄连解毒汤/五味消毒饮
手足部疔疮	火毒凝结证	红肿热痛，麻痒相兼	清热解毒	五味消毒饮/黄连解毒汤
	热胜肉腐证	疼痛剧烈，痛如鸡啄，溃后脓出肿痛消退	清热透脓托毒	五味消毒饮＋透脓散
	湿热下注证	足底部红肿热痛	清热解毒利湿	五神汤＋草薢渗湿汤

续表

分类	证型	证候	治法	方药
红丝疔	火毒入络证	患肢红丝较细，红肿疼痛	清热解毒	五味消毒饮
	火毒入营证	红丝粗肿明显，臖核肿大作痛，寒战高热	凉血清营，解毒散结	犀角地黄汤/黄连解毒汤/五味消毒饮
烂疔	湿火炽盛证	创口胀裂样疼痛，皮肤呈红色、肿胀，按之陷下，皮肉腐烂，持续高热	清热泻火，解毒利湿	黄连解毒汤+萆薢化毒汤
	毒入营血证	疮周高度水肿发亮，呈暗紫色，肌肉腐烂，溃流血水，气味恶臭，伴壮热头痛，神昏谵语，烦躁不安	凉血解毒，清热利湿	犀角地黄汤、黄连解毒汤+三妙丸

考点 痈
痈的治疗

证型	证候	治法	方药	外治法
火毒凝结证	皮肤焮红，灼热疼痛	清热解毒，行瘀活血	仙方活命饮	①初起：用金黄膏/用金黄散。热盛者可用玉露膏/玉露散/太乙膏外敷，掺药均可用红灵丹/阳毒内消散。②成脓：切开排脓。③溃后：先用药线蘸八二丹插入疮口，3~5天后改用九一丹，外盖金黄膏/玉露膏。脓腐已尽，改用生肌散、太乙膏或生肌白玉膏或生肌玉红膏盖贴。④袋脓：先用垫棉法加压包扎，如无效可扩创引流
热胜肉腐证	痛如鸡啄，溃出则肿痛消退	和营清热，透脓托毒	仙方活命饮+五味消毒饮	
气血两虚证	脓水稀薄，疮面新肉不生，色淡红而不鲜或暗红	益气养血，托毒生肌	托里消毒散	

痈的分类及其内治法

分类	临床表现	证型	证候	治法	方药
颈痈	局部肿胀、灼热、疼痛而皮色不变，结块边界清楚	风热痰毒证	初起色白濡肿，形如鸡卵，恶寒发热	散风清热，化痰消肿	牛蒡解肌汤/银翘散
腋痈	腋下暴肿、灼热、疼痛而皮色不变，发热恶寒，上肢活动不利	肝郁痰火证	腋部肿胀热痛	清肝解郁，消肿化毒	柴胡清肝汤
脐痈	初起脐部微肿，渐大如瓜，溃后脓稠无臭则易敛，脓水臭秽则成漏	湿热火毒证	脐部红肿高突，灼热疼痛	清火利湿解毒	黄连解毒汤+四苓散
		脾气虚弱证	久不收敛，面色萎黄，纳呆	健脾益气托毒	四君子汤+托里透脓汤
委中毒	初起木硬疼痛，皮色不红，形成结块后小腿屈伸不利	气滞血瘀证	木硬疼痛，皮色如常或微红	和营活血，消肿散结	活血散瘀汤
		湿热蕴阻证	焮红疼痛，小腿屈曲难伸	清利湿热，和营活血	活血散瘀汤+五神汤
		气血两亏证	溃后脓出如蛋清状，疮口收敛迟缓	调补气血	八珍汤

考点　发

分类	证型	临床表现	证候	治法	方药	外治法
锁喉痈	痰热蕴结证	结喉部红肿绕喉，根脚散漫，坚硬灼热疼痛	壮热口渴，头痛项强	散风清热，化痰解毒	普济消毒饮	初起用玉露散/金黄散/双柏散。成脓后应及早切开减压，用九一丹药线引流，外盖金黄膏/红油膏。脓尽改用生肌散/白玉膏
	热胜肉腐证		脓出黄稠，热退肿减	清热化痰，和营托毒	仙方活命饮	
	热伤胃阴证		胃纳不香，口干少津	清养胃阴	益胃汤	
臀痈	湿火蕴结证	急性：初起疼痛，肿胀焮红，皮肤红肿以中心最为明显	湿烂溃脓，头痛骨楚	清热解毒，和营化湿	黄连解毒汤+仙方活命饮	①未溃时，红热明显→玉露膏；红热不显→金黄膏/冲和膏外敷。②成脓后，切开排脓。③溃后，用八二丹/红油膏盖贴，脓腔深者用药线引流；脓尽用生肌散/白玉膏收口；疮口有空腔不易愈合者用垫棉法加压
	湿痰凝滞证	慢性：初起多漫肿，皮色不变，红热不显而结块坚硬	漫肿不红，结块坚硬	和营活血，利湿化痰	桃红四物汤+仙方活命饮	
	气血两虚证		面色萎黄，神疲乏力	调补气血	八珍汤	
手发背	湿热壅阻证	初起手背漫肿，边界不清，胀痛不舒，化脓时中间肿胀高突，皮色紫红，灼热疼痛如鸡啄；溃破时皮肤湿烂，脓水色白或黄	皮肤湿烂，头痛骨楚	清热解毒，和营化湿	五味消毒饮+仙方活命饮	初起金黄膏/玉露膏；脓成八二丹，红油膏；脓尽生肌散、白玉膏
	气血不足证		神疲乏力，舌质淡	调补气血	托里消毒散	
足发背	湿热下注证	初起足背红肿灼热疼痛，肿势弥漫；患病5~7天迅速增大化脓；溃破后脓出稀薄，夹有血水	寒战高热，纳呆，泛恶	清热解毒，和营利湿	五神汤	

考点　有头疽★

有头疽的病因、临床表现、外治法

病因		外感风热，湿热，火毒之邪
临床表现	初期	肿块上有粟粒状脓头，作痒作痛，脓头增多
	溃脓期	疮面腐烂形似蜂窝
	收口期	脓尽，新肉生长
外治法	未溃	火毒凝结证/湿热壅滞证用千锤膏/金黄膏，阴虚火炽证/气虚毒滞证用冲和膏
	酿脓期	八二丹。若脓水稀薄而带灰绿色用七三丹+金黄膏，脓腐脱落用九一丹+红油膏
	收口期	生肌散+白玉膏
	后期	垫棉法加压

有头疽的内治法

证型	证候	治法	方药
火毒凝结证	红肿高突，灼热疼痛，根脚收束	清热泻火，和营托毒	仙方活命饮+黄连解毒汤
湿热壅滞证	全身壮热，朝轻暮重，胸闷呕恶	清热化湿，和营托毒	仙方活命饮

续表

证型	证候	治法	方药
阴虚火炽证	皮色紫滞，口干唇燥，小便短赤	滋阴生津，清热托毒	竹叶黄芪汤
气虚毒滞证	皮色灰暗不泽，腐肉难脱	扶正托毒	八珍汤 + 仙方活命饮

考点 丹毒 ★

	证型	证候	治法	方药
内治法	风热毒蕴证	发于头面部，眼胞肿胀难睁，恶寒，发热，头痛	疏风清热解毒	普济消毒饮
	湿热毒蕴证	发于下肢，发热，胃纳不香	利湿清热解毒	五神汤 + 萆薢渗湿汤
	胎火蕴毒证	发于新生儿，壮热烦躁，神昏谵语，呕吐	凉血清热解毒	犀角地黄汤 + 黄连解毒汤
	肝脾湿火证	发于胸腹腰胯部，肿胀疼痛，口干且苦	清肝泻火利湿	柴胡清肝汤/龙胆泻肝汤/化斑解毒汤
特点	起病突然，恶寒发热，局部皮肤色如丹涂，焮然肿胀，边界清楚，迅速扩大			
分类	躯干部——内发丹毒；头面部——抱头火丹；小腿足部——流火；新生儿臀部——赤游丹毒			
病因	外受火毒，血热搏结			
外治法	①外敷法：玉露散/金黄散。②砭镰法：七星针/三棱针叩刺皮肤，放血泄毒。只适用于下肢复发性丹毒，禁用于赤游丹毒，抱头火丹者。若流火结毒成脓者，可在坏死部位做小切口引流，掺九一丹，外敷红油膏			

考点 发颐

证型	证候	治法	方药
热毒蕴结证	身热恶寒，小便短赤，大便秘结	清热解毒	普济消毒饮
毒盛酿脓证	张口困难，继之酿脓应指，高热口渴；舌苔黄腻	清热解毒透脓	普济消毒饮 + 皂角刺、白芷
热毒内陷证	壮热口渴，痰涌气粗，烦躁不安，神昏谵语	清营解毒，化痰泄热，养阴生津	清营汤 + 安宫牛黄丸
余毒未清证	触之似有条索状物，口内常有臭味	清脾泄热，化瘀散结	化坚二陈丸

考点 流注 ★

	证型	证候	治法	方药
内治法	余毒攻窜证	壮热，口渴，神昏谵语	清热解毒，凉血通络	黄连解毒汤 + 犀角地黄汤
	暑湿交阻证	恶寒发热，头胀，骨节酸痛	解毒清暑化湿	清暑汤
	瘀血凝滞证	皮色微红/青紫，脓液中夹有瘀血	和营活血，祛瘀通络	活血散瘀汤
特点	四肢躯干肌肉丰厚处的深部/髂窝部，发病急骤，局部漫肿疼痛，皮色如常，容易走窜			
外治法	①肿而无块：金黄膏/玉露膏。②肿而有块：太乙膏掺红灵丹。③脓熟：切开引流，脓尽生肌散 + 红油膏/太乙膏			

考点　流痰

	证型	证候	治法	方药
内治法	寒痰凝聚证	病变部位隐隐酸痛，动则疼痛加剧，休息时减轻，关节活动障碍	补肾温经，散寒化痰	阳和汤
	阴虚内热证	皮色微红，中有软陷，重按应指，伴午后潮热，颧红，盗汗，口燥咽干	养阴清热托毒	六味地黄丸 + 清骨散
	肝肾亏虚证	疮口流脓稀薄，夹有败絮样物，患肢肌肉萎缩、关节畸形，腰脊酸痛，盗汗	补益肝肾	左归丸 + 香贝养荣汤
	气血两虚证	疮口流脓稀薄，日久不愈，伴面色无华，形体畏寒，心悸，失眠，自汗	补气养血	人参养荣汤/十全大补汤
外治法	①初期：回阳玉龙膏外敷，或阳和解凝膏掺桂麝散或黑退消敷贴。②成脓期：切开排脓。③溃后：窦道形成，用五五丹药线，或白降丹/千金散黏附在药线上引流；将要收口时宜改掺生肌散；袋脓者宜行扩创			

考点　走黄与内陷 ★

走黄与内陷的特点、病机

病名	走黄	内陷
特点	疮顶凹陷，色黑无脓，肿势扩散，边界不清	疮顶凹陷，干枯无脓，疮面光白板亮
病机	火毒炽盛，毒入营血，内攻脏腑	正气内虚，正不胜邪，毒不外泄，反陷入里

走黄与内陷的内治法

	证型	证候	治法	方药
走黄	毒盛入血证	疮顶陷黑无脓，寒战、高热、头痛，舌质红绛，舌苔多黄燥	凉血清热解毒	犀角地黄汤 + 黄连解毒汤 + 五味消毒饮
内陷	邪盛热极证	灼热剧痛，神昏谵语	凉血清热解毒，养阴清心开窍	清营汤 + 黄连解毒汤/安宫牛黄丸/紫雪丹 + 皂角刺
	正虚邪盛证	发热/恶寒，神疲，食少，自汗，胁痛，气息急促	补养气血，托毒透邪，佐以清心安神	托里消毒散/安宫牛黄丸
	脾肾阳衰证	形神委顿，纳食日减	温补脾肾	附子理中汤
	阴伤胃败证	口舌生糜，纳少口干	生津养胃	益胃汤

考点　褥疮

证型	证候	治法	方药
气滞血瘀证	皮肤红斑、紫暗、红肿或破溃，舌边有瘀斑	理气活血	血府逐瘀汤
蕴毒腐溃证	恶臭，发热或低热，精神萎靡，不思饮食	益气养阴，理气托毒	生脉散/透脓散
气血两虚证	面色无华，神疲乏力，纳差食少	补气养血，托毒生肌	托里消毒散

考点　窦道

	证型	证候	治法	方药
内治法	余毒未清证	疮口脓水淋漓，疮周红肿热痛，或瘙痒，可伴发热	清热和营托毒	仙方活命饮
	气血两虚证	疮口脓水稀薄，肉芽色淡不泽，面色萎黄，神疲倦怠，纳差寐少	益气养血，和营托毒	托里消毒散
外治法	①腐蚀法：用五五丹/千金散药线，红油膏/太乙膏盖贴。脓液转为稠厚时，改用八二丹药线。脓净后用生肌散。②垫棉法：项部加用四头带，腹部加用腹带，会阴部用丁字带。③扩创法：适用于脓液引流不畅，用其他方法无效，窦道部位允许做扩创手术者。④冲洗法：适用于术后形成的窦道，管道狭长，药线无法引流到位，又不宜扩创者。⑤切除法			

第六章　乳房疾病

考点　乳痈、乳癖、乳核、乳岩★

乳痈、乳癖、乳核、乳岩的病因、特点、外治法

	病因	特点	外治法
乳痈	肝郁胃热，复感风热毒邪	乳房部结块肿胀疼痛，溃后脓出稠厚	①初起：金黄散/玉露散或双柏散。②成脓：切开排脓。③溃后：八二丹/九一丹＋金黄膏。④袋脓或乳汁从疮口溢出：垫棉法。⑤传囊：切口引流/用拖线法
乳癖	情志内伤，冲任失调，痰瘀凝结	单乳痛和肿块与月经周期及情志变化密切相关	阳和解凝膏掺黑退消/桂麝散
乳核	冲任失调，情志所伤，血瘀痰凝	形如丸卵，边界清楚，表面光滑	阳和解凝膏掺黑退消
乳岩	情志内伤，冲任失调，气滞痰瘀	乳房肿块质地坚硬，凹凸不平，边界不清	①初起：阿魏消痞膏。②溃后：海浮散/红油膏外敷。③坏死组织脱落后：生肌玉红膏/生肌散

乳痈、乳癖、乳核、乳岩的内治法

	证型	治法	方药
乳痈	肝胃郁热证	疏肝清胃，通乳消肿	瓜蒌牛蒡汤
	热毒炽盛证	清热解毒，托里透脓	五味消毒饮＋透脓散
	正虚邪滞证	益气和营，托毒生肌	托里消毒散
	气血凝滞证	疏肝活血，温阳散结	四逆散加鹿角片、桃仁、丹参
乳癖	肝郁痰凝证	疏肝解郁，化痰散结	逍遥蒌贝散
	冲任失调证	调摄冲任，和营散结	二仙汤＋四物汤
乳核	肝气郁结证	疏肝解郁，化痰散结	逍遥散
	血瘀痰凝证	疏肝活血，化痰散结	逍遥散＋桃红四物汤＋山慈菇、海藻

	证型	治法	方药
乳岩	肝郁痰凝证	疏肝解郁，化痰散结	神效瓜蒌散+开郁散
	冲任失调证	调摄冲任，理气散结	二仙汤+开郁散
	正虚毒炽证	调补气血，清热解毒	八珍汤
	气血两亏证	补益气血，宁心安神	人参养荣汤
	脾虚胃弱证	健脾和胃	参苓白术散/理中汤

第七章 瘿

考点 气瘿、肉瘿、石瘿★
气瘿、肉瘿、石瘿的病因、特点、外治法

病名	气瘿	肉瘿	石瘿
病因	碘缺乏	情志内伤，痰浊凝结	气郁，痰浊，血瘀
特点	颈前结喉两侧弥漫性肿大，伴有结节，质地不硬，皮色如常，生长缓慢	结块柔韧，如肉之团，随吞咽而上下移动	结喉处结块，坚硬如石，高低不平，推之不移
外治法	—	阳和解凝膏掺黑退消/桂麝散	早期施行根治性切除术

气瘿、肉瘿、石瘿的内治法

	证型	治法	方药
气瘿	肝郁痰凝证	疏肝解郁，化痰软坚	四海舒郁丸
	肝郁肾虚证	疏肝补肾，调摄冲任	四海舒郁丸+右归饮
肉瘿	气滞痰凝证	理气解郁，化痰软坚	海藻玉壶汤+逍遥散
	气阴两虚证	益气养阴，软坚散结	生脉散+消瘰丸
石瘿	痰瘀内结证	解郁化痰，活血消坚	海藻玉壶汤+桃红四物汤
	瘀热伤阴证	化瘀散结，和营养阴	通窍活血汤+养阴清肺汤
	气阴两虚证	益气养阴，扶正固本	生脉散

第八章 瘤、岩

考点 血瘤、肉瘤、筋瘤、失荣★
血瘤、肉瘤、筋瘤、失荣的临床表现、外治法

	临床表现	外治法
血瘤	色泽鲜红或紫，可呈局限性柔软肿块状，边界清或尚清，触之或如海绵	五妙水仙膏/清凉膏+藤黄膏/云南白药
肉瘤	质地柔软似棉，肿形似馒	消瘤二反膏/阳和解凝膏掺黑退消/二白散
筋瘤	浅静脉逐渐怒张，小腿静脉盘曲如条索状，色带青紫，甚则状如蚯蚓，瘤体质地柔软	①条索较硬：紫草消肿膏。②红肿：玉露膏/如意金黄散。③出血：桃花散。④湿疮：青黛膏

续表

	临床表现	外治法
失荣	坚硬如石，溃后疮口凹凸不平，流血水而无脓，疼痛彻心，消瘦	①初起：阿魏化痞膏外贴。②溃后：可用20%蟾酥软膏、皮癌净、洗药

血瘤、肉瘤、筋瘤、失荣的内治法

	证型	治法	方药
血瘤	心火妄动证	清心泻火，凉血散瘀	芩连二母丸＋泻心汤
	肾伏郁火证	滋阴降火，凉血化瘀	凉血地黄汤＋六味地黄丸
	肝经火旺证	清肝凉血祛瘀	凉血地黄汤＋丹栀逍遥散
肉瘤	肝郁痰凝证	疏肝解郁，理气化痰	十全流气饮
	脾虚痰湿证	健脾理气，燥湿化痰	参苓白术散＋二陈汤
筋瘤	劳倦伤气证	补中益气，活血舒筋	补中益气汤
	寒湿凝筋证	暖肝散寒，益气通脉	暖肝煎＋当归四逆汤
	外伤瘀滞证	活血化瘀，和营消肿	活血散瘀汤
	火旺血燥证	清肝泻火，养血生津	清肝芦荟丸
失荣	肝郁痰结证	舒肝解郁，化痰散结	开郁散
	痰毒凝结证	祛寒温阳，化痰散结	阳和汤
	正虚邪实证	益气养荣，化痰散结	和荣散坚丸
	气血亏损证	调补气血	香贝养荣汤

第九章　皮肤疾病

考点　热疮

证型	治法	方药
肺胃热盛证	疏风清热	辛夷清肺饮
湿热下注证	清热利湿	龙胆泻肝汤
阴虚内热证	养阴清热	增液汤

考点　蛇串疮★

特点	皮肤上出现红斑、水疱或丘疱疹，累累如串珠，排列成带状，沿一侧周围神经分布区出现，局部刺痛或伴臖核肿大	
证型	治法	方药
肝经郁热证	清泻肝火，解毒止痛	龙胆泻肝汤
脾虚湿蕴证	健脾利湿，解毒止痛	除湿胃苓汤
气滞血瘀证	理气活血，通络止痛	桃红四物汤
外治法	①初起：二味拔毒散调浓茶水外涂，或外敷玉露膏，或双柏散、三黄洗剂、清凉乳剂每天3次，或鲜马齿苋、野菊花叶、玉簪花叶捣烂外敷。 ②水疱破后：黄连膏、四黄膏或青黛膏外涂；有坏死者用九一丹或海浮散。 ③若水疱不破或水疱较大者：三棱针或消毒空针刺破，吸尽疱液或使疱液流出	

考点 疣

	证型	治法	方药
疣目	风热血燥证	养血活血，清热解毒	治瘊方
	湿热血瘀证	清化湿热，活血化瘀	马齿苋合剂
扁瘊	风热蕴结证	疏风清热，解毒散结	马齿苋合剂＋木贼草、郁金、浙贝母、板蓝根
	热瘀互结证	活血化瘀，清热散结	桃红四物汤

考点 湿疮 ★

证型	治法	方药
湿热蕴肤证	清热利湿止痒	龙胆泻肝汤＋萆薢渗湿汤
脾虚湿蕴证	健脾利湿止痒	除湿胃苓汤/参苓白术散
血虚风燥证	养血润肤，祛风止痒	当归饮子/四物消风饮

考点 癣 ★

癣的分类、好发年龄、部位、特征、外治法

病名	头癣		手足癣		体癣	花斑癣
分类	白秃疮	肥疮	鹅掌风	脚湿气	圆癣	紫白癜风
好发年龄	男性儿童	农村儿童	成年人		青壮年男性	多汗体质青壮年
部位	头皮		掌心、指缝	趾缝	面颈、躯干、四肢近端	颈、躯干
特征	灰白色鳞斑	蜡黄色癣痂	水疱，皮肤角化，脱屑瘙痒		钱币形红斑	灰褐至深褐色
	毛发干枯无泽，常在距头皮0.3～0.8cm处折断。头发易拔落且不疼痛，秃发能再生，不遗留瘢痕	有特殊鼠尿臭，可成永久性脱发、遗留萎缩性瘢痕。病变四周约1cm头皮不易受损			边界清楚、中心消退、外围扩张	轻度瘙痒，夏发冬愈，可在家庭中相互传染
外治法	拔发疗法		—		1号癣药水/2号癣药水/复方土槿皮酊	密陀僧散

癣的内治法

证型	治法	方药
风湿毒聚证	祛风除湿，杀虫止痒	消风散/苦参汤
湿热下注证	清热化湿，解毒消肿	湿重于热，萆薢渗湿汤；湿热兼瘀，五神汤；湿热并重，龙胆泻肝汤

考点 药毒 ★

病因	禀赋不耐，药毒内侵		
证型	治法		方药
湿毒蕴肤证	清热利湿，解毒止痒		萆薢渗湿汤/龙胆泻肝汤
热毒入营证	清热凉血，解毒护阴		清营汤
气阴两虚证	益气养阴，清解余热		增液汤＋益胃汤

考点 瘾疹

病因	禀赋不足，复感外邪	
特点	身体瘙痒，搔之出现红斑隆起，形如豆瓣，堆累成片，发无定处，忽隐忽现，退后不留痕迹	
证型	治法	方药
风寒束表证	疏风散寒，解表止痒	桂枝麻黄各半汤
风热犯表证	疏风清热，解表止痒	消风散
胃肠湿热证	疏风解表，通腑泄热	防风通圣散
血虚风燥证	养血祛风，润燥止痒	当归饮子

考点 猫眼疮

概念	以靶形或虹膜样红斑为主，兼有丘疹或丘疱疹等多形性损害的急性炎症性皮肤病	
好发部位	指缘、手掌及前臂、足背、小腿、颜面颈项等	
证型	治法	方药
风寒阻络证	温经散寒，活血通络	当归四逆汤
风热蕴肤证	疏风清热，凉血解毒	消风散
湿热蕴结证	清热利湿，解毒止痒	龙胆泻肝汤
火毒炽盛证	清热凉血，解毒利湿	清瘟败毒饮 + 导赤散

考点 瓜藤缠

特点	散在性皮下结节，鲜红至紫红色，大小不等，压痛，好发于小腿伸侧	
外治法	金黄膏/四黄膏/玉露膏	
证型	治法	方药
湿热瘀阻证	清热利湿，祛瘀通络	萆薢渗湿汤 + 桃红四物汤
寒湿入络证	散寒祛湿，化瘀通络	阳和汤

考点 白疕★

特点	针尖至扁豆大的炎性红色丘疹，常呈点滴状分布，迅速增大，表面覆盖银白色多层性鳞屑，状如云母	
证型	治法	方药
血热内蕴证	清热凉血，解毒消斑	犀角地黄汤
气血瘀滞证	活血化瘀，解毒通络	桃红四物汤
血虚风燥证	养血滋阴，润肤息风	当归饮子
湿毒蕴积证	清热利湿，解毒通络	萆薢渗湿汤
风寒湿痹证	祛风除湿，散寒通络	独活寄生汤 + 桂枝芍药知母汤
火毒炽盛证	清热泻火，凉血解毒	清瘟败毒饮

考点 白驳风

特点	单侧/对称，大小不等，形态各异，与周围正常皮肤的交界处有色素沉淀圈，边界清楚	
证型	治法	方药
肝郁气滞证	疏肝理气，活血祛风	逍遥散

证型	治法	方药
肝肾不足证	滋补肝肾，养血祛风	六味地黄丸
气血瘀滞证	活血化瘀，通经活络	通窍活血汤

考点 黧黑斑

证型	治法	方药
肝郁气滞证	疏肝理气，活血消斑	逍遥散
肝肾不足证	补益肝肾，滋阴降火	六味地黄丸
脾虚湿蕴证	健脾益气，祛湿消斑	参苓白术散
气滞血瘀证	理气活血，化瘀消斑	桃红四物汤

考点 粉刺

病因	素体阳热偏盛，复受风邪；过食辛辣肥甘；脾气不足，冲任不调	
特点	颜面、胸背等处皮肤出现丘疹、脓疱、结节、囊肿及瘢痕，常伴有皮脂溢出	
外治法	颠倒散/金黄散（膏）/姜黄消痤搽剂/积雪苷霜软膏	
证型	治法	方药
肺经风热证	疏风清肺	枇杷清肺饮
肠胃湿热证	清热除湿解毒	茵陈蒿汤/泻黄散
痰湿瘀滞证	除湿化痰，活血散结	二陈汤 + 桃红四物汤

考点 白屑风

病因	素体湿热内蕴，感受风邪	
特点	①湿性：油腻，黏腻油痂，头发油亮。②干性：细薄小片，糠秕状鳞屑，毛发细软	
证型	治法	方药
湿热蕴结证	清热利湿，健脾和胃	龙胆泻肝汤
风热血燥证	祛风清热，养血润燥	消风散 + 当归饮子

考点 酒齄鼻

病因	肺胃热盛，热毒蕴肤，气滞血瘀	
特点	鼻及颜面中央部持续性红斑和毛细血管扩张，伴丘疹、脓疱、鼻赘	
证型	治法	方药
肺胃热盛证	清泄肺胃积热	枇杷清肺饮
热毒蕴肤证	清热解毒凉血	黄连解毒汤 + 凉血四物汤
气滞血瘀证	活血化瘀散结	通窍活血汤

第十章　肛肠疾病

考点　痔★

痔的分类、部位、诊断要点

分类	内痔	外痔	混合痔
部位	齿线上，膀胱截石位3、7、11点	齿线下	齿线上下
诊断要点	①Ⅰ期，便血，色鲜红。②Ⅱ期，有肿物脱出肛外，便后可自行复位。③Ⅲ期，肛内肿物脱出，不能自行复位，嵌顿，疼痛，便血少。④Ⅳ期，痔核脱出，不能回纳，嵌顿，肿痛，糜烂和坏死	①肛缘皮肤损伤/感染，呈红肿/破溃成脓，疼痛。②肛缘皮下突发青紫色肿块，皮肤水肿，疼痛剧烈，渐变硬，可活动，触痛明显。③排便时/久蹲，肛缘皮有柔软青紫色团块隆起，坠胀感，团块按压后可消失	①便血及肛门部肿物，可有肛门坠胀，异物感或疼痛。②可伴有局部分泌物或瘙痒。③肛管内齿线上下同一方位出现肿物

内、外痔的内治法

	证型	治法	方药
内痔	风伤肠络证	清热凉血祛风	凉血地黄汤
	湿热下注证	清热利湿止血	脏连丸
	脾虚气陷证	补中益气	补中益气汤
	气滞血瘀证	清热利湿，祛风活血	止痛如神汤
外痔	湿热蕴结证	清热祛风利湿	止痛如神汤
	血热瘀阻证	清热凉血，消肿止痛	凉血地黄汤
	湿热下注证	清热利湿，活血散瘀	萆薢化毒汤 + 活血散瘀汤

内痔的外治法

熏洗法	药物加水煮沸，先熏后洗，或用毛巾蘸药液趁热湿敷患处
外敷法	将药物敷于患处，油膏或散剂，如九华膏、黄连膏、消痔膏（散）、五倍子散
塞药法	将药物制成栓剂，塞入肛内，如痔疮栓
挑治法	常用穴位有肾俞、大肠俞、长强、上髎、中髎、次髎、下髎等
枯痔法	枯痔散、灰皂散敷于Ⅱ、Ⅲ期脱出肛外的内痔痔核表面

考点　肛痈、肛漏★

病名	肛痈（肛门直肠周围脓肿）	肛漏（肛瘘）
特点	发病急骤，疼痛剧烈，寒战高热，破溃后形成肛漏	局部反复流脓，疼痛，瘙痒，可探及瘘管
外治法	①初起：实证金黄膏/黄连膏，虚证冲和膏/阳和解凝膏。②成脓：早期切开引流。③溃后：九一丹纱条引流。④脓尽：生肌散纱条	—

病名	肛痈（肛门直肠周围脓肿）	肛漏（肛瘘）
内治法	热毒蕴结证—清热解毒—仙方活命饮/黄连解毒汤 火毒炽盛证—清热解毒透脓—透脓散 阴虚毒恋证—养阴清热，祛湿解毒—青蒿鳖甲汤＋三妙丸	湿热下注证—清热利湿—二妙丸＋萆薢渗湿汤 正虚邪恋证—托里透毒—托里消毒散 阴液亏损证—养阴清热—青蒿鳖甲汤
手术	一次切开术：浅部脓肿	挂线疗法：高位肛漏、婴幼儿肛漏
	一次切开挂线法：高位脓肿	切开疗法：低位肛漏
	分次手术：体质虚弱/不愿住院治疗的深部脓肿患者	拖线疗法：需引流的各类型肛漏

考点 锁肛痔

临床表现	便血，大便习惯改变	
证型	治法	方药
湿热蕴结证	清热利湿	槐角地榆丸
气滞血瘀证	行气活血	桃红四物汤＋失笑散
气阴两虚证	益气养阴，清热解毒	四君子汤＋增液汤

第十一章　男性生殖系疾病

考点 水疝★

特点	阴囊无痛无热，皮色正常，内有囊性感的卵圆形肿物	
外治法	①敷药法：湿热型→金黄散；寒湿型→回阳玉龙膏。②热熨法	
证型	治法	方药
肾气亏虚证	温肾通阳，化气行水	济生肾气丸/真武汤
寒湿凝聚证	疏肝理气，祛寒化湿	天台乌药散/加减导气汤/水疝汤
湿热下注证	清热化湿	大分清饮/龙胆泻肝汤
瘀血阻络证	活血化瘀，行气利水	活血散瘀汤/桃红四物汤

考点 男性不育症

证型	治法	方药
肾阳虚衰证	温补肾阳，益肾填精	金匮肾气丸＋五子衍宗丸
肾阴不足证	滋补肾阴，益精养血	左归丸＋五子衍宗丸
肝郁气滞证	疏肝解郁	柴胡疏肝散
湿热下注证	清热利湿	程氏萆薢分清饮
气血两虚证	补益气血	十全大补汤

考点　精浊★

特点	尿频，尿急，尿痛，偶见尿道溢出少量乳白色液体，隐痛不适	
证型	治法	方药
湿热蕴结证	清热利湿	八正散/龙胆泻肝汤
气滞血瘀证	活血祛瘀，行气止痛	复元活血汤/少腹逐瘀汤
阴虚火旺证	滋阴降火	知柏地黄汤
肾阳虚损证	补肾助阳	右归丸/济生肾气丸

考点　精癃★

病因	肾元亏虚	
特点	尿频，夜尿次数增多，排尿困难	
证型	治法	方药
湿热下注证	清热利湿，消癃通闭	八正散
脾肾气虚证	补脾益气，温肾利尿	补中益气汤
气滞血瘀证	行气活血，通窍利尿	沉香散
肾阴亏虚证	滋补肾阴，通窍利尿	知柏地黄丸
肾阳不足证	温补肾阳，通窍利尿	济生肾气丸
外治法	①脐疗法：独头蒜＋生栀子＋盐，或葱白＋麝香，捣烂如泥，敷脐部，外用胶布固定；或以食盐250g炒热，布包熨脐腹部，冷后再炒再熨。 ②灌肠法：大黄、泽兰、白芷、肉桂煎汤，每日保留灌肠1次。 ③针灸疗法	

考点　前列腺癌

证型	治法	方药
湿热蕴结证	清热利湿，解毒通淋	八正散
脾肾亏虚证	补益脾肾，解毒化瘀	补中益气汤
痰瘀闭阻证	软坚散结，祛瘀化痰	膈下逐瘀汤
气血两虚证	补益气血，培补肾元	十全大补汤

第十二章　周围血管疾病

考点　臁疮

证型	治法	方药
脾虚湿盛证	健脾利湿	参苓白术散＋三妙散
湿热下注证	清热利湿，和营消肿	三妙散＋萆薢渗湿汤
气虚血瘀证	益气活血祛瘀	补阳还五汤＋桃红四物汤

考点 股肿 ★

证型	治法	方药
湿热瘀滞证	清热利湿，活血通络	萆薢渗湿汤
血脉瘀阻证	活血化瘀，通络止痛	活血通脉汤
气虚湿阻证	益气健脾，祛湿通络	参苓白术散

考点 脱疽 ★

脱疽的特点、临床表现、外治法

特点	初起发凉、苍白、麻木，伴间歇性跛行，剧痛，日久坏死变黑，趾节脱落	
临床表现	一期（局部缺血）	患足轻度肌肉萎缩，皮肤干燥，皮温稍低，足背动脉搏动减弱
	二期（营养障碍）	跛行加重，静息痛，肌肉明显萎缩，足背动脉搏动消失
	三期（组织坏疽）	二期加重，抱足呼叫，夜不能寐，食欲下降，形体消瘦，精神恍惚
外治法	①未溃：切开减压。②已溃：清创；通畅引流；收敛解毒；生肌收口。③截肢术	

脱疽的内治法

证型	治法	方药
寒湿阻络证	温阳散寒，活血通络	阳和汤
血脉瘀阻证	活血化瘀，通络止痛	桃红四物汤
湿热毒盛证	清热利湿，解毒活血	四妙勇安汤
热毒伤阴证	清热解毒，养阴活血	顾步汤
气阴两虚证	益气养阴	黄芪鳖甲汤

第十三章　其他外科疾病

考点 冻疮 ★

冻疮的分度、外治法

分度	Ⅰ度（红斑性冻疮）	损伤在表皮层，局部皮肤红斑，水肿，发热，瘙痒，愈后不留瘢痕
	Ⅱ度（水疱性冻疮）	损伤达真皮层，皮肤红肿更加显著，有水疱/大疱形成，疱内液体色黄
	Ⅲ度（腐蚀性冻疮）	损伤达全皮层或深至皮下组织，创面由苍白变黑褐色，皮肤触之冰冷
	Ⅳ度（坏死性冻疮）	损伤深达肌肉、骨骼。局部组织坏死
外治法	Ⅰ度、Ⅱ度冻疮	云香精液/红灵酒/生姜辣椒酊外擦
	Ⅲ度、Ⅳ度冻疮	有水疱或血疱用注射器抽液后用红油膏纱布包扎保暖，溃烂用湿润烧伤膏外涂/制成油纱条/红油膏掺八二丹，腐脱新生时用生肌药

冻疮的内治法

证型	治法	方药
寒凝血瘀证	温经散寒，养血通脉	当归四逆汤/桂枝加当归汤
寒盛阳衰证	回阳救脱，散寒通脉	四逆加人参汤/参附汤加味
寒凝化热证	清热解毒，活血止痛	四妙勇安汤加味
气虚血瘀证	益气养血，祛瘀通脉	人参养荣汤/八珍汤合桂枝汤

考点　破伤风★

分度	轻度	仅有紧张性收缩，如"苦笑"面容
	中度	紧张性收缩＋阵发性痉挛
	重度	痉挛延及呼吸肌，有窒息的危险

证型	治法	方药
风毒在表证	祛风镇痉	玉真散＋五虎追风散
风毒入里证	祛风止痉，清热解毒	木萸散
阴虚邪留证	益胃养津，疏通经络	沙参麦冬汤

考点　烧伤★

烧伤的分型、面积、程度、外治法

烧伤程度	轻度	局部皮肤潮红，肿胀，剧烈灼痛，或有水疱	
	重度	早期（休克期）	烦躁不安，口渴喜饮，面色苍白，身疲肢冷，淡漠嗜睡，呼吸气微，体温不升，脉微欲绝
		中期（感染期）	壮热烦渴，神昏谵语，吐血衄血，四肢抽搐，小便短赤
		后期（修复期）	形体消瘦，神疲乏力，面白无华，纳谷不香，腹胀便溏，舌光无苔
烧伤面积	中国新九分法	全身体表面积划分为11个9%的等份，另加1%，构成100%的体表面积。人头、面、颈部为9%，双上肢为2×9%，躯干前后包括会阴部为3×9%，双下肢包括臀部为5×9%＋1%＝46%	
	手掌法	不论性别、年龄，患者并指的掌面约占体表面积的1%	
	儿童计算法	头面颈部面积百分比：[9＋（12－年龄）]%，双下肢及臀部面积百分比：[46－（12－年龄）]%	
烧伤深度	Ⅰ度烧伤（红斑性烧伤）	仅伤及表皮，再生能力强，表面红斑状，烧灼感，3～7天痊愈，色素沉着	
	浅Ⅱ度烧伤（水疱性烧伤）	局部红肿明显，有薄壁大水疱形成，1～2周内愈合	
	深Ⅱ度烧伤（水疱性烧伤）	伤及皮肤的真皮深层，去疱皮后创面微湿，红白相间，痛觉较迟钝，3～4周可愈合，常有瘢痕形成	
	Ⅲ度烧伤（焦痂性烧伤）	为全层皮肤烧伤	
外治法	①浅度烧伤：防止感染，小面积创面用紫草油膏等。②较大面积的Ⅱ度烧伤：抽出疱内液体，皮肤破损或水疱已破者剪去破损外皮，外用湿润烧伤膏。③深度烧伤：小面积创面用紫草油膏等，大面积深度创面应早期切痂、削痂植皮，或培植肉芽后植皮		

烧伤的内治法

证型	治法	方药
火毒伤津证	清热解毒，益气养阴	白虎加人参汤
阴伤阳脱证	回阳救逆，益气护阴	四逆汤/参附汤＋生脉散加味
火毒内陷证	清营凉血，清热解毒	清营汤/犀角地黄汤
气血两虚证	补气养血，兼清余毒	托里消毒散
脾虚阴伤证	补气健脾，益胃养阴	益胃汤＋参苓白术散

考点 胆石症

病因	饮食不节，蛔虫上扰，情志刺激	
特点	腹痛，发热，寒战，黄疸和消化道反应	
证型	治法	方药
肝郁气滞证	疏肝利胆，理气开郁	金铃子散 + 大柴胡汤
肝胆湿热证	疏肝利胆，清热利湿	茵陈蒿汤 + 大柴胡汤
肝胆脓毒证	泻火解毒，养阴利胆	茵陈蒿汤 + 黄连解毒汤
肝阴不足证	滋阴柔肝，养血通络	一贯煎

考点 肠痈

特点	转移性右下腹痛	
外治法	脓已成或未成均可选用金黄散/玉露散/双柏散，用水调糊，外敷右下腹	
证型	治法	方药
瘀滞证	行气活血，通腑泄热	大黄牡丹汤 + 红藤煎剂
湿热证	通腑泄热，利湿解毒	复方大柴胡汤
热毒证	通腑排脓，养阴清热	大黄牡丹汤 + 透脓散

第十四章 西医疾病

考点 颜面部疔

临床表现	发于颜面部，病变迅速，疮形如粟，坚硬根深，状如钉丁，全身热毒症状明显，易成走黄之变
鉴别诊断	疖，有头疽
西医治疗	必要时可应用抗生素并配合营养支持疗法

考点 急性淋巴管炎

临床表现	发于四肢，皮肤呈红丝显露，迅速向上走窜，伴恶寒发热等全身症状
鉴别诊断	青蛇毒、股肿
西医治疗	全身症状较重时，配合使用抗生素并予支持疗法

考点 急性乳腺炎、乳腺囊性增生病、乳腺纤维腺瘤、乳腺癌

	急性乳腺炎	乳腺囊性增生病	乳腺纤维腺瘤	乳腺癌
临床表现	乳房部结块肿胀疼痛，溃后脓出稠厚	单侧或双侧乳房疼痛并出现肿块	肿块表面光滑，质地坚硬，边界清楚，推之活动，不痛，与月经周期无关	乳房肿块质地坚硬，凹凸不平，边界不清，推之不移，按之不痛，或乳头溢血，晚期可见溃烂凸如泛莲或菜花，是女性最常见的恶性肿瘤之一
鉴别诊断	粉刺性乳痈、炎性乳腺癌	乳腺癌	乳腺癌、乳腺增生病	乳腺增生病、乳腺纤维腺瘤、乳病
西医治疗	①出现热毒内攻脏腑危象时须加用抗生素。②回乳酌情使用溴隐亭	手术切除	①局麻下行开放手术。②微创手术	手术治疗

考点　急性化脓性淋巴结炎

临床表现	局部光软无头，红肿疼痛，结块范围多在 6～9cm，发病迅速，易肿、易脓、易溃、易敛，或伴有恶寒、发热、口渴等全身症状
鉴别诊断	脂瘤染毒，有头疽，发
西医治疗	局部治疗：鱼石脂软膏外敷。切开时行"十"字或双"十"字切口。 全身治疗：注意休息，加强营养支持，镇静止痛，应用抗生素治疗

考点　脂肪瘤、血管瘤、甲状腺腺瘤、下肢静脉曲张

	脂肪瘤	血管瘤	甲状腺腺瘤	下肢静脉曲张
临床表现	皮肤间圆形质软的肿块，溃破后有粉渣样物溢出	发生于血管组织，瘤体或红或紫，按之可暂时褪色或缩小，触破后出血难止	瘤体质地柔软似棉，外观肿瘤形似馒，生长缓慢，用力可压扁，推之可移动，与皮肤无粘连，瘤体表面皮肤如常，无疼痛	筋脉色紫，盘曲突起，状如蚯蚓，形成团块
鉴别诊断	腱鞘囊肿、甲状腺腺瘤、气瘤	丹毒，疬疡风，紫癜风	气瘤，脂肪瘤，腱鞘囊肿	血管瘤
西医治疗	急性期：以抗感染为主，若已成脓，则需要切开引流，定期换药。慢性期：可选择手术完整切除肿物，包括囊壁	颜面部的血管瘤，注意术后瘢痕的形成。孤立病变行手术切除。发于头面部者要注意美容，以防术后瘢痕过大。浅表较小者冷冻治疗。范围较大者放射治疗	体积较小者：随诊观察。体积较大者，或伴有疼痛，影响肢体活动的脂肪瘤：手术治疗	诊断明确无手术禁忌证：手术治疗。程度较轻的单纯性下肢静脉曲张：硬化剂注射疗法

考点　下肢慢性溃疡、下肢深静脉血栓形成、下肢动脉硬化闭塞症

	下肢慢性溃疡	下肢深静脉血栓形成	下肢动脉硬化闭塞症
临床表现	发于双小腿内、外侧的下 1/3 处。经久难以收口，或虽经收口，每易因损伤而复发	肢体肿胀、疼痛、局部皮温升高和浅静脉怒张四大症状	好发于四肢末端，以下肢多见，初起患肢末端发凉、怕冷、苍白、麻木，可伴间歇性跛行，继则疼痛剧烈，日久患肢趾（指）坏死变黑，甚至趾（指）节脱落
鉴别诊断	结核性臁疮、臁疮恶变、放射性臁疮	原发性下肢深静脉瓣膜功能不全、淋巴水肿	脱疽相关疾病、神经源性跛行、动脉栓塞、雷诺综合征
西医治疗	植皮术、静脉手术、动脉手术	早期手术切开取栓或插管直接溶栓。DVT 患者需长期应用抗凝治疗。若发生肺动脉栓塞，则高浓度吸氧、抗凝、溶栓。预防肺动脉栓塞致死的主要手段是置入腔静脉滤器	①戒烟，严格控制血糖、血压、血脂。②缺血性病变的处理。③抗感染治疗。④手术疗法

考点　带状疱疹★

临床表现	皮肤出现红斑、水疱或丘疱疹，累累如串珠，排列成带状，沿一侧周围神经分布区出现，局部刺痛或伴臀核肿大
鉴别诊断	热疮、接触性皮炎
西医治疗	系统治疗：早期、足量抗病毒治疗；急性疼痛选用三环类抗抑郁药物如阿米替林；亚急性或慢性疼痛选用普瑞巴林＋神经营养剂。局部治疗：抗病毒（阿昔洛韦软膏）

考点　湿疹、瘾疹

	湿疹	瘾疹
临床表现	皮疹对称分布、多形损害、剧烈瘙痒、渗出倾向、反复发作	**身体瘙痒**，搔之出现红斑隆起，形如豆瓣，堆累成片，发无定处，忽隐忽现，退后不留痕迹
鉴别诊断	接触性皮炎、神经性皮炎、手足癣	丘疹性荨麻疹、荨麻疹型药物疹、荨麻疹性血管炎
西医治疗	①局部治疗。急性期：溶液冷湿敷＋3%硼酸溶液/0.1%依沙吖啶溶液；亚急性期：糜烂渗出较少用氧化锌油糊剂、糖皮质激素乳膏；无糜烂、渗出时用炉甘石洗剂、糖皮质激素药膏。②系统治疗：抗过敏、抗炎、止痒。③物理疗法	①急性荨麻疹：可选用1～2种抗组胺药物，必要时用糖皮质激素，重症应抢救。②特殊类型荨麻疹：常选用兼有抗5－羟色胺、抗乙酰胆碱的抗组胺药物，或与肥大细胞膜稳定剂联合应用

考点　疣

	疣目	扁瘊	跖疣	传染性软疣	丝状疣
临床表现	皮损初为粟粒至绿豆大小半球状角化性丘疹，逐渐增大至豌豆或更大，灰褐色或黄褐色，或正常皮色，表面呈乳头瘤状增生，质硬，表面粗糙	皮损为针头至粟粒大或稍大的扁平丘疹，呈圆形或椭圆形，表面光滑，淡褐色或正常肤色，数目不定。散在或密集，可互相融合，亦可因搔抓呈线状排列	初起为小的发亮丘疹，逐渐增大，表面粗糙角化，黄或污灰色，圆形，周围绕以增厚的角质环。除去角质后可见疏松的角质软芯，里面可见散在的黑色出血点，此为跖疣的特征性损害	皮损为半球形丘疹，米粒至黄豆大小；中央有脐凹，表面有蜡样光泽，挑破顶端可挤出白色乳酪样物质；数目不等，散在或簇集性分布，但不相互融合	皮损为单个细软的丝状突起，褐色或正常肤色，可自行脱落，不久又有新的皮损生长
西医治疗	系统治疗：①抗病毒疗法（聚肌胞）。②免疫疗法（左旋咪唑、转移因子等）。适用于扁瘊、反复发作的疣目及跖疣 局部治疗：①刮匙刮除。②冷冻法（液氮冷冻）。③烧灼法（CO$_2$激光/高频电烧灼）。④外涂法				

考点　癣

	白癣	黄癣	手癣	脚癣	甲癣	体癣	花斑癣
临床表现	头皮有圆形或不规则的覆盖灰白鳞屑的斑片	黄癣痂堆积，癣痂呈蜡黄色，肥厚，富黏性，边缘翘起，中心微凹，上有毛发贯穿，质脆易粉碎，有特殊的鼠尿臭	初起为掌心或指缝水疱或掌部皮肤角化脱屑、水疱，水疱多透明如晶，散在或簇集，瘙痒难忍	皮下水疱，趾间浸渍糜烂，渗流滋水，角化过度，脱屑，瘙痒等。分为水疱型、糜烂型、脱屑型，常以1～2种皮肤损害为主	开始为白色、黄色，从甲游离缘出现，缓慢发展，扩展到整个甲板，甲粗糙、浑浊、变厚、失去光泽，最后可致甲板与甲床分离、萎缩、脱落	环形或多环形、边界清楚、中心消退、外围扩张的斑块	大小不一、边界清楚的圆形或不规则的无炎症性斑块，色淡褐、灰褐至深褐色
西医治疗	①甲癣及顽固的手癣、足癣、体癣和股癣可内服抗真菌药。②皮损较广泛者，用水杨酸苯甲酸酊、复方雷锁辛搽剂、10%冰醋酸溶液等。③花斑癣皮损面积广泛者，内服伊曲康唑，外用5%～10%硫黄软膏/50%丙二醇、咪唑类及丙烯胺类霜剂或溶液						

考点　白癜风

临床表现	皮肤白斑可发生于任何部位、任何年龄，单侧或对称，大小不等，形态各异，与周围正常皮肤的交界处有色素沉淀圈，边界清楚；可泛发全身
鉴别诊断	桃花癣、紫白癜风、贫血痣
西医治疗	①皮肤移植。②其他移植：自体非培养表皮细胞悬液移植、自体培养黑素细胞移植、单株毛囊移植等

考点　银屑病

临床表现	以红斑、丘疹、鳞屑损害为主，抓去鳞屑，可见点状出血点。好发于头皮、四肢伸侧，以肘关节面多见。部分患者可见指甲病变，轻者呈点状凹陷，重者甲板增厚，光泽消失，或可见于口腔、阴部黏膜
鉴别诊断	风热疮、湿疮、白屑风、牛皮癣
西医治疗	①局部治疗：对症治疗为主，常选用维A酸类（他扎罗汀），维生素D_3衍生物（卡泊三醇），或外用糖皮质激素类。②系统治疗：寻常型选用维A酸类、免疫调节剂及窄谱紫外线光疗等

考点　痔★

	内痔	外痔	混合痔
临床表现	便血、坠胀、肿块脱出。好发于肛门右前、右后和左侧正中部位（即膀胱截石位3、7、11点处）	自觉坠胀、疼痛和有异物感。外痔表面为肛管皮肤所覆盖，不能送入肛门，不易出血	位于齿线上下，表面同时为直肠黏膜和肛管皮肤所覆盖
鉴别诊断	直肠息肉、肛乳头肥大、肛裂、直肠脱垂、直肠癌		
西医治疗	①冷冻疗法。②吻合器痔上黏膜环切术（PPH）。③多普勒痔动脉结扎术（DG－HAL）		

考点　肛门直肠周围脓肿

临床表现	发病急骤，疼痛剧烈，伴寒战高热，破溃后大多形成肛瘘
鉴别诊断	肛周毛囊炎、疖肿、骶骨前畸胎瘤、骶髂关节结核性脓肿
西医治疗	①抗感染治疗。②温水坐浴或局部理疗。③口服泻剂或石蜡油减轻排便疼痛

考点　肛瘘

临床表现	以局部反复流脓、疼痛、瘙痒为主要症状，并可触及或探及瘘管通向肛门或直肠
鉴别诊断	肛门部化脓性汗腺炎、骶前畸胎瘤溃破
西医治疗	①LIFT手术（括约肌间瘘管结扎术）。②经直肠推移瓣手术

考点　直肠癌

临床表现	便血、大便习惯改变
鉴别诊断	直肠息肉、溃疡性结肠炎、痢疾
西医治疗	①手术治疗：对能切除的肛管直肠癌应尽早行根治性切除术。②新辅助治疗：对于T_3期或淋巴结转移的直肠癌患者都应行术前的新辅助治疗。③辅助治疗：直肠癌术后局部复发多见于会阴部，放疗可以抑制其生长，但不能根治

考点　前列腺炎、前列腺增生症、前列腺癌

	前列腺炎	前列腺增生症	前列腺癌
临床表现	尿频、尿急、尿痛，偶见尿道溢出少量乳白色液体，并伴会阴腰骶、小腹、腹股沟等部隐痛不适	排尿困难和尿潴留	早期症状常不明显，当癌肿侵犯膀胱颈或阻塞尿道时，可见尿频、尿急、尿流缓慢、排尿不尽等下尿路症状，严重者可能出现急性尿潴留、血尿、尿失禁
鉴别诊断	慢性子痈、精癃、精囊炎	前列腺癌、神经源性膀胱	前列腺增生症
西医治疗	①西药治疗：针对病原体，根据药敏试验合理选用抗生素；或用α受体阻滞剂及植物药。②前列腺按摩。③物理疗法：可采用超短波等	①西药治疗：α受体阻滞剂、5α–还原酶抑制剂、植物制剂。②物理疗法。③出现反复尿潴留、反复血尿且药物治疗无效、反复泌尿系感染、膀胱结石、继发性上尿路积水，行手术疗法	①手术治疗（根治性前列腺切除术）。②内分泌治疗。③外放射治疗，和手术治疗一样，是前列腺癌的根治性治疗手段。④化疗

考点　冻伤

临床表现	局部性冻疮：局部肿胀发凉、瘙痒、疼痛、皮肤紫斑，或起水疱、溃烂，气候转暖后自愈，易复发。全身性冻伤：体温下降，四肢僵硬，甚则阳气厥脱
鉴别诊断	雷诺综合征、类丹毒
西医治疗	①急救和复温。②局部冻结伤的治疗。③一般的全身治疗：Ⅲ度以上局部冻伤常需全身治疗，注射破伤风抗毒素/选用改善血循环的药物/使用抗生素/高热量、高蛋白和多种维生素等。④全身性冻伤的治疗：复温后首先要防治休克和维护呼吸功能

考点　烧伤

临床表现	创面局部以红斑、肿胀、疼痛、水疱、渗出、焦痂为主要表现，严重者伴有高热、烦躁不安、口渴喜饮、少尿或无尿，甚则面色苍白、呼吸浅快、神昏谵语
鉴别诊断	吸入性损伤
西医治疗	①现场急救：迅速脱离现场和消除热源、危及生命损伤的救治和保护受伤部位。②转送。③休克的防治：口服补液、抗休克补液疗法。④全身性感染的防治：纠正休克，正确处理创面，合理选择抗生素，营养的支持、水与电解质紊乱的纠正、脏器功能的维护

考点　急性阑尾炎

临床表现	腹痛起始于胃脘或脐周，数小时后转移至右下腹，伴发热、恶心、呕吐，右下腹持续性疼痛并拒按
鉴别诊断	胃、十二指肠溃疡穿孔，右侧输尿管结石，妇产科疾病（异位妊娠、卵巢滤泡或黄体囊肿破裂、卵巢囊肿扭转、急性输卵管炎）
西医治疗	阑尾切除术。对腹腔渗液严重，或腹腔已有脓液的急性化脓性或坏疽性阑尾炎，行阑尾切除术＋腹腔引流；对阑尾周围脓肿＋扩散趋势，可行脓肿切开引流。脓液多的阑尾周围脓肿，药物治疗＋脓肿穿刺抽脓＋引流管

考点　黧黑斑

临床表现	色斑对称分布，大小不定，形状不规则，边界清楚，无自觉症状，日晒后加重
鉴别诊断	雀斑、阿狄森病、瑞尔黑变病
西医治疗	①局部治疗：外用酪氨酸酶抑制剂软膏。②系统治疗：口服大剂量维生素C/静脉注射维生素C＋口服氨甲环酸。③物理疗法：美肤激光

考点　蜂窝织炎

	锁喉痈（口底部蜂窝织炎）	臀痈（臀部蜂窝织炎）	手发背（手背部蜂窝织炎）	足发背（足背部蜂窝织炎）
临床表现	结喉部红肿绕喉，根脚散漫，坚硬、灼热、疼痛，来势凶猛	急性：臀部一侧初起疼痛，肿胀焮红，患肢步行困难，皮肤红肿以中心最为明显。慢性：初起多漫肿，皮色不变，红热不显而结块坚硬，有疼痛或压痛	初起手背漫肿，边界不清，胀痛不舒，或有怕冷、发热等全身症状；脓成则按之有波动感	初起足背红肿、灼热、疼痛，肿势弥漫，边界不清，影响活动；迅速增大化脓，溃破后全身症状减轻
鉴别诊断	颈痈、瘿痈	有头疽、流注	托盘疔、毒虫咬伤	丹毒

考点　化脓性腮腺炎

临床表现	多数是单侧发病。初起颐颌之间发生疼痛及紧张感，轻微肿胀，张口稍感困难，有轻度发热。发病7～10天腮腺部疼痛加剧，呈跳痛，皮色发红，肿胀更甚，肿势可波及同侧眼睑、颊部、颈部等，压痛明显
鉴别诊断	痄腮、颈痈、骨槽风

考点　颈部淋巴结转移癌和原发性恶性肿瘤

临床表现	颈部肿物，坚硬如石，推之不移，皮色不变，溃后疮口凹凸不平，但流血水而无脓，疼痛彻心，身体逐渐消瘦
鉴别诊断	瘰疬、肉瘿
西医治疗	确定原发灶，评估全身状态，尽早手术治疗；有手术禁忌证应保守治疗，营养支持，进行抗肿瘤等对症处理

考点　全身性外科感染

临床表现	走黄：在疗疮原发病灶处忽然疮顶凹陷，色黑无脓，肿势软漫，迅速向周围扩散，边界不清，失去护场，皮色转为暗红；伴寒战高热、烦躁等
	内陷：疮顶不高或陷下，肿势平塌，散漫不聚，疮色紫滞或晦暗，疮面脓少或干枯无脓，脓水灰薄或偶带绿色，腐肉虽脱而创面忽变光白板亮，新肉难生，局部灼热剧痛或闷胀疼痛或不痛；高热寒战，或体温不升等
西医治疗	及时、彻底处理原发病灶；早期足量应用敏感、广谱抗生素；支持疗法，补充血容量，纠正低蛋白血症等；对症处理，控制高热，维持水、电解质平衡；治疗全身性疾病，保护重要脏器功能

考点　单纯性甲状腺肿、甲状腺癌★

	单纯性甲状腺肿	甲状腺癌
临床表现	女性多见，好发于高原、山区等缺碘地区；颈前结喉两侧弥漫性肿大，伴有结节，质地不硬，皮色如常，生长缓慢	结喉处结块，坚硬如石，高低不平，推之不移
鉴别诊断	甲状腺腺瘤、亚急性甲状腺炎、甲状腺恶性肿瘤	肉瘿
西医治疗	①生理性甲状腺肿，多食含碘丰富的海带、紫菜。②弥漫性单纯甲状腺肿患者可给予小量甲状腺素或优甲乐。③施行甲状腺大部切除术。④手术多采用甲状腺次全切除术	①手术治疗。分化型甲状腺癌，宜早期手术切除，术后终身服优甲乐进行 TSH 抑制治疗，配合 ^{131}I 治疗。②未分化癌以放射疗法为主，不宜手术切除

考点　药物性皮炎

临床表现	皮损形态多样，颜色鲜艳，可泛发或仅限于局部，病情轻重不一，严重者可累及多个系统，甚至危及生命。分为荨麻疹样型（大小不等的风团）、麻疹样或猩红热样型（针头至米粒大的丘疹或斑丘疹）、多形红斑样型（水肿性红斑或丘疹，中央略紫红或为水疱）、固定红斑型（局限性水肿性红斑，圆形或椭圆形）、湿疹皮炎样型（停用致敏药后消退较快）、剥脱性皮炎型（干脱者手足呈大片手套或袜套式剥脱，湿脱者出现水疱及广泛性糜烂）、大疱性表皮松解型（最严重，为弥漫性紫红色斑）
鉴别诊断	发疹性皮肤病（麻疹、猩红热），常见皮肤病（荨麻疹、多形红斑）
西医治疗	①一般治疗：停用可疑致敏药物，注意交叉过敏或多源过敏。多饮水或静脉输液。②轻型药毒：一般经停药治疗后皮损多能迅速消退，可给予抗组胺药、维生素 C 及钙剂等治疗。③重型药毒：使用足量皮质类固醇激素＋抗过敏治疗。④对药物引起的过敏性休克或药物过敏伴急性咽喉水肿时，应积极抢救

考点　单纯疱疹

临床表现	皮损初起为红斑，灼热而痒，继而形成针头大小簇集成群的水疱，内含透明浆液，破裂后露出糜烂面，逐渐干燥，结痂脱落而愈，留有轻微色素沉着
鉴别诊断	蛇串疮、黄水疮
西医治疗	治疗原则：缩短病程，防止继发细菌感染和全身播散，减少复发和传播机会。初发型：口服阿昔洛韦或伐昔洛韦 7～10 天。复发型：抗病毒治疗 5 天。频繁复发型：给予 6～12 个月治疗

考点　结节性红斑

临床表现	散在性皮下结节，鲜红至紫红色，大小不等，压痛，好发于小腿伸侧。多见于 20～40 岁女性，以春秋季发病者为多，常反复发作
鉴别诊断	腓腨发（硬结性红斑）、梅核丹（皮肤变应性血管炎）
西医治疗	①急性期治疗：根据病情控制上呼吸道感染。②一般治疗：抬高下肢、卧床休息。③药物治疗：病情重者用糖皮质激素（泼尼松）；伴炎症性肠病、结节性多动脉炎，用糖皮质激素＋免疫抑制剂（羟氯喹、环孢素 A 等）；合并感染用敏感抗生素；缓解疼痛用非甾体抗炎药（布洛芬/吲哚美辛）

考点　痤疮

临床表现	颜面、胸背等处皮肤出现丘疹、脓疱、脓肿、结节、囊肿及瘢痕等损害，一般无自觉症状，多见于青春期
鉴别诊断	酒齄鼻、职业性痤疮、颜面播散性粟粒狼疮
西医治疗	①一般治疗：清洁面部，排出粉刺。②外用药物治疗：维 A 酸类。③系统治疗：抗生素类、维生素 B 族、维 A 酸类、锌制剂等。④物理疗法

考点　脂溢性皮炎

临床表现	皮肤、头发多脂发亮，油腻，瘙痒，迭起白屑，脱去又生。病程缓慢，好发于婴儿和青壮年
鉴别诊断	头部白疕、白秃疮
西医治疗	全身治疗可口服维生素 B_2、B_6 等；瘙痒剧烈用镇静剂、止痒剂；局部治疗以去脂、消炎、杀菌、止痒为主，常用药有雷锁辛、咪唑类、水杨酸 等，如发于头皮部可选用 2% 酮康唑溶液或二硫化硒洗剂外洗

考点　鞘膜积液

临床表现	阴囊无痛无热、皮色正常、内有囊性感的卵圆形肿物
鉴别诊断	狐疝（腹股沟斜疝）、精液囊肿、睾丸肿瘤
西医治疗	①药物注射法：对壁薄而小的积液，在局麻下先抽尽囊液，注入25%醋酸氢化泼尼松悬液0.5～1.5mL、2%盐酸普鲁卡因2mL，或鱼肝油酸钠3～5mL。此法禁用于交通性鞘膜积液。②手术疗法：适用于成人鞘膜积液较多，肿块较大，经保守治疗无效时

考点　破伤风

临床表现	有皮肉破伤史，有一定潜伏期，发作时呈现全身或局部肌肉的强直性痉挛和阵发性抽搐
鉴别诊断	化脓性脑膜炎、狂犬病、癫痫
西医治疗	①消除毒素来源。②中和游离毒素。③控制和解除痉挛：保持环境安静、镇静、解痉。④应用抗生素。⑤支持治疗。⑥保持呼吸道通畅

考点　胆囊结石

临床表现	有症状型：胆绞痛，上腹隐痛，胆囊积液，特殊类型的胆囊结石（Mirizzi综合征）。体征：压痛，黄疸
辅助检查	首选超声检查
鉴别诊断	上消化道溃疡、传染性肝炎
西医治疗	①非手术治疗：溶石治疗（鹅去氧胆酸/熊去氧胆酸/中成药）；抗感染；对症治疗，使用解痉止痛药物；中医治疗。②手术治疗：首选胆囊切除术治疗

考点　头皮穿凿性脓肿

临床表现	疮形、肿势虽小，而根脚坚硬，溃破虽出脓水，而坚硬不退，疮口愈后，过一时期还会复发，往往一处未愈，他处又生；或疮大如梅李，相联三五枚，溃破脓出，其口不敛，日久头皮窜空
鉴别诊断	有头疽、疖病
西医治疗	病情较重者用有效抗生素治疗。糖尿病者口服降血糖药或注射胰岛素，必要时手术

考点　气性坏疽

临床表现	来势急骤凶险，焮热肿胀，疼痛彻骨，肿胀迅速蔓延，极易化腐，患处皮肉很快大片腐烂脱落，范围甚大，疮形凹如匙面，流出脓液稀薄如水、臭秽
鉴别诊断	流火（急性淋巴管炎）、发（蜂窝织炎）
西医治疗	①首选青霉素静脉滴注。②支持疗法：提供高能量、高蛋白饮食，维持水、电解质平衡等

考点　骨与关节结核

临床表现	在骨关节及其附近，或在邻近的筋肉间隙处形成脓肿，破溃后脓液稀薄如痰
鉴别诊断	历节风、骨肉瘤
西医治疗	①抗结核药联合使用。②手术治疗

考点　多发性肌肉深部脓肿

临床表现	好发于四肢躯干肌肉丰厚处的深部，发病急骤，局部漫肿疼痛，皮色如常，容易走窜，常见此处未愈，他处又起
西医治疗	一般治疗、药物治疗、手术治疗等

考点　多形性红斑

临床表现	发病急骤，皮损为红斑、丘疹、丘疱疹等多形性损害，典型皮损有虹膜样特征性红斑，常累及口腔、二阴，重症可有严重的黏膜、内脏损害
鉴别诊断	冻疮、药毒（多形红斑样型）、中毒性表皮坏死松解症
西医治疗	轻症：抗组胺药、钙剂、维生素 C；重症：足量糖皮质激素 + 水、电解质平衡 + 摄入热量、蛋白质和维生素；合并感染者给予抗感染治疗

考点　酒齄鼻

临床表现	红斑型：颜面中部特别是鼻尖部出现红斑，有毛细血管扩张，呈细丝状，分布如树枝
	丘疹脓疱型：痤疮样丘疹或小脓疱，毛细血管扩张如红丝缠绕，纵横交错，皮色由鲜红变为紫褐，自觉轻度瘙痒
	鼻赘型：鼻部结缔组织增生，皮脂腺异常增大，致鼻尖部肥大，形成大小不等的结节状隆起，称为鼻赘，且皮肤增厚，表面凹凸不平，毛细血管扩张更加明显
鉴别诊断	粉刺、面游风
西医治疗	内服维生素 B 族、甲硝唑、四环素等；外用 1% 甲硝唑霜等；物理治疗；手术治疗

第三部分

中医妇科学

第一章　中医妇科学的历史源流

考点　中医妇科学的历史源流

萌芽时期（夏商西周）	①性与生育的卫生开始受到重视，已认识到近亲结婚不利后代。殷周时期的甲骨文记载了有关生育疾患和预测分娩时间的卜辞。 ②《易经》中的爻辞最早记载了不孕不育症；《列女传》记载了最早的"胎教"
奠基时期（春秋战国）	①出现妇科医生，为中医妇科学的形成奠定基础。 ②《胎产书》是我国目前已知最早的以胎产命名的产科专著；《素问·腹中论》记载妇科第一首方"四乌贼骨一藘茹丸"；《金匮要略》是现存中医古籍中最早设妇科专篇的医著
雏形时期（秦汉）	《史记·扁鹊仓公列传》记载最早的妇产科病案；《难经》创立左肾右命门学说，首论命门功能；《神农本草经》是我国现存最早的药物学专著
发展时期（三国两晋南北朝）	《脉经》第九卷首先提出"月经"之名；《小品方》卷一讨论妇女经、带、胎、产病，并存有大量方药；《逐月养胎方》论述胎儿逐月发育的情况及孕妇各月饮食起居应注意的问题和针灸禁忌；《褚氏遗书·求嗣门》有反对早婚早育的记载
鼎盛时期（隋唐五代）	中医妇科学趋向专科发展的框架基本形成。《诸病源候论》卷三十七～四十四专论损伤胞宫、冲任是妇科疾病主要的病机；《经效产宝》是我国现存理论和方药较完备的妇产科专著；《备急千金要方》专设"妇人方"三卷，体现了重视产褥卫生，积极预防疾病的思想
独立分科时期（两宋）	①妇产科专著大量出版，尤其是《妇人大全良方》问世，与太医局产科及产科教授的设置，标志着中医妇科学已经形成。 ②宋代太医局设置产科，是世界医事制度上妇产科最早的独立分科。《妇人大全良方》首先提出"妇人以血为基本"的观点，并继承发展了《诸病源候论》突出冲任损伤的病机
争鸣时期（辽夏金元）	刘完素倡导"火热论"，提出"女子不月，先泻心火，血自下也"；张子和提出"贵流不贵滞"，以祛邪为主；李东垣倡导内伤学说；朱丹溪首次明确描述子宫形态，痰湿论为妇科的病理复杂性探讨开辟新途径
专科理论完善时期（明代）	肾主生殖的理论在妇科领域得以发展。《景岳全书·妇人规》学术上突出肾主生殖，体现了中医妇科学在调经、治带、种子、安胎、产后调护及性养生保健、中年再振根基等方面的学术特色。《医贯》是历史上第一部研究肾的专著
汇通时期（清代、民国）	《胎产心法》是近代产科专书；《医宗金鉴》中《妇科心法要诀》六卷，是我国最早由政府组织编写的妇产科教科书
医教研体系形成时期（现代）	中医药事业成为国家卫生事业的重要组成部分，形成了现代医教研体系

第二章　月经病

考点　月经不调★

月经先期

证型		证候	治法	方药
气虚证	脾气虚证	神疲肢倦，气短懒言，小腹空坠	补脾益气，摄血调经	补中益气汤
	肾气虚证	腰酸腿软，头晕耳鸣，面色晦暗	补益肾气，固冲调经	固阴煎

续表

证型		证候	治法	方药
血热证	阴虚血热证	两颧潮红，手足心热，咽干口燥	养阴清热调经	两地汤
	阳盛血热证	心烦，面红口干，大便燥结	清热凉血调经	清经散
	肝郁血热证	乳房胀痛，烦躁易怒，口苦咽干	疏肝清热，凉血调经	丹栀逍遥散

月经后期

证型		证候	治法	方药
肾虚证		腰酸腿软，头晕耳鸣，面部暗斑	补肾助阳，养血调经	当归地黄饮
血虚证		小腹绵痛，头晕眼花，心悸少寐	补血填精，益气调经	大补元煎
血寒证	虚寒证	小腹隐痛，喜热喜按，腰酸无力	温阳散寒，养血调经	温经汤（《金匮要略》）
	实寒证	小腹冷痛拒按，得热痛减，畏寒	温经散寒，活血调经	温经汤（《妇人大全良方》）
气滞证		小腹胀痛，精神抑郁，乳房胀痛	理气行滞，和血调经	乌药汤
痰湿证		形体肥胖，脘闷呕恶，腹满便溏	燥湿化痰，理气调经	苍附导痰丸

月经先后无定期

证型	证候	治法	方药
肾虚证	头晕耳鸣，腰膝酸软，小便频数	补肾益气，养血调经	固阴煎
肝郁证	乳房胀痛，精神郁闷，时欲太息，嗳气食少	疏肝解郁，和血调经	逍遥散

月经过多

证型	证候	治法	方药
气虚证	经色淡红质稀，气短懒言	补气摄血固冲	举元煎
血热证	经色鲜红质黏稠，口渴心烦	清热凉血，固冲止血	保阴煎＋炒地榆、茜草、马齿苋
血瘀证	经色紫暗、有血块，腹痛，舌紫暗	活血化瘀止血	失笑散＋益母草、三七、茜草

月经过少

证型	证候	治法	方药
肾虚证	色淡暗质稀，腰酸腿软，头晕耳鸣	补肾益精，养血调经	归肾丸
血虚证	色淡质稀，头晕眼花，心悸怔忡	养血益气调经	滋血汤
血瘀证	色紫黑有块，小腹胀痛，舌紫暗	活血化瘀调经	桃红四物汤
痰湿证	色淡红，形体肥胖，带多黏腻	化痰燥湿调经	苍附导痰丸

考点　经间期出血

证型	证候	治法	方药
肾阴虚证	头晕腰酸，五心烦热，便坚尿黄	滋肾养阴，固冲止血	两地汤＋二至丸
湿热证	赤白带下，腰骶酸楚，下腹时痛，小便短赤，苔黄腻	清利湿热，固经止血	清肝止淋汤去阿胶、红枣，加小蓟、茯苓
血瘀证	少腹刺痛，胸闷烦躁，舌有瘀斑	化瘀止血	逐瘀止血汤

考点 崩漏 ★

证型		证候	治法	方药
血热证	虚热证	心烦潮热，小便黄少	养阴清热，止血调经	上下相资汤
	实热证	唇红目赤，烦热口渴	清热凉血，止血调经	清热固经汤
肾虚证	肾阴虚证	头晕耳鸣，腰膝酸软	滋肾益阴，止血调经	左归丸去牛膝 + 二至丸
	肾阳虚证	色淡质清，腰腿酸软，小便清长	温肾固冲，止血调经	右归丸去肉桂，加补骨脂、淫羊藿
脾虚证		气短神疲，面浮肢肿	补气升阳，止血调经	举元煎 + 安冲汤加炮姜炭
血瘀证		淋漓不净，色紫黑有块，舌紫暗	活血化瘀，止血调经	四草汤加三七、蒲黄

考点 闭经

证型	证候	治法	方药
肾气虚证	头晕耳鸣，腰膝酸软，小便频数	补肾益气，养血调经	大补元煎加丹参、牛膝
肾阴虚证	腰膝酸软，手足心热，潮热盗汗	滋肾益阴，养血调经	左归丸
肾阳虚证	腰痛如折，畏寒肢冷，小便清长	温肾助阳，养血调经	十补丸加当归、川芎
脾虚证	神疲肢倦，食少纳呆，大便溏薄	健脾益气，养血调经	参苓白术散加泽兰、怀牛膝
精血亏虚证	心悸少寐，面色萎黄，皮肤干枯	填精益气，养血调经	归肾丸加北沙参、鸡血藤
气滞血瘀证	精神抑郁，烦躁易怒，胸胁胀满	行气活血，祛瘀通经	膈下逐瘀汤
寒凝血瘀证	形寒肢冷，面色青白，得热痛缓	温经散寒，活血通经	温经汤
痰湿阻滞证	形体肥胖，胸脘满闷，神疲肢倦	豁痰除湿，活血通经	丹溪治湿痰方

考点 痛经 ★

证型	证候	治法	方药
气滞血瘀证	胀痛拒按，乳房胀痛，经行不畅	行气活血，化瘀止痛	膈下逐瘀汤
寒凝血瘀证	小腹冷痛，畏寒肢冷，面色青白	温经散寒，化瘀止痛	少腹逐瘀汤
湿热蕴结证	小腹灼痛，痛连腰骶，便黄舌红	清热除湿，化瘀止痛	清热调血汤 + 车前子、薏苡仁、败酱草
气血虚弱证	小腹隐痛，神疲乏力，面色苍白	益气养血，调经止痛	圣愈汤
肝肾亏损证	小腹绵痛，头晕耳鸣，面色晦暗	补养肝肾，调经止痛	益肾调经汤

考点 绝经前后诸证 ★

证型	证候	治法	方药
肾阴虚证	头晕耳鸣，腰酸腿软，烘热出汗，五心烦热，失眠多梦	滋肾益阴，育阴潜阳	六味地黄丸 + 生龟甲、生牡蛎、石决明
肾阳虚证	头晕耳鸣，腰痛如折，腹冷阴坠，形寒肢冷	温肾扶阳，填精养血	右归丸
肾阴阳俱虚证	月经紊乱，乍寒乍热，烘热汗出，头晕耳鸣，腰背冷痛	阴阳双补	二仙汤 + 二至丸 + 制首乌、龙骨、牡蛎
心肾不交证	烘热汗出，腰膝酸软，头晕健忘，心悸怔忡	滋阴降火，补肾宁心	天王补心丹

第三章 带下病

考点 带下过多

证型	证候	治法	方药
脾虚证	神疲倦怠，纳少便溏，面色㿠白	健脾益气，升阳除湿	完带汤
肾阳虚证	面色晦暗，畏寒肢冷，腰背冷痛，小腹冷感，夜尿频	温肾助阳，涩精止带	内补丸
阴虚夹湿热证	带下有臭味，阴部瘙痒，腰膝腿软，头晕耳鸣，五心烦热，失眠多梦	滋阴益肾，清热祛湿	知柏地黄汤 + 芡实、金樱子
湿热下注证	胸闷纳呆，口苦口腻，大便黏滞难解	清热利湿止带	止带方
湿毒蕴结证	小腹胀痛，口苦咽干，小便短赤	清热解毒，利湿止带	五味消毒饮 + 土茯苓、薏苡仁、黄柏、茵陈

考点 带下过少

证型	证候		治法	方药
肝肾亏损证	带下过少，阴道干涩阴痒	头晕耳鸣，腰膝酸软，烘热汗出	滋补肝肾，益精养血	左归丸
血瘀津亏证		少腹疼痛拒按，胸胁乳房胀痛，经量少/闭经，舌质紫暗	补血益精，活血化瘀	小营煎 + 丹参、桃仁、川牛膝

第四章 妊娠病

考点 妊娠恶阻 ★

证型	证候	治法	方药
胃虚证	食入即吐，脘腹胀闷，不思饮食，怠惰思睡	健胃和中，降逆止呕	香砂六君子汤
肝热证	胸胁满闷，嗳气叹息，头晕目眩，口苦咽干，便秘溲赤	清肝和胃，降逆止呕	加味温胆汤
痰滞证	胸膈满闷，不思饮食，口中淡腻，头晕目眩	化痰除湿，降逆止呕	青竹茹汤

考点 异位妊娠

证型		证候	治法	方药
未破损期	胎元阻络证	下腹隐痛，B 超检查一侧附件区或有包块，HCG 阳性	化瘀消癥杀胚	宫外孕 I 号方
	胎瘀阻滞证	小腹坠胀不适，B 超检查或有一侧附件区局限性包块，HCG 曾经阳性现转为阴性	化瘀消癥	宫外孕 II 号方
已破损期	气血亏脱证	突发下腹剧痛，面色苍白，四肢厥逆，血压下降	益气止血固脱	四物汤加黄芪
	正虚血瘀证	腹痛拒按，阴道流血，头晕神疲	益气养血，化瘀杀胚	宫外孕 I 号方 + 党参、黄芪、何首乌、熟地黄、蜈蚣、紫草、天花粉
	瘀结成癥证	小腹坠胀不适，舌质暗	活血祛瘀消癥	宫外孕 II 号方 + 乳香、没药

考点　胎动不安 ★

证型		证候	治法	方药
肾虚证	孕期阴道少量出血	头晕耳鸣，腰膝酸软，小便频数	固肾安胎，佐以益气	寿胎丸 + 党参、白术
气血虚弱证		小腹空坠而痛，神疲肢倦，面色㿠白	益气养血，固冲安胎	胎元饮
血热证	实热证	色鲜红，质稠；腰酸，小腹灼痛	清热凉血，固冲止血	阿胶汤去当归、川芎
	虚热证	五心烦热，咽干少津，便结溺黄	滋阴清热，养血安胎	保阴煎
血瘀证		色暗红，腰酸腹痛，舌暗红	活血化瘀，补肾安胎	桂枝茯苓丸 + 寿胎丸去桃仁

考点　滑胎

证型		证候	治法	方药
肾气不足证	屡孕屡堕	精神萎靡，目眶暗黑，头晕耳鸣，腰酸膝软，小便频数	补肾益气固冲	补肾固冲丸
气血虚弱证		经行小腹绵绵作痛，头晕眼花，神倦乏力，心悸气短	益气养血固冲	泰山磐石散
血瘀证		经行腹痛，肌肤甲错，舌质紫暗	祛瘀消癥固冲	桂枝茯苓丸

第五章　产后病

考点　概述 ★

产后病病因病机	亡血伤津，元气受损，瘀血内阻，外感六淫，饮食房劳所伤
产后三审	先审小腹痛与不痛；次审大便通与不通；再审乳汁行与不行和饮食多少
产后病治疗原则	勿拘于产后，亦勿忘于产后
产后用药三禁	禁大汗以防亡阳，禁峻下以防亡阴，禁通利小便以防亡津液

考点　产后发热 ★

证型		证候	治法	方药
感染邪毒证		小腹疼痛拒按，心烦不宁，口渴喜饮，小便短赤，大便燥结	清热解毒，凉血化瘀	解毒活血汤 + 金银花、黄芩
外感证	外感风寒证	恶寒发热，头痛身痛，鼻塞流涕，咳嗽	养血祛风，散寒解表	荆穗四物汤 + 苏叶、防风
	外感风热证	汗出恶风，头痛，咳嗽或有黄痰，咽痛口干	辛凉解表，疏风清热	银翘散
血瘀证		小腹疼痛拒按，舌紫暗	活血祛瘀，和营除热	生化汤 + 牡丹皮、丹参、益母草
血虚证		头晕眼花，心悸少寐，色淡质稀，小腹绵绵作痛、喜按	养血益气，和营退热	八珍汤 + 枸杞子、黄芪

中医妇科学

考点 产后腹痛

证型	证候	治法	方药
血虚证	隐隐作痛，喜揉喜按，头晕眼花，心悸怔忡	补血益气，缓急止痛	肠宁汤
血瘀证	小腹疼痛，拒按，得热痛缓，面色青白	活血化瘀，温经止痛	生化汤 + 加乌药、延胡索、川楝子
热结证	小腹灼热疼痛，拒按，发热，口渴，便秘，尿赤	泻热逐瘀，活血止痛	大黄牡丹汤

考点 产后恶露不绝

证型	证候	治法	方药
气虚证	四肢无力，气短懒言，小腹空坠	益气摄血固冲	补中益气汤 + 阿胶、艾叶、乌贼骨
血热证	色鲜红，质黏稠，口燥咽干，面色潮红	养阴清热，凉血止血	保阴煎 + 煅牡蛎、地榆
血瘀证	小腹疼痛拒按，块下痛减	活血化瘀，理血归经	生化汤 + 益母草、茜草、三七、蒲黄

考点 产后乳汁异常 ★

	证型	证候	治法	方药
缺乳	气血虚弱证	乳汁清稀，无胀感，神倦食少，面色无华	补气养血，佐以通乳	通乳丹
	肝气郁滞证	乳房硬痛，情志抑郁，胸胁胀满，食欲不振	疏肝解郁，通络下乳	下乳涌泉散

第六章　妇科杂病

考点 不孕症 ★

证型	证候	治法	方药
肾气虚证	月经不调，头晕耳鸣，腰酸腿软，小便清长	补益肾气，调补冲任	毓麟珠
肾阳虚证	月经后期，腰膝酸冷，性欲淡漠，小便频清长	温肾助阳，调补冲任	温胞饮
肾阴虚证	头晕耳鸣，形体消瘦，五心烦热	滋肾养血，调补冲任	养精种玉汤
肝气郁结证	月经周期先后不定，乳房胀痛，烦躁易怒，情志抑郁	疏肝解郁，理血调经	开郁种玉汤
痰湿内阻证	形体肥胖，胸闷呕恶，心悸头晕	燥湿化痰，理气调经	苍附导痰丸
瘀滞胞宫证	月经后期，少腹疼痛，肛门坠胀不适	活血化瘀，止痛调经	少腹逐瘀汤

考点　癥瘕 ★

证型	证候		治法	方药
气滞血瘀证		小腹胀痛，精神抑郁，胸胁胀闷，面色晦暗，舌质暗	行气活血，化瘀消癥	香棱丸
寒凝血瘀证		经行腹痛，色暗淡，有血块，形寒肢冷，舌质淡暗	温经散寒，祛瘀消癥	少腹逐瘀汤
痰湿瘀结证	下腹结块	小腹胀满，体形肥胖，胸脘痞闷，带下量多，色白质黏稠	化痰除湿，活血消癥	苍附导痰丸 + 桂枝茯苓丸
气虚血瘀证		面色无华，气短懒言，舌边有瘀点	补气活血，化瘀消癥	四君子汤 + 桂枝茯苓丸
肾虚血瘀证		小便清长，腰膝酸软，舌质淡暗	补肾活血，消癥散结	金匮肾气丸 + 桂枝茯苓丸
湿热瘀阻证		带下量多色黄，身热口渴，舌暗红，苔黄腻	清利湿热，化瘀消癥	大黄牡丹汤

考点　阴挺 ★

证型	证候	治法	方药
气虚证	劳则加剧，少气懒言，四肢乏力	补中益气，升阳举陷	补中益气汤 + 金樱子、杜仲、续断
肾虚证	夜尿频多，腰酸腿软，头晕耳鸣	补肾固脱，益气升提	大补元煎 + 黄芪

考点　阴痒

证型	证候	治法	方药
肝肾阴虚证	阴部皮肤变白，皲裂破溃，五心烦热，头晕目眩，腰酸腿软，烘热汗出	调补肝肾，滋阴降火	知柏地黄丸 + 何首乌、白鲜皮
湿热下注证	带下量多，色黄如脓，稠黏臭秽，口苦咽干，便秘溲赤	泻肝清热，除湿止痒	龙胆泻肝汤酌加虎杖、苦参
湿虫滋生证	带下量多，色白如豆渣状，臭秽，胸闷呃逆，口苦咽干，小便短赤	清热利湿，解毒杀虫	萆薢渗湿汤 + 白头翁、苦参、防风

考点　阴疮

证型	证候	治法	方药
热毒证	阴部生疮，灼热结块	清热利湿，解毒消疮	龙胆泻肝汤 + 土茯苓、蒲公英
寒湿证	阴疮坚硬，皮色不变，稀水淋漓	散寒除湿，活血散结	阳和汤

考点　子宫内膜异位症

症状	主要为继发性、进行性加剧的痛经
体征	子宫多后倾固定，宫颈后上方、子宫后壁、宫骶韧带或直肠子宫陷凹处可扪及硬性、触痛性结节，一侧或双侧附件可触及囊实性肿块，活动度差，有轻压痛
辅助检查	①血清 CA125 可升高。②超声检查对诊断有重要意义。必要时行盆腔 CT 及 MRI 检查。③腹腔镜检查（金标准）：最佳时间是月经干净后立即进行

续表

治疗	①以活血化瘀为总则，佐以理气行滞、温经散寒、清热除湿、补气养血、补肾、化痰等治法。②实证以祛邪为主；虚实夹杂证或先祛邪后扶正，或先扶正后祛邪，亦可扶正祛邪并用。③一般经前宜行气活血止痛，经期以理气活血祛瘀为主，经后兼顾正气，在健脾补肾的基础上活血化瘀

考点　多囊卵巢综合征★

问诊	①症状：月经失调，主要为月经稀发与闭经；也有月经频发或淋漓不净等崩漏征象。不孕。 ②体征：肥胖；多毛，常见于上唇、下腹部、大腿内侧、乳晕和脐周处，阴毛呈男性型分布；痤疮，常累及面颊下部、前胸和后背；黑棘皮病
望诊	①精神抑郁，烦躁易怒，多为肝郁气滞；精神不振，倦怠乏力，多为脾肾亏虚。 ②两颧潮红多属阴虚火旺；面色淡白多属脾肾阳虚或气血不足；面色与口唇青紫多属气滞血瘀。 ③舌质红，少苔或无苔多属肾阴虚；舌淡，苔白多属肾阳虚；舌体胖大，色淡，苔厚腻多属脾虚痰湿；舌红，苔黄厚多属肝郁化火；舌质暗红有瘀点、瘀斑多属气滞血瘀
闻诊	声高、烦躁易怒，多属实证、热证；语声低微、少言懒语，多属虚证
切诊	阳热为数，湿盛则滑，虚则沉细，气滞则弦
辅助检查	①超声检查：双侧卵巢均匀性增大，包膜回声增强，轮廓较光滑，间质内部回声增强。一侧或双侧卵巢各可见"项链征"。连续监测未见优势卵泡发育和排卵迹象。 ②内分泌测定：雌酮升高，雌二醇正常或轻度升高，恒定于早卵泡期水平，无周期性变化，雌酮/雌二醇＞1，高于正常周期，提示PCOS。 ③诊断性刮宫：月经前或月经来潮6小时内行诊断性刮宫，子宫内膜呈增生期或增生过长，无分泌期变化。 ④腹腔镜下取卵巢组织送病理检查：可确诊
治疗	以补肾治其本，健脾理气化痰，疏解肝郁泻火，活血化瘀调经治其标，标本同治

考点　盆腔炎性疾病

急性盆腔炎★

最低标准	子宫颈举痛/子宫压痛/附件区压痛
附加标准	①体温超过38.3℃（口表）。②子宫颈异常黏液脓性分泌物或脆性增加。③阴道分泌物湿片出现大量白细胞。④红细胞沉降率升高。⑤C反应蛋白升高。⑥实验室检查证实的子宫颈淋病奈瑟球菌或衣原体阳性
特异标准	①子宫内膜活检组织学证实子宫内膜炎。②阴道超声或MRI检查显示输卵管增粗，输卵管积液，伴或不伴盆腔积液、输卵管卵巢肿块，腹腔镜检查发现盆腔炎性疾病征象
治则治法	贯彻"急则治标，缓则治本"的原则，高热阶段以清热解毒为主；热减或热退后，则以消癥散结化湿为主

盆腔炎性疾病后遗症

病史	大多有急性盆腔炎发作史，或宫腔、盆腔手术史，或不洁性生活史
症状	下腹部疼痛或坠胀痛，痛连腰骶，常在劳累、性交后及月经前后加重。可伴有低热起伏，易疲劳，劳则复发，带下增多，月经不调，不孕等
妇科检查	子宫常后倾后屈，有压痛，活动受限或粘连固定；宫体一侧或两侧附件增厚，或触及呈条索状增粗的输卵管，或触及囊性肿块，压痛；宫骶韧带增粗、变硬、触痛
实验室检查	白带常规、细菌性阴道病检查、宫颈分泌物检测及红细胞沉降率、血常规等可有异常
超声检查	可有一侧或两侧附件液性包块

子宫输卵管造影检查	输卵管迂曲、阻塞或通而不畅
腹腔镜检查	盆腔粘连，输卵管积水、伞端闭锁
治则治法	以活血化瘀，行气止痛为主，配合清热利湿、疏肝行气、散寒除湿、补肾健脾益气等治疗

第七章　妇科基本技能

考点　妇科常用检查

妇科检查

	操作方法
双合诊	①检查者戴无菌手套，一手示指、中指涂润滑剂，顺阴道后壁轻轻插入，检查阴道通畅度、深度、弹性，有无畸形、瘢痕、肿块及阴道穹隆情况。 ②扪触宫颈大小、形状、硬度及宫颈外口情况，检查有无接触性出血。 ③检查宫体，将阴道内两指放在宫颈后方，另一手掌心朝下手指平放在患者腹部平脐处，当阴道内手指向上向前方抬举宫颈时，腹部手指往下往后按压腹壁，并逐渐向耻骨联合部位移动，可扪清子宫位置、大小、形状、软硬度、活动度及有无压痛。 ④扪清子宫情况后，将阴道内两指由宫颈后方移至一侧穹隆部，尽可能往上向盆腔深部扪触，同时另一手从同侧下腹壁髂嵴水平开始，由上往下按压腹壁，与阴道内手指相互对合，以触摸该侧附件区有无肿块、增厚或压痛
三合诊	双合诊检查结束后，一手示指放入阴道，中指插入直肠以替代双合诊时的两指，其余步骤与双合诊相同

基础体温

临床应用	意义
指导避孕与受孕	基础体温上升4日后可肯定已排卵，此时至月经来潮前的10天称安全期。基础体温上升前后2~3日是排卵期的范围，易受孕
协助诊断妊娠	若基础体温上升持续3周以上，提示有妊娠可能。孕早期基础体温曲线渐下降，提示黄体功能不足或胎盘功能不良，有流产倾向
协助诊断疾病	①无排卵性子宫出血：基础体温为单相。 ②排卵性子宫出血：若黄体期短于11日，属黄体过早萎缩；若持续时间虽正常，但体温上升幅度<0.3℃，可能是黄体发育不良，黄体酮分泌不足；若基础体温为双相，但下降缓慢，为黄体萎缩过程延长，可导致子宫内膜不规则脱落
检查不孕原因	可了解有无排卵及黄体功能情况
辅助诊断闭经发病部位	基础体温为双相，病变部位在子宫；基础体温为单相，病变部位可能在卵巢或垂体、下丘脑

生殖道细胞学检查

阴道涂片	主要了解卵巢或胎盘功能
宫颈刮片	是筛查早期宫颈癌的重要方法

中医妇科学

续表

宫颈管涂片	是筛查早期宫颈癌的重要方法
宫腔吸片	用于怀疑有宫腔内恶性病变时

影像学检查

超声	①产科：可诊断早期妊娠，鉴别胎儿是否存活；测定胎盘位置、胎盘成熟度及羊水量、有无畸形胎儿，可诊断葡萄胎、异位妊娠，判断前置胎盘、胎盘早剥、多胎妊娠等，测量胎头双顶径，估计胎儿体重，探查有无宫内节育器及是否带器妊娠。②妇科：可诊断子宫肌瘤、子宫腺肌病和腺肌瘤、盆腔炎，监测卵泡发育，鉴别卵巢肿瘤为囊性或实性，鉴别巨大卵巢囊肿等
CT	能显示肿瘤的结构特点、周围侵犯及远处转移情况，可用于妇科肿瘤治疗方案的制订、预后估计、疗效观察及术后复发的诊断

考点 妇科技术操作

常用的标本采集

	适应证	禁忌证
阴道后穹隆穿刺	疑有腹腔内出血时；明确直肠子宫陷凹积液性质，或贴近后穹隆的肿块性质；在超声引导下经阴道后穹隆穿刺取卵可用于辅助生殖技术	直肠子宫陷凹被较大肿块完全占据，并已凸向直肠；疑有肠管与子宫后壁粘连；恶性肿瘤倾向；异位妊娠
腹部穿刺	明确腹腔积液的性质；鉴别贴近腹壁的肿物性质；腹水过多时，可通过腹腔穿刺放出腹腔积液，并可向腹腔内注射药物行腹腔内化疗	疑有盆腔恶性肿瘤腹腔转移；疑有巨大卵巢囊肿；中、晚期妊娠

输卵管造影术

适应证	不孕症；原因不明的复发性流产；了解宫颈内口是否松弛，子宫及宫颈是否畸形；检查宫腔疾病；内生殖器结核非活动期
禁忌证	内、外生殖器官急性/亚急性炎症期；有严重的全身性疾病，不能耐受手术；产后、流产后或刮宫术后6周内；停经不能排除妊娠；碘过敏

宫内节育器放置术

适应证	育龄妇女自愿要求以宫内节育器避孕而无禁忌证
禁忌证	妊娠/可疑妊娠；生殖道急性炎症；人工流产、分娩或剖宫产后疑有妊娠组织物残留或感染可能；宫颈过松、重度裂伤、重度狭窄等；生殖器官肿瘤、畸形，宫腔过大/过小，重度子宫脱垂；严重的全身疾患；近3个月内有月经不调、阴道不规则流血；有铜过敏史者，禁用带铜节育器
放置时间	月经干净后3~7天，禁性生活；人工流产术后立即放置；自然流产于转经后放置，药物流产于2次正常月经后放置；产后42日恶露已净，会阴伤口愈合，子宫恢复正常；剖宫产术后满半年；哺乳期，排除早孕后放置；性交后5日内放置，为紧急避孕方法之一；含孕激素宫内节育器在月经第3日放置

宫内节育器取出术

指征	因副反应及并发症需取器；改用其他避孕措施或绝育；计划再生育或不需避孕；放置年限已到需更换；围绝经期停经1年内或月经紊乱；带器妊娠

取器时间	月经干净后 3~7 天；因出血多需取器，随时可取；带器合并早期妊娠，行人工流产时同时取器；带器异位妊娠，术前诊断性刮宫时或术后出院前取器

负压吸引术

适应证	妊娠 10 周内要求终止妊娠而无禁忌证；妊娠 10 周内因患某种疾病不宜继续妊娠
禁忌证	生殖道炎症；各种疾病的急性期，或严重的全身性疾病不能耐受手术者；术前 2 次体温在 37.5℃ 以上者

药物流产

适应证	正常宫内妊娠，孕龄 7 周以内，本人自愿，18~40 岁健康育龄妇女；超声确诊为宫内妊娠且胎囊最大径线 ≤2.5cm；高危人工流产对象；对手术流产有恐惧或顾虑心理
禁忌证	①米非司酮：禁用于肾上腺及其他内分泌疾病、肝肾功能异常、妊娠期皮肤瘙痒史、血液病和血栓性疾病、与甾体激素有关的肿瘤。 ②前列腺素药物：禁用于心血管疾病、青光眼、胃肠功能紊乱、高血压、哮喘、癫痫等。 ③其他：过敏体质、带器妊娠、异位妊娠或可疑异位妊娠、妊娠剧吐，长期服用抗结核、抗癫痫、抗抑郁、抗前列腺素药物等

阴道镜检查

适应证	宫颈筛查结果异常	宫颈细胞学未见异常，HPV16、18 型阳性，或其他高危型 HPV 感染持续 1 年及以上者；无明确诊断意义的不典型鳞状细胞（ASC-US）伴高危型 HPV 阳性或重复性 ASC-US；不能排除高级别鳞状上皮内病变的不典型鳞状细胞；低级别鳞状上皮内病变；高级别鳞状上皮内病变；不典型腺细胞；原位腺癌、腺癌；鳞状细胞癌；巴氏分级标准中 ≥巴氏 ⅡB 级以上的结果
	妇科检查体征可疑	裸眼检查见严重或明显的子宫颈溃疡、包块（肿物）或赘生物；裸眼检查或其他检查可疑癌
	病史可疑	不明原因的下生殖道出血；患者性伴侣生殖器官确诊湿疣或上皮内瘤变或癌；子宫颈或阴道上皮内病变治疗后随访；外阴或阴道壁存在 HPV 感染相关疾病
禁忌证		妊娠期妇女绝对禁止行宫颈管搔刮术；下生殖道急性感染检查前应行相应治疗

腹腔镜检查及手术

适应证		子宫内膜异位症；明确盆、腹腔肿块性质；确定不明原因急、慢性腹痛和盆腔痛的原因；明确或排除引起不孕的盆腔疾病；计划生育并发症的诊断
禁忌证	绝对禁忌证	严重心肺功能不全；凝血功能障碍；绞窄性肠梗阻；大的腹壁疝或膈疝；腹腔内广泛粘连；弥漫性腹膜炎；腹腔内大出血
	相对禁忌证	盆腔肿块过大，超过脐水平；妊娠 >16 周；晚期卵巢癌
并发症		腹膜后大血管损伤；腹壁血管损伤；术中出血；脏器损伤；与气腹相关的并发症

第八章　西医疾病

考点　子宫肌瘤

症状	阴道流血，腹部包块，白带增多，压迫症状，腰酸、下腹坠胀、腹痛
体征	肌壁间肌瘤，黏膜下肌瘤
辅助检查	①超声检查：B 超是最常用的辅助检查。 ②宫腔镜检查：直接窥视宫腔形态，辅助诊断黏膜下肌瘤
治疗	①手术治疗：肌瘤切除术，子宫切除术。 ②药物治疗：促性腺激素释放激素类似物或米非司酮

考点　前庭大腺炎

症状	初起局部肿胀、疼痛、灼热感。若感染加重，脓肿形成并快速增大，疼痛剧烈，行走不便
体征	局部皮肤红肿、压痛明显，患侧前庭大腺开口处可见白色小点。脓肿形成时局部可触及波动感
辅助检查	急性期可见白细胞、中性粒细胞计数增高
治疗	急性炎症发作时，保持局部清洁，给予抗感染治疗；也可口服清热、解毒中药，或局部坐浴。前庭大腺脓肿需尽早切开引流

考点　阴道炎

滴虫阴道炎

症状	阴道分泌物增多，阴道口及外阴瘙痒，可伴有灼热、疼痛、性交痛
体征	分泌物特点为稀薄脓性、泡沫状、有腐臭味，呈灰黄色、黄白色或黄绿色
并发症	尿频、尿痛、尿血
治疗	全身用药：甲硝唑；性伴侣治疗：避免无保护性行为

外阴阴道假丝酵母菌病

症状	外阴阴道瘙痒、灼热、阴道分泌物增多
体征	阴道分泌物特征为白色稠厚呈凝乳状或豆渣样
治疗	消除诱因；局部用药：咪康唑栓剂、克霉唑栓剂、制霉菌素栓剂；全身用药：氟康唑、伊曲康唑

细菌性阴道病

症状	阴道分泌物增多，伴阴道灼热感、瘙痒，性交后症状加重
体征	分泌物为灰白色、质稀薄、有鱼腥臭味，黏附于阴道壁，易拭去
治疗	抗厌氧菌药物，主要有甲硝唑、替硝唑、克林霉素

考点　宫颈炎

急性子宫颈炎

症状	阴道分泌物增多，可呈黏液脓性或血性分泌物
体征	子宫颈充血、水肿、黏膜外翻，有脓性分泌物

辅助 检查	①子宫颈管棉拭子标本或子宫颈管处，肉眼可见脓性或黏液脓性分泌物。 ②子宫颈管分泌物涂片行革兰染色，可见白细胞增多
并发症	尿频、尿急、尿痛
治疗	抗生素药物治疗：经验性抗生素治疗，可选用阿奇霉素/多西环素；淋病奈瑟菌用第三代头孢菌素、喹诺酮类及氨基糖苷类治疗，衣原体感染常用四环素类、红霉素类及喹诺酮类

慢性子宫颈炎

临床表现	内膜外移、充血水肿，宫颈肥大，有时可见息肉、宫颈腺囊肿、接触性出血
鉴别诊断	①子宫颈柱状上皮异位和子宫颈鳞状上皮内病变：子宫颈局部呈糜烂改变。 ②子宫颈腺囊肿：子宫颈表面突出单个或多个小囊疱，青白色
并发症	尿频、尿急、尿痛

考点 卵巢囊肿

临床表现	月经紊乱，腹胀腹痛，下腹部扪及肿块
并发症	蒂扭转，破裂，感染，恶变
鉴别诊断	①子宫肌瘤：肌瘤常为多发性，与子宫相连，并伴月经异常，如月经过多。 ②妊娠子宫：行 HCG 测定或 B 超检查。 ③腹水：大量腹水应与巨大卵巢囊肿鉴别，腹部两侧突出如蛙腹，叩诊腹部中间鼓音，两侧实音，移动性浊音阳性。 ④附件炎性包块：包块位置较低，有触痛，与子宫有粘连。 ⑤尿潴留：多有排尿困难或尿不净病史，增大的膀胱如包块位于下腹正中，边界不清
治疗	手术治疗

考点 先兆流产、复发性流产

	先兆流产	复发性流产
临床表现	停经 28 周前出现少量阴道流血和（或）下腹疼痛，和（或）腰背疼痛。宫口未开，子宫增大与停经月份相符	与同一性伴侣自然流产连续发生 3 次或 3 次以上
治疗	①适当休息，禁止性生活。②避免对子宫的刺激，必要时行阴道检查。③肌注黄体酮或口服孕激素制剂。④治疗后复查血 HCG 及 B 超。⑤临床症状加重，辅助检查提示胚胎发育异常者，应停止治疗，及时终止妊娠	①积极寻找病因，若能纠正者，孕前给予相对应治疗。②有染色体异常的夫妇应于妊娠前行遗传咨询，妊娠中期须行产前诊断。③黄体功能不全者，及早应用黄体酮，给药至妊娠 12 周。④子宫颈机能不全者，可于妊娠12～14 周行宫颈环扎术，妊娠 37 周或以后拆线。⑤卧床休息，禁性生活，补充维生素及微量元素，孕期定期监测胚胎发育

考点 黄体破裂

表现	多发生在排卵后期，下腹一侧突发疼痛；多无停经史，无阴道出血史；下腹压痛、反跳痛；体温稍高
检查	血 HCG 阴性，白细胞计数正常或稍高，血红蛋白下降，阴道后穹隆穿刺可抽出不凝血液，超声提示盆腹腔积液
治疗	出血少、病情稳定者，多行保守治疗，卧床休息，应用止血药物，监测病情变化，必要时急诊手术

中医妇科学

考点　卵巢囊肿蒂扭转

表现	体位改变后突发一侧下腹剧痛，常伴恶心、呕吐甚至休克；无停经史；下腹压痛、反跳痛；体温稍高
检查	血 HCG 阴性，白细胞计数稍高，盆腔检查一侧附件区可触及囊实性包块，边缘清晰，蒂部触痛明显，超声提示一侧附件见不均质低回声区，边缘清晰
治疗	一经确诊，尽快手术

第四部分

中医儿科学

第一章　中医儿科学发展简史

考点　主要儿科名医学术思想

钱乙	编撰《小儿药证直诀》；明析小儿生理病理特点；师仲景法，首创五脏辨证；创立小儿四诊诊法，注重望诊；儿科临证，首重脾胃，区分痘疹，明辨惊证，治疗热病善用清凉，巧裁古方，善创新方
万全	提出"育婴四法"；创脏腑有余不足论，完善小儿生理病理；治疗注重脾胃，用药精练轻灵；儿科诊病四诊合参，尤重望诊；施治灵活，倡导内外合治
陈复正	护本培元，创小儿元气论；注重望诊，阐述指纹脉诊见解；病证辨治，内外合治；推崇外治，区分惊风
吴塘	确立小儿生理病理特点；用药轻灵，存阴退热；四纲九证，辨析疼病；疏补通调脾胃，创立治疳九法

考点　中医儿科重要著作

隋唐、两宋

《诸病源候论》	将小儿外感病分为伤寒、时气两大类，内伤病以脏腑辨证为主。提出了小儿夜啼、痫证、解颅、滞颐、遗尿、蛔虫、蛲虫、脱肛、胎疸、鹅口疮、口疮等病证的病名病因证候
《备急千金要方》	首列妇人、少小婴孺方，将小儿病证分为九门，列方325首，总结唐代以前的儿科诊疗经验，为儿科病治疗提供大量有效方药
《颅囟经》	首创"纯阳之体"的理论；论述了小儿脉法、囟门诊治法；论述了惊、痫、癫、疳、痢的证治
《小儿斑疹备急方论》	是论述小儿麻、痘、斑、疹的第一部专著，善用寒凉法
《小儿药证直诀》	师仲景法，首创五脏辨证，提出治法方药，区分五脏的寒热虚实证候
《小儿卫生总微论方》	明确指出新生儿脐风撮口是由于断脐不慎所致
《小儿痘疹方论》	首论痘疹受病之源，次论痘疹治疗之法，后集痘疹经验良方
《小儿病源方论》	一卷论养子真诀及小儿变蒸，叙述小儿护养与发育；二卷形证门，列附面部图形、按图论证；三卷分论惊风各证，后附方药；四卷论述痘疮引证和惊风引证

元代、明代

《活幼心书》《活幼口议》	详论初生诸疾，较早集中论述中医新生儿学的儿科著作
《婴童百问》	将儿科病证设为百问，每问一证，究其受病之源，详述其治疗之法
《保婴撮要》	论及小儿外科、皮肤、骨伤、眼、耳鼻咽喉、口齿、肛肠科病证70多种，脏腑、经络辨证用药，内治、外治、手术兼备，对中医小儿外科学的形成做出了重大贡献
《育婴家秘》《幼科发挥》《痘疹心法》《片玉心书》	倡导"育婴四法"，提出了"三有余，四不足"的小儿生理病理学说；首次阐述了惊风有后遗症；治疗方面提出"首重保护胃气"，并将推拿疗法用于儿科
《小儿按摩经》	有"手法歌""观形察色法""认筋法歌""面部五位歌"等的详细记载
《证治准绳·幼科》	广泛辑录明代以前医家名著有关儿科的理论和经验
《景岳全书·小儿则》	主张补益真阴元阳，慎用寒凉和攻伐，临证常用温补剂
《幼科折衷》	因虑"幼科诸书，非偏寒偏热之误，便喜补喜泻之殊，予故僭而折衷之"
《博集稀痘方论》	提出婴孩之痘，须于病未成而治之的论点；载有稀痘方

清代、中华人民共和国成立后

《幼科铁镜》	重视望诊，提出"有诸内而形诸外"的论点；主张用灯火燋疗法治疗脐风等证
《医宗金鉴·幼科心法》	广泛搜集清代以前有关儿科的证治经验
《麻科活人全书》	为麻疹专著
《幼幼集成》	首创"赋禀""护胎"，认为胎婴在腹，与母亲的精神、饮食、劳逸等有密切关系
《幼科要略》	对小儿杂病如伏气、风温、夏热、顺逆、疳、胀、痧疹、惊等的辨证和方药做简要叙述
《幼科释谜》	论述儿科诊法，并将主要病证（无痘科）分为24门（类），各编四言韵语一首
《温病条辨·解儿难》	论述了"六气为病、三焦分证、治病求本"的观点
《中医儿科学》	现代首部大型中医儿科学术著作
《儿科医籍辑要丛书》	全面整理历代中医著作，选辑其中对现代儿科临床有指导意义的内容进行归类
《实用中医儿科学》	分基础篇、临床篇、治法篇，紧密结合临床，总结名家经验，实用价值较高
《中医药学高级丛书·中医儿科学》	系统总结中医儿科学基础理论研究的成果，全面反映现代中医儿科临床和科研发展，提供中医儿科学科研思路与方法

第二章　肺系病证

考点　感冒★

	证型	证候	治法	方药
主证	风寒感冒	恶寒重，发热轻，无汗，流清涕	辛温解表	荆防败毒散
	风热感冒	发热重，有汗/少汗，咽红肿痛，口干渴	辛凉解表	银翘散
	暑邪感冒	发热，鼻塞，身重困倦，胸闷，泛恶，口渴心烦	清暑解表	新加香薷饮
	时邪感冒	起病急骤，高热恶寒，心烦，目赤咽红	清热解毒	银翘散 + 普济消毒饮
兼证	夹痰	咳嗽较剧，痰多，喉间痰鸣	风寒夹痰：辛温解表，宣肺化痰；风热夹痰：辛凉解表，清肺化痰	风寒夹痰证 + 三拗汤、二陈汤；风热夹痰证 + 桑菊饮
	夹滞	脘腹胀满，不思饮食，呕吐酸腐，口气秽浊	解表兼以消食导滞	加用保和丸
	夹惊	惊惕哭闹，睡卧不宁，甚至骤然抽搐、神昏	解表兼以清热镇惊	加用镇惊丸，可另服小儿回春丹、琥珀抱龙丸/小儿金丹片

考点　咳嗽★

外感咳嗽

证型	证候	治法	方药
风寒咳嗽	痰白清稀，恶寒无汗	疏风散寒，宣肺止咳	杏苏散
风热咳嗽	痰黄黏稠，发热恶风，头痛	疏风解热，宣肺止咳	桑菊饮

内伤咳嗽

证型	证候	治法	方药
痰热咳嗽	痰多色黄，喉间痰鸣，发热口渴	清热泻肺，宣肃肺气	清金化痰汤
痰湿咳嗽	咳嗽重浊，痰多壅盛，色白而稀，胸闷纳呆	燥湿化痰止咳	三拗汤+二陈汤
气虚咳嗽	咳而无力，面色㿠白，少气懒言，语声低微	健脾补肺，益气化痰	六君子汤加味
阴虚咳嗽	痰少而黏，午后潮热或手足心热	养阴润肺，化痰止咳	沙参麦冬汤

考点 肺炎喘嗽 ★

	证型	证候	治法	方药
常证	风热闭肺证	咳嗽气急，痰多→高热烦躁，咳嗽微喘，气急鼻扇	辛凉宣肺，降逆化痰	表热为主银翘散；里热为主麻杏石甘汤
	风寒郁肺证	恶寒发热，无汗，呛咳气急，痰白稀	辛温宣肺，化痰降逆	华盖散
	毒热闭肺证	喘憋，涕泪俱无，鼻孔干燥，面赤	清热解毒，泻肺开闭	黄连解毒汤+麻杏石甘汤
	痰热闭肺证	咳嗽喘促，气急鼻扇，喉间痰鸣，面赤口渴	清热涤痰，开肺定喘	五虎汤+葶苈大枣泻肺汤
	阴虚肺热证	干咳少痰，面色潮红，五心烦热	养阴清肺，润肺止咳	沙参麦冬汤
	肺脾气虚证	咳嗽无力，喉中痰鸣，低热起伏不定	补肺健脾，益气化痰	人参五味子汤
变证	心阳虚衰证	突然面色苍白，口唇紫绀，四肢厥冷，烦躁不安	温补心阳，救逆固脱	参附龙牡救逆汤
	邪陷厥阴证	壮热神昏，烦躁谵语，四肢抽搐，口噤项强，双目上视，指纹青紫可达命关	平肝息风，清心开窍	羚角钩藤汤+牛黄清心丸

考点 哮喘 ★

	证型	证候	治法	方药
发作期	寒性哮喘	痰稀色白，多泡沫，形寒肢冷，流清涕	温肺散寒，涤痰定喘	小青龙汤+三子养亲汤
	热性哮喘	喉间哮吼痰鸣，痰稠黄难咳，身热面赤	清肺涤痰，止咳平喘	麻杏石甘汤+苏葶丸
	外寒内热	咳痰黏稠色黄，流清涕，恶寒发热	散寒清热，降气平喘	大青龙汤
迁延期	风痰内蕴，肺脾气虚	咳喘动则气喘，面色少华，易于出汗，神疲纳呆	祛风化痰，补益肺脾	二陈汤+人参五味子汤
	风痰内蕴，肾气亏虚	喘促胸满，咳嗽，喉中痰鸣，神疲纳呆，小便清长	泻肺祛痰，补肾纳气	偏于上盛苏子降气汤；偏于下虚都气丸+射干麻黄汤
缓解期	肺脾气虚证	面色少华，形瘦纳差，便溏	健脾益气，补肺固表	人参五味子汤+玉屏风散
	脾肾阳虚证	面色苍白，形寒肢冷，气短心悸	健脾温肾，固摄纳气	金匮肾气丸
	肺肾阴虚证	喘促乏力，形体消瘦，面色潮红，手足心热	补肾敛肺，养阴纳气	麦味地黄丸

考点　反复呼吸道感染

证型		证候	治法	方药
肺脾气虚证	反复外感	少气懒言，多汗，食少纳呆，大便不调	健脾补肺	玉屏风散
气阴两虚证		手足心热，神疲乏力，纳呆食少	益气养阴	生脉散
肺胃实热证		口臭，口舌易生疮，汗多而黏，夜寐欠安	清泻肺胃	凉膈散

第三章　脾系病证

考点　口疮 ★

证型		证候	治法	方药
风热乘脾证	口腔溃烂	周围焮红，灼热疼痛，流涎拒食，口臭涎多，面赤口渴	疏风清热	银翘散
心火上炎证		叫扰啼哭，面赤唇红，口干	清心泻火	泻心导赤汤
脾胃积热证		融合成片，满口糜烂，边缘鲜红，疼痛拒食，口臭涎多黏稠	通腑泻火	凉膈散
虚火上浮证		神疲颧红，手足心热，口干不渴，虚烦不寐	滋阴降火，引火归原	六味地黄丸＋肉桂

考点　厌食 ★

证型	证候	治法	方药
脾失健运证	脘腹饱胀，嗳气泛恶，大便不调	调和脾胃，运脾开胃	不换金正气散
脾胃气虚证	大便偏稀夹不消化食物，面色少华	健脾益气，佐以助运	异功散加味
脾胃阴虚证	食少饮多，皮肤失润，大便偏干，小便短黄，烦躁少寐，手足心热	滋脾养胃，佐以助运	养胃增液汤
肝脾不和证	胸胁痞满，性情急躁，面色少华，神疲肢倦	疏肝健脾，理气助运	逍遥散

考点　疳证 ★

病机		脾胃虚损，津液消亡		
证型		证候	治法	方药
常证	疳气	面色萎黄少华，毛发稀疏，精神欠佳，性急易怒	调和脾胃，益气助运	资生健脾丸
	干疳	皮肤干瘪起皱，皮包骨头，毛发干枯，表情冷漠呆滞，夜寐不安，腹凹如舟，杳不思食	补脾益气，养血活血	八珍汤
	疳积	面色萎黄少华，青筋暴露，毛发稀疏结穗	消积理脾，和中清热	肥儿丸
兼证	疳肿胀	足踝浮肿，眼睑浮肿，颜面及全身浮肿，面色无华，神疲乏力	健脾温阳，利水消肿	防己黄芪汤＋五苓散
	眼疳	两目干涩，畏光羞明，眼角赤烂，黑睛浑浊，白翳遮睛/夜盲眼痒	养血柔肝，滋阴明目	石斛夜光丸；夜盲用羊肝丸
	口疳	口舌生疮，满口糜烂，秽臭难闻，面赤心烦	清心泻火，滋阴生津	泻心导赤散

考点　呕吐 ★

证型	证候	治法	方药
寒邪犯胃证	呕吐物清冷，胃脘不适或疼痛，鼻塞流涕	疏风散寒，化湿和中	藿香正气散
乳食积滞证	以吐为快，不思乳食，口气臭秽，脘腹胀满	消乳化食，和胃降逆	伤乳用消乳丸；伤食用保和丸
胃热气逆证	呕吐频繁，呕哕声宏，吐物酸臭，口渴多饮	清热泻火，和胃降逆	黄连温胆汤
脾胃虚寒证	朝食暮吐，暮食朝吐，吐出多为清稀痰水	温中散寒，和胃降逆	丁萸理中汤
肝气犯胃证	每因情志刺激加重，易怒易哭	疏肝理气，和胃降逆	解肝煎

考点　腹痛 ★

证型	证候	治法	方药
腹部中寒证	遇寒痛甚，痛处喜暖，面色苍白	温中散寒，理气止痛	养脏汤
乳食积滞证	呕吐，吐物酸馊，矢气频作，大便秽臭	消食导滞，行气止痛	香砂平胃散
胃肠结热证	疼痛拒按，大便秘结，手足心热	通腑泄热，行气止痛	大承气汤
脾胃虚寒证	腹痛绵绵，痛处喜按，得温则舒	温中理脾，缓急止痛	小建中汤 + 理中丸
气滞血瘀证	腹部癥块拒按，肚腹硬胀，青筋显露	活血化瘀，行气止痛	少腹逐瘀汤

考点　泄泻 ★

	证型	证候	治法	方药
常证	风寒泻	大便清稀，夹有泡沫，臭气不甚，恶寒发热	疏风散寒	藿香正气散
	湿热泻	大便水样，或如蛋花样，泻下急迫，味秽臭	清热利湿	葛根芩连汤
	伤食泻	气味酸臭，或如败卵，脘腹胀满或有呕吐	消食化滞	保和丸
	脾虚泻	食后作泻，时轻时重，面色萎黄，神疲倦怠	健脾益气	七味白术散
	脾肾阳虚泻	食入即泻，澄澈清冷，形寒肢冷，睡时露睛	温补脾肾	附子理中汤 + 四神丸
变证	气阴两伤	心烦不安，眼窝及囟门凹陷，皮肤干燥	益气敛阴	人参乌梅汤
	阴竭阳脱	表情淡漠，面色青灰，冷汗自出，哭声微弱	温阳固脱	生脉散 + 参附龙牡救逆汤

第四章　心肝系病证

考点　注意力缺陷多动障碍

证型	证候	治法	方药
心肝火旺证	面赤烦躁，大便秘结，小便色黄	清心平肝，安神定志	安神定志灵
痰火内扰证	胸中烦热，懊憹不眠，纳少口苦	清热泻火，化痰宁心	黄连温胆汤
肝肾阴虚证	腰酸乏力，五心烦热，盗汗，大便秘结	滋养肝肾，平肝潜阳	杞菊地黄丸
心脾两虚证	自汗盗汗，偏食纳少，面色无华，舌质淡	养心安神，健脾益气	归脾汤 + 甘麦大枣汤

考点 抽动障碍 ★

证型	证候	治法	方药
外风引动证	喉中异声/秽语，每于感冒后症状加重，鼻塞流涕，咽红咽痛	疏风解表，息风止动	银翘散
肝亢风动证	头晕头痛，面红目赤，腹动胁痛，便干尿黄	平肝潜阳，息风止动	天麻钩藤饮
痰火扰神证	眩晕，睡眠多梦，喜食肥甘，烦躁易怒，口苦口干	清热化痰，息风止动	黄连温胆汤
脾虚肝旺证	精神倦怠，面色萎黄，食欲不振，形瘦性急	扶土抑木，调和肝脾	缓肝理脾汤
阴虚风动证	咽干清嗓，形体偏瘦，性情急躁，两颧潮红	滋水涵木，柔肝息风	大定风珠

考点 癫痫 ★

证型	证候	治法	方药
惊痫	惊惕不安，如人将捕之状，四肢抽搐，夜卧不宁	镇惊安神	镇惊丸
痰痫	喉间痰鸣，瞪目直视，局部肢体抽搐，舌苔白腻	豁痰开窍	涤痰汤
风痫	强直，四肢抽搐，两目上视/斜视，牙关紧闭，口吐白沫	息风止痉	定痫丸
瘀痫	四肢抽搐，抽搐部位及动态较为固定，头痛，大便干结	化瘀通窍	通窍活血汤
虚痫	眩晕，神疲乏力，少气懒言，腰膝酸软，四肢不温	补益脾肾	河车八味丸

第五章 肾系病证

考点 遗尿

证型	证候	治法	方药
下元虚寒证	天气寒冷时加重，小便清长，神疲乏力	温补肾阳，固涩止遗	桑螵蛸散 + 菟丝子散
肺脾气虚证	平素易感冒，面色少华，少气懒言	补肺健脾，益气升清	补中益气汤 + 缩泉丸
心肾失交证	寐不安宁，烦躁叫扰，五心烦热，形体较瘦	清心滋肾，安神固脬	导赤散 + 交泰丸
肝经湿热证	气味腥臊，性情急躁，夜卧不安或梦语龂齿	清利湿热，泻肝止遗	龙胆泻肝汤

考点 性早熟

证型	证候	治法	方药
阴虚火旺证	颧红潮热，盗汗，头晕，五心烦热，舌质红	滋阴降火	知柏地黄丸
肝郁化火证	胸闷不舒/乳房胀痛，心烦易怒，嗳气叹息，舌质红	疏肝解郁，清心泻火	丹栀逍遥散
痰湿壅滞证	形体偏胖，胸闷叹息，肢体困重，口中黏腻	健脾燥湿，化痰散结	二陈汤

第六章 传染病

考点 麻疹 ★

	证型	证候	治法	方药
顺证	邪犯肺卫证（初热期）	口腔两颊黏膜红赤，近臼齿处可见麻疹黏膜斑	辛凉透表，清宣肺卫	宣毒发表汤
	邪炽肺脾证（见形期）	从耳后发际、颈项、头面、胸腹、四肢顺序出现红色斑丘疹	清热解毒，透疹达邪	清解透表汤
	肺胃阴伤证（收没期）	按出疹顺序消退，皮肤可见糠麸样脱屑和色素沉着，发热渐退	养阴益气，清解余邪	沙参麦冬汤
逆证	邪毒闭肺证	鼻翼扇动，喉间痰鸣，口唇紫绀，面色青灰	清热解毒，宣肺开闭	麻杏石甘汤
	邪毒攻喉证	咳嗽气促，喘憋，呼吸困难，胸高胁陷，面唇紫绀	清热解毒，利咽消肿	清咽下痰汤
	邪陷心肝证	烦躁不安，神昏谵妄，四肢抽搐，喉间痰鸣，皮疹融合，稠密紫暗	平肝息风，清心开窍	羚角钩藤汤

考点 丹痧

证型	证候	治法	方药
邪侵肺卫证	发热骤起，头痛畏寒，灼热无汗	辛凉宣透，清热利咽	银翘散
毒炽气营证	烦躁口渴，壮热不解，糜烂白腐	清气凉营，泻火解毒	凉营清气汤
肺胃阴伤证	低热，唇燥，干咳	养阴生津，清热润喉	沙参麦冬汤

考点 痄腮 ★

	证型	证候	治法	方药
常证	温毒外袭证	漫肿疼痛，头痛，咽红，纳少	疏风清热，消肿散结	柴胡葛根汤
	热毒蕴结证	肿胀疼痛，坚硬拒按，烦躁不安	清热解毒，散结软坚	普济消毒饮
变证	邪陷心肝证	头痛项强，呕吐，嗜睡神昏	清热解毒，息风开窍	清瘟败毒饮
	毒窜睾腹证	一侧/两侧睾丸肿胀疼痛，恶心呕吐	清肝泻火，活血止痛	龙胆泻肝汤

考点 手足口病 ★

	证型	证候	治法	方药
常证	邪犯肺脾证	流涕咳嗽，纳差恶心	宣肺解表，清热化湿	甘露消毒丹
	心脾积热证	心烦躁扰，口舌干燥，疼痛拒食	清热泻脾，泻火解毒	清热泻脾散+导赤散
	湿热蒸盛证	身热，疱疹色泽紫暗，稠密，疱液混浊，舌质红绛	清热凉营，解毒祛湿	清瘟败毒饮
	气阴两伤证	疱疹渐退，食欲不振，神疲乏力	益气健脾，养阴生津	生脉散

	证型	证候	治法	方药
变证	邪陷厥阴证	嗜睡易惊，神昏谵语，舌质红绛	解毒清热，息风开窍	清瘟败毒饮＋羚角钩藤汤
	邪伤心肺证	壮热不退，鼻翼扇动，口唇紫绀，咳吐白色	泻肺逐水，温阳扶正	己椒苈黄丸＋参附汤
	湿热伤络证	肢体痿软，低热，胸脘痞闷，小便赤涩	清热利湿，疏通经络	四妙散

考点　奶麻

病史	冬春季节，2 岁以下婴幼儿多见
临床表现	急起高热，持续 3～4 天，热退疹出，皮疹为细小玫瑰红色疹点，躯干部多，头面、四肢较少，1 天内出齐，1～2 天内消退，不留色素沉着与脱屑

证型	证候	治法	方药
邪郁肌表证	突然高热，持续不退，伴流涕、咳嗽、咽红目赤、纳呆呕吐，或腹泻，精神良好，偶有惊惕	解表清热	银翘散
毒透肌肤证	体温骤退，同时全身出现玫瑰红色疹点，躯干部多，头面、四肢稀少，1 天内出齐，1～2 天内消退，无脱屑及色素沉着	清热生津	透疹凉解汤

第七章　其他病证

考点　紫癜 ★

证型	证候	治法	方药
风热伤络证	下肢及臀部多，呈对称分布，颜色鲜红	祛风清热，凉血安络	银翘散
血热妄行证	斑色鲜红，鼻衄，齿衄，脉数有力	清热解毒，凉血止血	犀角地黄汤
气不摄血证	斑色淡紫，面色苍黄，食欲不振，头晕心慌	健脾养心，益气摄血	归脾汤
阴虚火旺证	鼻衄、齿衄，血色鲜红，低热盗汗，少寐	滋阴清热，凉血化瘀	大补阴丸

考点　汗证

证型	证候	治法	方药
表虚不固证	肩背部汗出明显，神疲乏力，面色少华	益气固表敛汗	玉屏风散＋牡蛎散
营卫不和证	以自汗为主，或伴盗汗，汗出遍身，持续性汗出	调和营卫	黄芪桂枝五物汤
气阴亏虚证	盗汗，汗出，手足心热，苔少	益气养阴	生脉散
脾胃积热证	自汗/盗汗，汗出肤热，汗液黏稠，口舌生疮，口渴不欲饮	清心泻脾，清利湿热	导赤散＋泻黄散

考点　皮肤黏膜淋巴结综合征（川崎病）

证型	证候	治法	方药
邪在卫气证	双目红赤，口唇泛红，口腔黏膜潮红，咽红	清热解毒，辛凉透表	银翘散
气营两燔证	壮热不退，昼轻夜重，斑疹遍布，斑疹多形色红，唇赤干裂，烦躁不宁	清气凉营，解毒化瘀	清瘟败毒饮
气阴两伤证	倦怠乏力，咽干口燥，口渴欲饮	益气养阴，清解余热	沙参麦冬汤

第八章　儿科急症病证

考点　哮喘持续状态

诊断	①症状：呼气性呼吸困难，喘鸣，端坐呼吸，发绀，大汗，表情惊恐，面色苍白，烦躁、焦虑，甚至意识障碍或昏迷。②体征：呼吸频率增快、胸廓过度膨胀、呼气时间长、费力，辅助呼吸机活动，三凹征；心率增快或心动过缓，不规则奇脉；肺部过度充气，广泛喘鸣音/呼吸音低、遥远/无喘鸣音
鉴别诊断	毛细支气管炎、支气管异物、心源性哮喘、气胸、室性心动过速
治疗	①保持呼吸道通畅，吸氧，镇静。②选用 β_2 受体激动剂（儿童危重哮喘首选）、糖皮质激素，酌情选氨茶碱、抗胆碱能受体阻滞剂等。③维持水、电解质及酸碱平衡。④机械通气。⑤抗菌药物治疗、对症治疗等

考点　热性惊厥

	单纯性热性惊厥	复杂性热性惊厥
诱因	感染、高热，惊厥多发生于急骤高热开始后的12小时内	感染、高热
临床表现	发作为全身性，持续数秒至数分钟，极少超过10分钟，同一疾病过程惊厥极少发生2次以上	发作呈局部性，持续15分钟以上，24小时内可重复发作
体征	发作前后无神经系统异常	发作后有暂时性麻痹等神经异常
辅助检查	热退1周后脑电图正常，预后良好	热退1周后脑电图有异常波形，预后较差，可能转变为癫痫
治疗原则	维持生命体征，药物控制惊厥发作，寻找病因，预防复发	

考点　脱水 ★

脱水程度

	体重减少	状态	前囟和眼窝	哭闹时眼泪	皮肤弹性
轻度脱水	<5%	稍差	稍凹陷	减少	稍差
中度脱水	5%~10%	较差	明显凹陷	明显减少	明显降低，伴尿量减少
重度脱水	>10%	极差，伴精神萎靡/嗜睡	极度凹陷	无泪	极差，尿量极度减少/无尿

脱水性质

等渗性脱水	水和电解质成比例丢失	血清钠130～150mmol/L	表现为一般脱水症状
低渗性脱水	电解质丢失＞水丢失	血清钠＜130mmol/L	易出现外周循环衰竭，皮肤发花，四肢厥冷、血压下降、尿少或无尿等休克症状
高渗性脱水	水丢失＞电解质丢失	血清钠＞150mmol/L	高钠血症，如进行性加重的口渴、高热、烦躁不安，皮肤黏膜干燥、肌张力增高，甚至出现惊厥

脱水治疗

一般治疗	纠正脱水原因，对症治疗
液体疗法	包括口服补液（适用于轻、中度脱水，无严重呕吐的患儿）和静脉补液。补液原则：先快后慢、先浓后淡、先盐后糖、见酸补碱、见尿补钾、见痉补钙（镁）。静脉补液要点：①有明显血容量和组织灌注不足体征者，应立即静脉输入等渗含钠液，20mL/kg，在0.5～1小时内快速输入。②补充生理需要量：静脉滴注1/5～1/4张含钠液，注意补钾。③补充累积损失量：轻度脱水30～50mL/kg，中度脱水50～100mL/kg，重度脱水100～120mL/kg；低渗性脱水补2/3张含钠液，等渗性脱水补1/2张含钠液，高渗性脱水补1/5～1/3张含钠液。不能判断脱水性质者按等渗性脱水处理。纠正酸碱平衡紊乱和电解质异常。④补充继续丢失量

考点 心力衰竭

诊断标准	发病前可有重症肺炎、心脏病、心肌炎、严重贫血等病史
	具备以下①～④4项＋⑤～⑦的1项，或①～④的2项＋⑤～⑦的2项，可确诊。①呼吸急促：婴儿＞60次/分，幼儿＞50次/分，儿童＞40次/分。②心动过速：婴儿＞180次/分，幼儿＞160次/分，儿童＞140次/分。③心脏扩大。④烦躁、哺喂困难、体重增长不佳、尿少、水肿、多汗、发绀、呛咳、阵发性呼吸困难（2项以上）。⑤肝大：婴幼儿达肋下≥3cm，儿童＞1cm；进行性肝脏增大或伴触痛更有意义。⑥肺水肿。⑦奔马律
	婴幼儿可表现为每次喂奶量减少，吸吮时出现呼吸困难、大量出汗等
治疗	病因治疗：如病因是适合手术的先天性心脏病，手术治疗是主要措施。 一般治疗：休息，保证睡眠。必要时镇静，取半卧位，保持气道通畅，避免便秘及用力排便。 药物治疗：以强心、利尿、扩血管为主。①洋地黄类药物，如地高辛。②利尿剂，常用呋塞米。③血管紧张素转换酶抑制剂，如卡托普利。④血管扩张药。⑤慢性心力衰竭患儿经强心、利尿治疗无好转，可加用β受体阻滞剂。 非药物治疗：心室辅助装置、主动脉内球囊反搏、体外膜肺、心脏移植

考点 呼吸衰竭

临床表现	原发疾病的临床表现，如肺炎、脑炎等症状和体征
	呼吸衰竭的早期常有呼吸窘迫表现，如呼吸急促、鼻翼扇动、胸壁吸气性凹陷、喘息呼吸困难等
	重要脏器的功能异常：低氧、高碳酸血症、酸中毒等足以导致重要脏器的功能异常
治疗	恢复正常的气体交换：治疗原发疾病，氧疗与呼吸支持，特殊的呼吸支持（液体通气等）；同时使并发症减少到最小程度

考点　脓毒性休克

诊断标准	低血压。需用血管活性药物才能维持血压在正常范围。 组织低灌注表现，具备3条：①外周动脉搏动细弱，心率、脉搏增快。②面色苍白/苍灰，湿冷，大理石样花纹。暖休克可为四肢温暖，皮肤干燥。③毛细血管再充盈时间（CRT）延长（>3秒），暖休克时可正常。④早期烦躁不安/萎靡，表情淡漠。晚期意识模糊，甚至昏迷、惊厥。⑤液体复苏后尿量仍<0.5mL/（kg·min），持续至少2小时。⑥乳酸性酸中毒
治疗	关键：早期识别、及时诊断、及早治疗。 呼吸、循环支持：吸氧；液体复苏；应用血管活性药物。 其他治疗：①控制感染和清除病灶。②肾上腺皮质激素。③维持血糖稳定。④维持血钙正常。⑤镇静、镇痛和药物毒性监测。⑥利尿剂和肾脏替代疗法。⑦体外膜氧合/心室辅助装置

第九章　中医特色治疗技术

考点　中医特色治疗技术

推拿	拔罐	敷贴法
以中医的脏腑、经络学说为理论基础，结合西医的解剖和病理诊断，用手法作用于人体体表特定部位，以调节机体生理、病理状况达到理疗目的的方法	火罐法：闪火法、投火法、滴酒法	用药物制成软膏、药饼，或研粉撒于普通膏药上，敷贴于局部的一种外治法
	抽气法	
	水罐法	

吸入法	雾化吸入又称气溶胶吸入疗法，是把药物制成悬浮于空气中的微小液体或者固体，经雾化吸入的途径直接送入气道
涂敷法	是用新鲜的中药捣烂成药糊，或用药物研末加入水或醋调匀成药液，涂敷于体表局部或穴位处的一种外治法
熏洗法	是将药物煎成药液，熏蒸、浸泡、洗涤、沐浴患者局部或全身的治疗方法

第五部分

中医骨伤科学

第一章　专科检体技能

考点　问诊

内容	概述
一般情况	患者姓名、性别、年龄、职业、婚姻、民族等
主诉	主要症状、体征、部位及持续时间，提示病变的性质
现病史	起病情况、病变情况、诊治经过和现在症状
既往史	基础疾病，以及传染性疾病史、手术史、输血史、食物及药物过敏史、预防接种史等
个人史	职业及工种的年限，工作性质、条件和常处体位，以及个人嗜好，有无疫区旅居史或传染病患者接触史。对妇女要询问月经、妊娠、哺乳史等
家族史	家族内成员的健康状况

考点　望诊

内容	分类	辨证
望全身	望神色	正气未伤：精神爽朗，面色清润；正气已伤，病情较重：面容憔悴、神气委顿、色泽晦暗；危候：神志昏迷、目暗睛迷、瞳孔缩小或散大、形羸色败、呼吸异常
	望形态	改变见于骨折、关节脱位、严重筋伤，可因疼痛、无力等出现被迫体态或保护性姿势
	望步态	短肢性步态：一侧下肢短缩超过3cm以上；摇摆步态：臀中肌无力；跨阈步态：腓总神经损伤导致足尖下垂；间歇性跛行：腰椎椎管狭窄症
望局部	望畸形	骨折、脱位或退行性病变
	望肿胀、瘀斑	肿胀较重而肤色青紫者，为新伤；肿胀较轻而青紫带黄者多为陈伤
	望创口和手术切口	注意创口的大小、深浅，边缘是否整齐，是否被污染及有无异物，色泽鲜红还是紫暗，以及出血情况等
	望肢体功能	异常的功能代表结构的异常
望舌	察舌质	舌色红绛为热证，舌色青紫为伤后气血运行不畅，瘀血凝聚
	望舌苔	薄白而润滑为正常舌苔，黄苔一般主热证，厚薄与邪气的盛衰成正比

考点　触诊

触痛点和筋结、触畸形、触肿块、触异常活动和触皮肤

内容	应用
触痛点和筋结	牵涉痛、放射痛，需要进一步触诊。对于隐匿性损伤，触诊压痛点防止漏诊
触畸形	感受凸起、凹陷、尖锐、钝性等畸形，可用于判断骨折和脱位的位置、移位情况等
触肿块	注意部位、质地、大小及边界、活动度、有无粘连及波动感等
触异常活动	多见于骨折和韧带断裂
触皮肤	感受皮肤的温度、弹性、湿度、动脉搏动、有无水肿

切诊

脉象	性质特点	临床意义
浮脉	轻按应指即得，重按之后反觉脉搏的搏动力量稍减而不空	新伤瘀肿、疼痛剧烈或兼有表证

续表

脉象	性质特点	临床意义
沉脉	轻按不应，重按始得	主病在里，内伤气血、腰脊损伤疼痛时多见
迟脉	脉搏至数缓慢，每息脉来不足四至	主寒、主阳虚，常见于筋伤挛缩、瘀血凝滞。迟而无力见于损伤后期气血不足，复感寒邪
数脉	每息脉来超过五至，在损伤发热时多见	数而有力为实热，数而无力为虚热。浮数热在表，沉数热在里
滑脉	往来流利，如盘走珠	主痰饮、食滞。胸部挫伤血实气壅及妊娠期
涩脉	脉形不流利，细而迟，往来艰涩，如轻刀刮竹	主气滞、血瘀、精血不足。损伤血亏津少不能濡润经络的虚证、气滞血瘀的实证
弦脉	脉来端直以长，如按琴弦，主诸痛、肝胆疾病、阴虚阳亢	胸胁部损伤及各种损伤剧烈疼痛时，弦而有力者称为紧脉，外感寒盛之腰痛
濡脉	浮而细软，脉气无力以动	气血两虚
洪脉	脉形如波涛汹涌，来盛去衰，浮大有力，应指脉形宽，大起大落	主热证，见于伤后邪毒内蕴，热邪炽盛，或伤后血瘀化热
细脉	脉细如线	虚损，以阴血虚为主，或气虚或久病体弱
芤脉	浮大中空	多见于损伤出血过多时
结、代脉	间歇脉的统称。脉来缓慢而时一止，止无定数为结脉；脉来动而中止，不能自还，良久复动，止有定数为代脉	疼痛剧烈，脉气不衔

考点　动诊

概念	通过对关节和肌肉活动的检查，明确其功能状态，以便及时发现疾病的部位		
检查	关节活动功能	主动活动、被动活动	
	肌肉运动功能	肌张力	在静止状态下，肌肉完全松弛时，肌肉仍保持着一定的紧张度
			↓多见于下运动神经元损伤、低血钾、肌肉疾患；↑多见于上运动神经元损伤
			"－"表示肌张力消失，反射消失。"＋"表示肌张力降低，反射减弱。"＋＋"表示肌张力正常，反射正常引出。"＋＋＋"表示肌张力较高，反射亢进。"＋＋＋＋"表示肌肉阵发性痉挛，轻度阵挛。"＋＋＋＋＋"表示肌肉持续性痉挛，严重阵挛

考点　量诊

肢体长度测量法	上肢长度	从肩峰至桡骨茎突尖（或中指尖）
	上臂长度	肩峰至肱骨外上髁
	前臂长度	肱骨外上髁至桡骨茎突，或尺骨鹰嘴至尺骨茎突
	下肢长度	相对长度为髂前上棘到内踝下缘的距离，也可以为脐到内踝的距离
	大腿长度	髂前上棘至膝关节内缘
	小腿长度	膝关节内缘至内踝，或腓骨头至外踝下缘
关节活动范围测量法	中立位0°法	以中立位为起始点0°，按该肢体运动平面的两个相反方向记录其活动的角度
	临肢夹角法	以两个相邻肢体相互接近时所构成的夹角计算
	测量长度法	如颈椎前屈可测下颏与胸骨柄的距离

肢体周径和肌容积测量	粗于健侧	较健侧显著增粗并有畸形者，多属骨折、关节脱位。如无畸形而较健侧粗者，多系筋伤肿胀
	细于健侧	多由于陈伤误治或有神经疾患而致肌肉萎缩
畸形的测量	肘内翻/肘外翻	上肢伸直前臂旋后位，测量上臂与前臂所形成的角度
	膝内翻	两内踝并拢，测两膝间的距离
	膝外翻	两侧股骨内髁并拢，测两侧内踝间的距离
肌力检查	肌力测定方法	嘱患者主动运动关节或施加以阻力来了解肌肉（或肌群）收缩和关节运动情况，从而判断肌力状态
	肌力测定标准	可分为6级：0级，Ⅰ级，Ⅱ级，Ⅲ级，Ⅳ级，Ⅴ级

考点　特殊检查

检查部位	实验方法
颈部	颈椎间孔挤压试验，颈椎间孔分离试验，臂丛神经牵拉试验，深呼吸试验（Adson试验），超外展试验，椎动脉扭曲试验（旋颈试验）
胸腰背部	胸廓挤压试验，直腿抬高试验及加强试验，拾物试验，仰卧挺腹试验，背伸试验
骨盆	骨盆挤压试验，骨盆分离试验，骨盆纵向挤压试验，屈膝屈髋试验，梨状肌紧张试验，床边试验，髋外展外旋试验（"4"字试验），斜扳试验
肩部	搭肩试验（肩关节内收试验），肱二头肌紧张试验，直尺试验，疼痛弧试验，冈上肌腱断裂试验，空罐试验（Jobe test），外旋衰减试验，Lift off试验，Neer试验
肘部	腕伸肌紧张试验，密耳征（Mill征），屈肌紧张试验，叩诊试验
腕和手部	握拳试验，腕三角软骨挤压试验，腕管叩击试验，指浅屈肌试验，指深屈肌试验
髋部	髋关节屈曲挛缩试验，托马斯征（Thomas征），髋关节过伸试验，"望远镜"试验，蛙式试验，下肢短缩试验
膝部	髌骨研磨试验，恐惧试验，关节间隙压痛，麦氏征，挤压研磨试验，抽屉试验，拉赫曼试验（Lachman试验），侧方挤压试验，浮髌试验
踝部	踝关节背伸试验，伸踝试验，足内、外翻试验，踝抽屉试验，提踵试验，跖骨头挤压试验，跟轴线测量

第二章　影像学检查

考点　影像学检查

X线检查	可诊断骨折、脱位、骨关节、脊柱的病变及评估治疗效果，观察骨骼生长发育和某些营养及代谢性疾病对骨骼的影响情况。 ①正侧位：为最常用的投照角度，如胸片、骨盆正位。②正斜位：当骨骼在侧位上有较多重叠时可选择，如手、足、肋骨正斜位。为看清特殊结构也可增加斜位，如颈椎双斜位、腰椎双斜位。③侧轴位：在正位投照重叠较多时可选择此位，如跟骨侧轴位。④开口位：可看到寰枢椎脱位、齿状突骨折、齿状突发育畸形等病变。⑤特殊情况：如颈椎、腰椎的功能位；肩胛骨正侧位；骨盆的出口位、入口位、闭孔斜位；膝关节负重位、屈膝45°位、应力位等。四肢长骨要包括病变邻近的一个关节，必要时包括上下两个关节；一侧骨关节病变不够明显时，可两侧同时投照
CT检查	应用于骨折及脱位，四肢骨关节及脊柱肿瘤，脊柱疾患
MRI检查	即磁共振成像术，用于骨折、脊柱病变（如椎间盘疾患、椎管狭窄、椎骨与椎间盘的感染，以及脊髓内、外肿瘤）、关节病变

中医骨伤科学

第三章　中医诊疗技术

考点　药物疗法

骨伤三期辨证用药	初期	攻下逐瘀法，行气活血法，凉血止血法，通窍宣闭法
	中期	和营止痛法，接骨续筋法，舒筋活络法
	后期	补益气血法，滋养肝肾法，调补脾胃法，温经通络法
骨病内治三大法则	消法	清热解毒法，温经通阳法，祛痰散结法
	托法	骨病疮疡中期正虚毒盛，不能托毒外达，疮形平塌，根脚散漫，难溃难腐
	补法	气血虚弱补养气血；脾胃虚弱健脾和胃；肝肾不足补养肝肾
骨伤骨病外治方药	敷贴方药	使用外用药膏及膏药
	掺撒方药	药物碾成细小粉末，直接掺在伤口上，或掺在软膏上敷贴患部
	涂擦方药	将药物制成液状药剂，涂于局部；或在施行理伤手法时，使用于患处
	熏洗方药	热敷熏洗法，湿敷洗涤法
	热熨方药	选用温经祛寒、行气活血止痛的药物，加热后用布袋装好，熨贴于损伤局部

考点　手法

正骨手法

手法	内容
手摸心会	正骨手法的首要步骤，用手触摸骨折部位，按照先轻后重、由浅及深、由远至近、两端相对的方法，也是手法整复的最高境界
拔伸牵引	克服肌肉的拮抗力，矫正重叠移位，恢复肢体长度
旋转回绕	矫正骨折断端的旋转畸形及背向移位
屈伸收展	矫正骨折断端的成角畸形，尤其是关节附近的骨折
端挤提按	适用于侧方及前后移位的畸形
成角折顶	适用于横断或锯齿型骨折
夹挤分骨	适用于两骨并列部位的骨折
摇摆触碰	适用于横断、锯齿型骨折
对扣捏合	适用于分离型或粉碎性骨折
按摩推拿	梳理骨折周围的软组织，使肌肉、肌腱等组织柔顺、舒展，软组织的顺平对骨折复位也具有辅助作用

理筋手法

	手法	内容
基本手法	摩法	用手掌或手指在体表做有节律的环形抚摩
	按法	用手指或手掌着力于体表一部位或穴位上，逐渐用力下压
	推法	用手指或手掌着力于人体一定部位或穴位上，用力向一定方向推动
	揉法	用拇指或手掌在皮肤上做轻轻回旋揉动
	拨法	用拇指加大劲力与筋络循行方向横向拨动，或拇指不动，其他四指取与肌束、肌腱、韧带的垂直方向，单向或反复拨动
	擦法	用手掌、大小鱼际、掌根或手指在皮肤上摩擦
	滚法	指手部在治疗部位以滚动的形式，形成滚压刺激

基本手法	拿法	拇指与其他四指相对成钳形，一紧一松地用力提揉捏，以挤捏肉、韧带等软组织
	点压法	根据经络循行路线，选择适当穴位，用手指在经穴上点穴按压
	搓法	双手掌面相对放于患部两侧，用力做快速搓揉，同时做上下或前后往返移动
	抖法	双手握住患者上肢或下肢的远端，稍用力做连续、小幅度、快速的上下抖动，使关节松动
运动关节类手法	屈伸法	对关节做被动屈伸运动，适用于功能活动障碍的关节
	旋转扳法	对关节做被动旋转摇晃扳动，多用于颈椎、腰椎，分为颈部旋转扳法和腰部旋转扳法
	腰部背伸法	通过腰部背伸的动作达到松解腰部紧张，分为站立位法和卧位法
	拔伸牵引法	术者和助手分别握住患肢的远近端，用力对抗牵引

考点 夹板固定

适应证	四肢闭合性骨折（骨干骨折、关节面完整的关节内骨折、接近关节的干骺端骨折等、创口小且良好处理的四肢开放性骨折）
禁忌证	较严重的开放性骨折、难以整复或固定的关节内骨折、软组织条件差的骨折、伴随或怀疑有血管损伤者
注意事项	扎带松紧度要适宜，要求能提起扎带在夹板上下移动1cm；固定后定期行X线检查

考点 石膏固定

适应证	骨折、脱位复位后；神经、血管、肌腱断裂缝合；关节矫形或融合术后；化脓性关节炎、骨髓炎局部制动等
禁忌证	开放性损伤尤其伴有厌氧菌感染者；全身情况不稳定、严重脏器疾病者；肿胀进行性加重者
注意事项	在石膏未凝固结实前不要搬动患者，操作过程中用手掌、忌用手指捏压；及时观察石膏的松紧度；定期复查X线片

第四章 常见技术操作

考点 关节穿刺与注射、封闭疗法

方法	适应证	禁忌证
关节穿刺与注射	关节疾病	—
封闭疗法	身体各部位的肌肉、肌腱、韧带、筋膜、腱鞘、滑膜、滑囊和神经的急慢性损伤或退行性改变引起的局部疼痛性疾病	发热、局部感染或红肿热痛、血糖控制欠佳、出血倾向或凝血机制障碍、结核、肿瘤、麻醉药和注射药物过敏、严重脏器疾病发作期、体质虚弱难以耐受

考点 牵引疗法

方法	适应证	禁忌证
皮肤牵引	小儿下肢骨折；骨折需要持续牵引，不需要强力牵引或不适于其他牵引者；不需要较大牵引力的短期牵引；为防止或矫正髋、膝关节屈曲、挛缩畸形者	皮肤有破损或感染、溃疡者；有血运循环障碍，如静脉曲张、血栓栓塞者；皮肤对胶布过敏者；小重量牵引不能达到矫正错位目的者

续表

方法	适应证	禁忌证
骨牵引	成人不稳定性骨折；开放性骨折；部分颈椎骨折或脱位；因软组织条件欠佳短期不能行手术者；陈旧性骨折脱位、关节挛缩等成人肌力较强部位骨折的术前准备	牵引处为开放性损伤污染严重者；牵引局部骨质有损伤、病变及严重骨质疏松者；牵引处皮肤有过敏、感染或疾病等

考点　开放伤口的清创

时间	一般伤后6~8小时内的伤口经彻底清创后可一期缝合，战伤及火器伤除外
步骤	①清洗和消毒。②清创：在术前预置充气式止血带，充分显露并清除坏死组织，处理重要组织，充分冲洗。③组织修复处理：肌腱、神经、血管等损伤应争取修复。④关闭伤口：Ⅰ型开放性损伤可一期闭合伤口
其他处理	如术中无法对骨折端固定，可选择石膏、骨牵引等固定
	药物治疗
	及时观察伤口变化、判断是否有感染发生
	观察血运、皮肤感觉、运动等，尤其对于神经、血管损伤者

考点　复位内固定技术

内固定物种类	钢针、螺钉、钢板、髓内钉等
国际骨折内固定学会（AO）骨折治疗基本原则	①骨折端的解剖复位，特别是关节内骨折。②为满足局部生物力学需要而设计的坚强内固定。③无创外科操作技术的应用，以保护骨折端及软组织的血运。④肌肉及骨折部位邻近关节早期、主动、无痛的活动，以防止骨折病的发生
生物学固定理念（BO）	通过间接复位和微创技术实现对骨折的治疗
常用骨折固定技术	张力带技术、骨折端加压技术、支撑技术、桥接技术等

第五章　骨折

考点　锁骨骨折★

症状		外伤后锁骨局部的疼痛、肿胀、活动障碍
临床诊断要领	问诊	外伤的原因、时间、当时的情况及有无合并损伤等
	望诊	患者伤肢常紧贴胸壁侧面，以健侧手托住患肘，头部向患侧肩关节倾斜，下颌偏向健侧，患肩向内、下、前倾斜。骨折局部皮肤明显肿胀伴有皮下瘀斑，锁骨上下窝变浅或消失。有移位的骨折，可见向上方和后方的突起，骨折若重叠移位，则患肩变短。肢端肤色、肿胀程度可初步提示是否合并血管损伤等。呼吸困难提示可能有气胸或肋骨骨折
	触诊	能摸到台阶样畸形，并有骨折断端的异常活动
	影像学检查	前后位X线片检查，必要时可行锁骨45°头倾位检查

治疗	非手术治疗	幼儿无移位骨折或青枝骨折可用三角巾悬吊患侧上肢；轻度移位者用"∞"字绷带或双圈固定1~3周；有移位骨折可用复位（膝顶复位法），固定，练功活动
	手术治疗	①伴血管神经损伤。②开放性骨折。③移位明显，断端有刺破皮肤的危险。④锁骨远端骨折合并喙锁韧带损伤（Ⅱ型）。⑤多发性骨折患者活动受限。⑥浮动肩。⑦合并癫痫发作、帕金森病等。⑧患者不接受畸形愈合形成的包块。⑨患者无法接受长时间的"∞"字绷带或双圈固定

考点　肱骨外科颈骨折★

症状		外伤后的肩部疼痛、肿胀及活动障碍
临床诊断要领	问诊	问疼痛部位以判断受伤的部位；受伤的姿势以判断骨折为外展型或是内收型
	望诊	伤肢可紧贴胸壁也可呈外展，以健侧手托患侧肘部。皮肤瘀斑常出现在上臂的前内侧，肩关节局部肿胀
	触诊	上臂近端环形挤压痛和纵轴叩击痛是典型表现。检查皮肤的针刺觉和轻触觉，是否为腋神经损伤
	影像学检查	对肩关节进行正位、穿胸侧位X线片检查，可以加拍腋位X线片检查
治疗	非手术治疗	适用于无移位的裂缝骨折或嵌插骨折，以及对生活质量要求较低或伴有多种疾病、不能耐受手术治疗的患者。有移位骨折需行复位，固定，练功活动
	手术治疗	手法复位失败或合并血管、神经损伤应手术治疗

考点　肱骨干骨折★

症状		上臂中段部位的疼痛、肿胀多考虑为肱骨干骨折的可能
临床诊断要领	问诊	外伤的原因、疼痛部位、活动情况、时间；腕关节及手指关节的活动、手背虎口部的感觉
	望诊	上臂部位明显肿胀，呈短缩、成角畸形，皮肤可见明显瘀血，手腕呈下垂的姿势考虑桡神经损伤
	触诊	压痛明显，上臂环形挤压痛和纵轴叩击痛；可触及骨折断端的移位情况；重点检查虎口区感觉、腕关节和手指关节的背伸功能
	影像学检查	肱骨干正侧位X线片检查，需包含邻近的肩肘关节，累及关节的骨折加拍CT
治疗	非手术治疗	为首选治疗，包括复位、固定、练功活动。无移位骨折用夹板固定3~4周，早期行功能锻炼；有移位骨折行手法复位和夹板固定
	手术治疗	用于闭合复位失败、多发伤、合并血管伤、开放性骨折、病理性骨折、骨不连、畸形愈合等，如闭合复位外固定器固定术、切开复位钢板螺钉内固定术、交锁髓内钉内固定术等

考点　肱骨髁上骨折★

症状		外伤后肘部的疼痛、肿胀及关节活动障碍
临床诊断要领	问诊	问清受伤的时间、姿势，有无合并伤，患肢的皮肤感觉有无麻木以及活动情况，移位明显者多肿胀较重，受伤后正中神经支配区皮肤有无感觉麻木，关节活动情况
	望诊	部分肘关节损伤后表现为严重肿胀，伴水疱；前臂及手部的皮肤如表现为苍白或青紫，应考虑血管损伤；伸直型肱骨髁上骨折可导致肘关节呈靴形畸形
	触诊	肘关节近端部位压痛及上臂的纵向叩击痛阳性；肘后三角关系正常；检查桡动脉搏动情况判断有无肱动脉损伤；检查手部正中神经、桡神经分布区皮肤的触觉有无减退
	影像学检查	肘关节正侧位X线片检查，儿童患者拍摄健侧肘关节进行对比

治疗	非手术治疗	无移位骨折可置患肢于屈肘 90°位，用颈腕带悬吊 2~3 周。移位骨折行手法复位和夹板固定以及做握拳、腕关节屈伸等练功活动
	手术治疗	夹板固定不能维持，可行经皮穿针内固定；手法复位失败或伴血管神经损伤者，可行切开复位，采用钢板螺钉内固定术

考点 尺骨上 1/3 骨折合并桡骨头脱位（又称孟氏骨折）

症状		外伤后肘部及前臂的疼痛、肿胀及畸形
临床诊断要领	问诊	受伤姿势、时间、处理方式等，有无骨折后伸指无力的情况
	望诊	前臂的肿胀程度、皮肤情况。骨折移位明显者可见尺骨成角隆凸或凹陷畸形
	触诊、动诊	压痛部位位于尺骨中上段和桡骨头部位。肘关节前外或后外方可以摸到脱出的桡骨头。检查手指是否有被动牵拉痛、桡动脉搏动减弱、手部的皮肤感觉异常，手指指伸肌的肌力等
	影像学检查	前臂正侧位 X 线片检查，应包括肘、腕关节。必要时可行双侧对比，以评价上、下尺桡关节
治疗	非手术治疗	可采用手法复位、前臂超肘关节夹板固定治疗。合并桡神经损伤者，亦用此法，桡骨头脱位整复并妥善固定后，桡神经多在 3 个月内自行恢复；配合一些练功活动
	手术治疗	手法整复失败者，应早期及时切开复位内固定。上尺桡关节部分情况会嵌入软组织，阻碍桡骨头的复位，因此必须切开复位上尺桡关节

考点 尺桡骨干双骨折 ★

症状		外伤后前臂的疼痛、肿胀及前臂功能消失，主要是旋转功能丧失
临床诊断要领	问诊	损伤的时间、暴力因素，患肢手部的皮肤感觉及活动
	望诊	前臂肿胀，非开放性损伤者皮肤有擦伤、瘀血等。前臂畸形可呈现多种，重叠、成角、旋转、侧方移位等均有可能
	触诊	前臂局部有压痛、纵向挤压痛，可触及骨擦音及骨擦感。常规按骨筋膜室综合征的检查要点进行评估
	影像学检查	前臂正侧位 X 线片检查，应包括肘、腕关节。必要时可行双侧对比，以评价上、下尺桡关节。粉碎性骨折，可行 CT 三维重建
治疗	非手术治疗	通过手法复位及夹板固定能获得基本的功能，进行练功活动
	手术治疗	手法整复失败者，应及时切开复位内固定，必须恢复骨干的长度、对线和旋转功能。切开复位内固定时，可使用有限接触动力加压钢板或锁定钢板，在尺骨部位髓内针也可使用

考点 桡骨下 1/3 骨折合并下尺桡关节脱位（又称盖氏骨折）

临床诊断要领	问诊	损伤的时间、暴力因素，患肢手部的皮肤感觉及活动，开放伤情况
	望诊	前臂及腕部明显肿胀，部分开放伤会有皮肤破损伤口等，按开放性损伤的要求诊查伤口。桡骨下 1/3 部向掌侧或背侧成角，尺骨向尺侧、背侧突出，腕关节呈桡偏畸形
	触诊、动诊	桡骨下 1/3 局部有压痛和纵向叩击痛，伴有异常活动和骨擦音及骨擦感。下尺桡关节松弛，挤压痛，按压尺骨小头时有浮动感，腕关节活动障碍，前臂旋转功能受限
	影像学检查	前臂正侧位 X 线片检查，应包含肘、腕关节；侧位片上，尺桡骨干正常应相互平行重叠

| 治疗 | 非手术治疗 | 复位；固定；练功活动 |
| | 手术治疗 | 手法整复失败者，应及时切开复位内固定，必须恢复骨干的长度、对线和旋转功能。切开复位内固定时，通常采用钢板螺钉固定桡骨干骨折，同时检查下尺桡关节的稳定性 |

考点 桡骨远端骨折★

症状		外伤后腕部的疼痛、肿胀及活动受限
临床诊断要领	问诊	外伤时间、受伤的姿势、疼痛的部位、手指的感觉、处理的方式
	望诊	关节的肿胀程度、皮肤有无破损（开放性或是闭合性）、关节畸形情况、手指关节屈伸活动情况、末梢血运
	触诊	可有腕关节的环状压痛和纵向挤压痛；可触及移位的骨折端，伸直型骨折可触及骨折远端向背侧移位，屈曲型骨折则远端向掌侧而近端向背侧移位，桡偏、短缩移位可触及向桡侧和近端移位的桡骨茎突；皮肤的针刺觉和轻触觉用于判断神经损伤的部位
	影像学检查	腕关节正侧位 X 线片，进一步评估关节面、骨折粉碎或移位情况可选择 CT
治疗	非手术治疗	复位；固定；练功活动
	手术治疗	对于不稳定性骨折、粉碎性骨折或稳定性骨折手法复位失败、经非手术治疗后骨折再移位等情况，可选择手术治疗

考点 掌骨骨折

临床诊断要领	问诊	多外伤史明确，伤后局部疼痛肿胀，多不伴有其他损伤
	望诊	局部肿胀，部分可见骨折部位短缩或隆起畸形
	触诊	局部压痛、掌骨的纵向挤压痛、压痛部位可判断掌骨具体的骨折部位，局部的移位、畸形等一般均可触及并伴有骨擦音和骨擦感。手指关节活动障碍，活动时疼痛加重
	影像学检查	手部正斜位 X 线片检查。对于隐匿性骨折还需行 CT 检查
治疗	非手术治疗	掌骨头骨折，掌骨颈骨折，掌骨干骨折，第 1 掌骨基底骨折合并腕掌关节脱位（Bennett 骨折）
	手术治疗	经过手法复位后，骨折仍明显移位的；外固定难于维持复位；患者不能接受骨折处的畸形愈合；部分开放性骨折等。可以选择经皮穿针内固定术、切开复位内固定术等

考点 指骨骨折★

症状		局部疼痛、肿胀、畸形为主
临床诊断要领	问诊	多并发于手部的开放性损伤中，如开放性骨折则应按开放性损伤进行细致问诊
	望诊	局部肿胀，压痛、纵向挤压痛明显，手指功能障碍
	触诊	皮下触及骨折的畸形、移位等。骨折明显移位者，可有骨擦音、骨擦感和异常活动
	影像学检查	手的正斜位或手指正侧位 X 线片检查，可明确骨折部位和移位情况。骨折可发生于近节、中节或远节
治疗	非手术治疗	指骨骨折大部分无明显移位，无须手术治疗，可采用手法复位、夹板或支具固定的非手术治疗
	手术治疗	闭合复位无法维持复位，尤其存在旋转移位者；关节内骨折；严重软组织损伤；开放性骨折

中医骨伤科学

考点　股骨颈骨折★

临床诊断要领	问诊	受伤的姿势、时间和目前的症状
	望诊	肿胀程度、皮肤破损及颜色、下肢是否出现畸形情况等
	触诊	患者腹股沟中点有明显压痛，患肢纵轴叩击痛阳性，叩击股骨大粗隆可引起疼痛。部分患者可触及股骨大粗隆轻度上移
	动诊、量诊	伤后髋关节活动度减少，活动时肌肉呈防御性肌紧张状态。部分患者下肢的长度出现轻度短缩畸形，大转子在 Nélaton 线之上
	影像学检查	正侧位 X 线片能明确骨折类型、部位和移位情况。对可疑骨折，应加拍健侧 X 线片对比或 1~2 周后再复查，因经 1 周后骨折局部出血会被吸收，则可清楚显示骨折线。对于严重粉碎性骨折，可行 CT 三维重建
治疗	非手术治疗	无移位或嵌插型骨折无须复位，可让患者卧床休息，将患肢置于外展、膝关节轻度屈曲、足中立位。防止患肢外旋，可在患足穿一带有横木板的"丁"字鞋，在固定期间应嘱咐患者做到不盘腿、不侧卧、不下地
	手术治疗	有闭合或切开复位空心钉内固定、动力髋（DHS）联合防旋螺钉固定等，首选闭合复位，部分患者可采用人工关节置换术

考点　股骨粗隆间骨折

症状		因跌倒后暴力直接撞击转子部而导致骨折。髋部疼痛伴肿胀明显，因粗隆间骨折比股骨颈骨折局部出血多，明显肿胀。髋部及患肢活动受限，不能站立或行走
临床诊断要领	望诊	股骨转子部肿胀明显，局部肿胀显著伴有广泛瘀斑。患肢出现短缩、内收、外旋畸形
	触诊	股骨大粗隆部触及明显压痛，压痛明显部位是损伤的部位，纵向叩击痛阳性
	动诊、量诊	同股骨颈骨折，多表现为关节因疼痛而活动严重受限、下肢长度出现短缩等
	影像学检查	髋关节正侧位 X 片，明确骨折部位、类型和移位情况。严重粉碎骨折，可行 CT 三维重建，以明确骨折移位情况
治疗	非手术治疗	用于无移位骨折、手术无法复位及固定、基础条件差难以耐受手术或麻醉的患者。主要是指闭合复位、牵引固定和功能锻炼，同时积极预防并发症
	手术治疗	治疗股骨转子间骨折的内固定材料可分为髓外钉板系统和髓内钉固定系统

考点　股骨干骨折★

临床诊断要领	问诊	受伤的时间、受伤的姿势、疼痛的部位等，患者的失血情况，有无失血性休克的表现，是否合并胸腹部及骨盆等部位的损伤
	望诊	患肢明显肿胀，可比健侧增粗 1cm，呈缩短、成角等外观畸形，可有假关节形成。严重移位的股骨下 1/3 骨折，在腘窝处多观察到有巨大的血肿
	触诊	压痛部位、触摸患肢肿胀的程度及骨擦音和异常活动等
	动诊、量诊	检查髋关节及膝关节活动度。测量股骨周径，评估肿胀及软组织损伤程度
	影像学检查	股骨正侧位 X 线片，可显示骨折的部位、类型及移位情况。考虑有血管损伤时，可做血管彩超或血管造影（数字减影 DSA）
治疗	非手术治疗	手法复位，夹板固定的同时需配合持续牵引治疗
	手术治疗	用于严重开放性骨折早期就诊者；合并神经血管损伤，需手术探查及修复者；多发性损伤便于治疗者；骨折断端间嵌夹有软组织者；牵引失败者；骨折畸形愈合或不愈合者。常用的方式有闭合或有限切开复位髓内钉固定、切开或微创复位钢板螺钉内固定、外固定器固定等

考点 髌骨骨折★

临床诊断要领	问诊	受伤时间、受伤姿势、疼痛部位等
	望诊	患者不能伸直膝关节站立。因髌骨骨折系关节内骨折，故膝关节内有大量积血，肿胀严重，血肿迅速渗于皮下疏松结缔组织中，形成局部瘀斑。部分患者膝前方可见皮擦伤及破损
	触诊	可触及髌骨连续性消失及骨折端。移位明显时，其上下骨折端间可触及一凹沟，有时可触及骨擦音
	影像学检查	X 线片可显示骨折的类型和移位情况。如为纵裂或边缘骨折，须拍摄轴位片，自髌骨的纵轴方向投照才能显示骨折。临床上怀疑有髌骨骨折的患者，一般常规拍摄侧位和轴位片
治疗	非手术治疗	用于闭合、无移位、伸膝结构完整的髌骨骨折及部分稳定的纵行骨折。抽出关节内积血后包扎，用长腿石膏托固定患肢于略屈膝位（10°左右）3～4周，在此期间练习股四头肌等长收缩，去除石膏后练习膝关节屈伸活动；抱膝圈对髌骨进行固定
	手术治疗	适用于骨折移位明显，关节面不平整超过2mm，合并伸膝支持带撕裂。固定方式有克氏针钢丝张力带固定、记忆合金聚髌器固定。少数严重粉碎性髌骨骨折多需联合采用经骨缝合肌腱修复、髌骨部分或完全切除等，同时需相应的修补重建技术

考点 胫骨平台骨折★

临床诊断要领	问诊	膝部的疼痛、肿胀、活动受限结合疼痛情况及外伤受力姿势、伤后情况询问
	望诊	膝关节的肿胀程度、皮肤有无破损、是否有膝内翻或膝外翻畸形的情况等。严重骨折时可见张力性水疱
	触诊	有压痛者触诊侧副韧带部位，如出现肿胀和压痛则提示有损伤。严重者可触及突出移位的骨折端
	特殊检查	胫骨平台骨折后关节内积血，故浮髌试验可为阳性。伴有侧副韧带损伤者可出现侧方挤压试验阳性。若交叉韧带断裂，则可有抽屉试验阳性，但急性期因关节肿胀抽屉试验多难以检查，可行拉赫曼试验
	影像学检查	膝关节正侧位 X 线片确定骨折类型；常规检查 CT，明确骨折的整体及关节面情况；MRI 可清楚地显示骨髓水肿及隐匿的骨折线，在后期也可评定半月板、交叉韧带及侧副韧带损伤情况
治疗	非手术治疗	轻度移位的外侧平台劈裂骨折或凹陷不严重者，可行手法整复外固定；严重塌陷骨折，采用撬拨复位；整复或复位后可予以夹板固定；早期做股四头肌及关节屈伸锻炼，解除固定后不负重下练习膝关节屈伸活动或扶拐步行锻炼
	手术治疗	采用螺钉、支撑钢板、胫骨近端解剖锁定钢板、T 形钢板等器材。部分压缩骨折因复位后骨质缺损严重，可选用自体骨、人工骨、骨水泥等骨替代物填充

考点 胫腓骨干骨折★

临床诊断要领	问诊	受伤的原因，重力打击、挫压、撞击等，骨折线多呈横断、短斜、蝶形或粉碎性，骨折局部软组织损伤较严重。骨折为强力扭转或滑倒等，骨折线多呈斜形或螺旋形，且多为腓高胫低
	望诊	损伤严重时患肢可高度肿胀，如进行性加重，应判断有无血管损伤；易合并骨筋膜室综合征，须严密观察
	触诊、量诊	小腿胫腓骨折端处压痛明显，肢体纵向叩击痛亦明显，且多可触及骨擦音及异常活动
	影像学检查	胫腓骨正、侧位 X 线片可明确诊断骨折的部位、类型和移位情况

中医骨伤科学

续表

治疗	非手术治疗	无移位的胫腓骨干骨折采用小夹板或石膏固定；有移位的稳定性骨折（如横断骨折或斜形骨折），应手法复位，小夹板或石膏固定；稳定的中、下部胫腓骨干骨折，用超关节小夹板固定
	手术治疗	不稳定的胫腓骨干双骨折，若手法复位失败建议手术治疗；有血管损伤、开放性损伤、骨筋膜室综合征者应急诊手术治疗。手术方式有钢板内固定、髓内钉固定和外固定器固定

考点　踝部骨折★

临床诊断要领	问诊	受伤的时间、受伤的姿势、疼痛的部位、畸形情况等
	望诊	皮肤有无破损和关节畸形情况，可出现踝关节皮下瘀血。外翻骨折时踝关节多呈外翻畸形，内翻骨折多呈内翻畸形，距骨脱位时，畸形更明显
	触诊	局部压痛明显，重点按压腓骨的外侧包括上端、外踝前下方和下方、内踝、内踝下方及踝关节后侧，内外踝如无压痛应内外扣挤判断胫腓联合部位有无压痛，踝关节可触及骨擦音与异常活动
	影像学检查	踝关节正侧位X线片检查，可明确诊断骨折的部位、类型和移位情况
治疗	非手术治疗	无移位或轻微移位的骨折，可用短腿石膏夹板或U形石膏托固定4~6周后，去除外固定练习踝关节活动，伤后2~3个月开始负重。部分移位骨折也可通过手法整复外固定治疗
	手术治疗	手法整复失败者；骨折不稳定如前踝或后踝骨折端>1/4，且距骨有脱位者；关节内有游离骨片妨碍复位者；开放性骨折，清创后可同时进行内固定；陈旧性骨折

考点　跟骨骨折

病因		多为由高处跌落，足跟先着地，可合并脊椎压缩性骨折或脱位，甚至引起颅底骨折和颅脑损伤
临床诊断要领	问诊	受伤的时间、受伤的姿势、疼痛的部位等情况。应注意询问有无颅脑及脊柱损伤的症状
	望诊	足跟部可有局部肿胀，皮下瘀斑，并常延伸至跟腱处
	触诊	局部压痛明显，可触及移位的骨折端，可触及骨擦感及异常活动
	影像学检查	X线片明确骨折类型、程度、移位方向。CT检查可清晰显示关节面及整体骨折情况
治疗	非手术治疗	①手术复位。②钢针撬拨。③固定方法。④练功活动
	手术治疗	多采用外侧的"L"形切口，部分骨折也可采用跗骨窦切口，此切口可避免皮缘坏死的发生

考点　肋骨骨折★

临床诊断要领	问诊	多有外伤史，直接外力作用或跌倒时撞击，也可在长期剧烈咳嗽或喷嚏后出现。伤后局部疼痛，尤以肋肋部为主，说话、打喷嚏、咳嗽、深呼吸和躯干转动时疼痛加剧
	望诊	呼吸较浅而快，局部皮下血肿或瘀斑。多根肋骨双处骨折时，该部胸廓失去支持而出现反常呼吸。可并发血气胸，应观察呼吸情况，以及有无发绀、缺氧
	触诊	骨折处有剧烈压痛，沿肋骨可触及骨骼连续性中断或骨擦感。第1、2肋骨骨折应检查血管及神经情况，下部肋骨应进行腹部触诊
	特殊检查	胸廓挤压试验多为阳性
	影像学检查	肋骨正斜位片可直接显示骨折部位；肋骨三维CT检查可显示肋骨的整体面貌
治疗	非手术治疗	单纯肋骨骨折，因有肋间肌固定和其他肋骨支持，多无明显移位，不需要整复；多根或伴有多段骨折，移位明显，甚至造成浮动胸壁时，需复位与固定
	手术治疗	多根多处肋骨骨折引起浮动胸壁，出现反常呼吸，且患者不能充分换气，不能有效咳嗽排痰时，可考虑手术切开复位。手术材料可选择吸收肋骨钉、记忆合金接骨板等

临床诊断要领	问诊	具体疼痛的部位、伤后肢体感觉及活动情况、有无颅脑损伤的表现等
	望诊	整体状态，包括意识、呼吸、肢体活动情况，局部皮肤可有皮擦伤、破损等
	触诊	沿脊柱中线自上而下逐个按压棘突，寻找压痛点，发现棘突后突，表明椎体压缩或骨折脱位；棘突间距增大者提示椎骨脱位或棘间韧带断裂；棘突排列不在一条直线上，提示脊柱有旋转或侧方移位
	影像学检查	X线片可明确骨折或脱位的部位、类型和损伤程度；CT能观察脊髓受压程度和血肿大小；MRI可显示椎管内软组织的损害程度
治疗	非手术治疗	适用于大多数稳定性骨折，尤其是胸、腰椎压缩型骨折。包括复位、固定、功能锻炼、药物
	手术治疗	骨折脱位移位明显、闭合复位失败或骨折块突入椎管压迫脊髓者应选择手术切开复位，解除脊髓压迫，重建脊柱稳定性。手术的目的是复位减压、稳定和融合，方式有后路经椎弓根螺钉复位内固定术、前路减压及植骨融合内固定术等

第六章　脱位

考点　肩关节脱位

临床诊断要领	问诊	受伤的姿势、时间、疼痛部位、有无外伤史等
	望诊	患者呈现患肢轻度外展位，以健侧手托住患侧前臂，头部向患侧倾斜。注意观察皮肤破损及软组织损伤的程度，有无活动性出血等
	触诊	肩峰下可触及凹陷及空虚感，可在喙突下、腋窝内或锁骨下扪及肱骨头
	影像学检查	行肩胛骨平面前后位及Y位（肩胛骨侧位）X线片，也可加摄腋轴位。必要时进一步做CT或MRI检查
治疗	非手术治疗	主要是指闭合复位外固定。对于肩关节新鲜的前脱位，通过手法整复达到较好的复位，然后将患肢悬吊固定
	手术治疗	切开复位的情况：①脱位合并神经、血管损伤，临床症状明显，手法整复后症状未缓解者。②合并肱二头肌长头肌腱滑脱，多次手法整复未成功者。③合并肱骨外科颈骨折，经手法整复未成功者。④合并关节盂大块骨折，估计日后将影响关节稳定者。⑤合并大结节骨折，骨折块嵌夹于肱骨头与关节盂之间，阻碍复位者。青壮年陈旧性肩关节脱位手法整复失败者，习惯性脱位者，可考虑手术复位

考点　肘关节脱位★

临床诊断要领	问诊	外伤的时间、受伤的姿势、皮肤的感觉、处理的方式。前臂及手部的肿胀、皮肤感觉、手指活动的情况等
	望诊	重点观察关节肿胀及畸形情况。闭合性脱位可见皮下瘀血，或伴有皮肤擦伤等
	触诊	常规检查前臂及手部的皮肤感觉、动脉搏动，以及腕、手指关节活动
	影像学检查	对于肘关节脱位患者，一般选择肘关节正侧位片，可基本了解脱位情况。如伴有骨折，为明确骨折情况必要时可选择CT。在肘关节不稳定需评估韧带等损伤时，可选择MRI检查
治疗	非手术治疗	手法复位，固定，练功活动
	手术治疗	新鲜性肘关节前脱位合并尺骨鹰嘴骨折，肘关节后脱位有内上髁骨折块嵌入关节腔或合并神经、血管损伤而手法复位失败，以及超过3周的陈旧性脱位者，应手术切开复位，并对骨折予以固定处理

考点　小儿桡骨头半脱位★

临床诊断要领	问诊	了解受伤情况。多为被牵拉后出现局部疼痛及活动受限
	望诊	患儿肘关节呈半屈曲、前臂旋前位，不敢屈肘及上举，以健侧手保护患侧肘部。局部一般无明显畸形、肿胀等
	触诊	触及伤肢肘部和前臂时，患儿可因疼痛而引起哭叫，桡骨头处有压痛
	影像学检查	不需要影像学检查。如怀疑其他损伤者，应行 X 线检查以判断有无异常
治疗	非手术治疗	一般手法复位均能成功
	其他	若复位未成功，也可使患儿屈肘 90°，向旋后方向来回旋转前臂，亦可复位

考点　掌指关节及指间关节脱位★

临床诊断要领	问诊	外伤的原因、时间、部位等。多不伴有神经、血管的损伤
	望诊	掌指关节脱位可出现掌指关节肿胀，过度背伸畸形。指间关节脱位可出现指间关节肿胀，呈过度背伸或内、外翻畸形，自动伸屈活动障碍
	触诊	压痛的部位一般也多是损伤的部位，关节局部可触及突出的关节端
	影像学检查	手指正侧位或手的正斜位 X 线片可明确掌指关节和指间关节脱位的部位和方向。应注意观察有无伴随的骨折
治疗	非手术治疗	一般手指关节脱位均可采用手法复位外固定的方式治疗
	手术治疗	手法复位失败，或合并骨折、韧带断裂复位后不稳定者，需切开复位，对骨折进行内固定和修复韧带

考点　颞下颌关节脱位

临床诊断要领	问诊	脱位的间隔、发作次数、既往的治疗情况及其他相应情况等
	望诊	多口呈半开状，不能自如张合，语言困难，流涎。双侧脱位者下颌骨下垂并向前突出，咬肌痉挛呈块状隆起，面颊扁平。单侧脱位口角歪斜，下颌骨向健侧倾斜下垂
	触诊	颧弓下可摸到髁状突，耳屏前方可触及凹陷
	影像学检查	张口过度、咬食硬物所致者，一般不需要 X 线检查；外力打击者需行 X 线检查排除髁状突骨折
治疗	非手术治疗	手法复位，托住颏部，维持闭口位，用四头带兜住患者下颌部，打结，允许张口超过 1cm
	手术治疗	当手法复位不成功或习惯性脱位需行手术者应由口腔颌面外科诊治

第七章　颈椎疾患

考点　落枕★

临床诊断要领	问诊	有睡眠姿势不良史，头颈过度旋转，或遭受风寒史。晨起突感颈部疼痛不适，活动欠利，多无头晕、头痛、上肢疼痛麻木等
	望诊	部分患者头常歪向患侧，颈部多角度活动受限
	触诊	可触及条索状硬结，斜方肌及大小菱形肌部位亦常有压痛
	特殊检查	头顶叩击试验、椎间孔挤压试验、臂丛神经牵拉试验等，以排除其他病证
	影像学检查	对于反复发作者，应行 X 线片排除颈椎失稳、退变等情况
治疗	①理筋手法。②药物治疗：葛根汤、桂枝汤或独活寄生丸。③练功活动：做头颈的前屈后伸、左右旋转动作。④物理治疗：电疗、磁疗、超声波等，以局部透热，缓解肌肉痉挛	

考点 颈椎病 ★

分型	神经根型	颈部单侧局限性疼痛，颈根部呈电击样向肩、上臂、前臂乃至手指放射疼痛，且有麻木感。颈部活动受限、僵硬，颈椎横突尖前侧有压痛及放射性疼痛，患侧肩胛骨内上部常有压痛点，部分患者可摸到条索状硬结。臂丛神经牵拉试验、颈椎间孔挤压试验阳性。部分患者肱二头肌反射、肱三头肌反射、桡骨膜反射可减弱，受累神经支配的对应肌肉肌力减弱。霍夫曼征阴性
	脊髓型	自觉颈部僵硬，缓慢进行性双下肢麻木、发冷、疼痛，走路欠灵活、无力，打软腿、易绊倒，不能跨越障碍物。双侧脊髓传导束的感觉与运动障碍即受压脊髓节段以下感觉障碍、肌张力增高；腱反射活跃或亢进，髌阵挛、踝阵挛阳性，霍夫曼征、巴宾斯基征等锥体束征阳性
	椎动脉型	头颈旋转时引起眩晕发作是本病的最大特点；旋颈试验阳性
	交感神经型	颈肩部酸困疼痛，伴有头痛或偏头痛，恶心、呕吐，上肢发凉发绀，眼部视物模糊，眼窝胀痛，眼睑无力，耳鸣、听力减退或消失，心前区持续性压迫痛或钻痛
鉴别诊断		神经根型颈椎病应与胸廓出口综合征鉴别。脊髓型颈椎病应与椎管内肿瘤、肌萎缩性侧索硬化症相鉴别。椎动脉型颈椎病应与梅尼埃病相鉴别
治疗		脊髓型颈椎病一经明确诊断，须早期采用手术治疗，其余均可以手法治疗为主，配合药物、牵引和练功等治疗

第八章 腰部疾患

考点 急性腰扭伤 ★

临床诊断要领	问诊	多有扭伤或用力不当史，伤后腰部即出现剧烈疼痛，其疼痛为持续性，深呼吸、咳嗽、打喷嚏等用力时均加剧。腰部不能挺直，仰俯转侧均感困难，严重者卧床难起，有时伴下肢牵涉痛。如出现血尿者，应考虑合并肾脏损伤
	望诊	多数常僵直在某一固定姿势
	触诊	腰部僵硬，腰肌紧张。压痛点在棘突旁竖脊肌处、腰椎横突或髂嵴后部多为腰肌及筋膜损伤；棘突上或棘突间压痛多为棘上、棘间韧带损伤；在髂嵴部与第五腰椎间三角区多为髂腰韧带损伤；在棘突两旁较深处，棘突偏歪，多为椎间小关节损伤
	特殊检查	直腿抬高试验阳性，但加强试验为阴性。局部封闭后检查，疼痛明显减轻或消失可与腰椎间盘突出神经根受压的下肢放射痛相鉴别
	影像学检查	行 X 线检查已排除其他病变如骨折等，多可见腰椎生理前凸消失和轻度侧弯
治疗		腰部扭伤以手法治疗为主，配合药物、固定和练功等治疗。腰部挫伤则以药物治疗为主

考点 慢性腰肌劳损 ★

临床诊断要领	问诊	患者腰部隐痛反复发作，劳累后加重，休息后缓解。腰部喜暖怕凉，腰痛常与天气变化有关
	望诊	脊柱外形一般无异常，有时可见腰椎生理性前凸曲度变浅，严重者腰部功能可略受限
	触诊	单纯性腰肌劳损的压痛点，常位于棘突两旁的竖脊肌处、髂嵴后部或骶骨后面的竖脊肌附着点处。若有棘上或棘间韧带劳损，则位于棘突上或棘突间
	特殊检查	直腿抬高试验阴性，神经系统检查多无异常
	影像学检查	X 线片检查多无异常改变，部分患者可有脊柱腰段的轻度侧弯，或有腰椎、骶椎先天性畸形，或伴有骨质增生
治疗		慢性腰肌劳损以手法治疗为主，配合药物、针灸、练功等方法治疗

考点　腰椎间盘突出症 ★

结构		腰椎间盘是两个相邻腰椎椎体之间的软骨连结，由髓核、纤维环及终板构成
邻近结构		腰椎管位于腰椎间盘的后方，椎管内为硬膜囊；侧隐窝在侧椎管位置，其前面为椎体后缘，后面为上关节突前面与椎板和椎弓根连结处，外面为椎弓根的内面
临床诊断要领	问诊	多有受寒、劳累或外伤史，出现腰腿痛，下肢常以坐骨神经痛为主，疼痛在咳嗽、打喷嚏、用力排便等腹压增高时加剧，卧床休息尤其是屈髋屈膝位卧床时缓解。腰椎活动受限，严重者可卧床不起，翻身困难
	望诊	腰椎生理性前凸减少、消失，或后凸畸形。部分患者为不同程度的腰椎侧凸，是代偿畸形。如髓核突出的部位位于脊神经根内侧，因脊柱向患侧弯曲可使脊神经根的张力减低，所以腰椎弯向患侧
	触诊	腰部肌肉紧张、痉挛。突出的椎间隙棘突旁 1.5cm 处可有压痛和叩击痛，并伴下肢放射痛。沿坐骨神经走行可有压痛
	特殊检查	直腿抬高试验及加强实验阳性；股神经牵拉试验阳性；神经系统检查（肌力下降、感觉障碍、反射改变）
	影像学检查	①X 线片提示患者有无腰椎生理弯曲变化和脊柱侧凸情况，有无结核、肿瘤等骨病。②CT 可较清楚地显示椎间盘突出的部位、大小、形态和神经根、硬脊膜囊受压移位的情况。③MRI 无放射性损害，可清晰地显示椎间盘突出的形态及其与硬膜囊、神经根等周围组织的关系
鉴别诊断		腰椎椎管狭窄症、梨状肌综合征、脊柱转移肿瘤、强直性脊柱炎、第三腰椎横突综合征、腰椎结核、腰扭伤、腰肌劳损
治疗		绝对卧床休息、牵引、理疗（激光疗法、水疗、蜡疗和磁疗等）、推拿按摩、西药治疗（非甾体类抗炎镇痛药、阿片类等）、中药治疗、手术治疗

考点　腰椎椎管狭窄症 ★

临床诊断要领	问诊	患者表现为腰骶部疼痛，多为缓发性、持续性疼痛，腿痛多为双侧，疼痛性质为酸痛、刺痛或灼痛，多出现在站立或久行后，腰部前屈位（如蹲位）疼痛多可缓解或消失。间歇性跛行是特征性症状
	望诊	早期患者多无压痛、无畸形及活动受限
	触诊	病久者可出现腰椎侧弯畸形，腰椎局部压痛。部分患者可出现下肢肌肉萎缩，以胫前肌及伸肌最明显。症状典型者腰部后伸受限
	特殊检查	背伸试验阳性；患者可没有任何阳性体征，主诉症状和查体多不相符。症状重、体征少
	影像学检查	X 线片能显示椎体骨质增生，小关节突增生、肥大，椎间隙狭窄，椎板增厚密度增高，椎间孔前后径变小，或见椎体滑脱、腰骶角增大等改变。CT 可以看到后纵韧带钙化，骨刺形成，关节突关节增生、内聚、肥厚，容易看到黄韧带的钙化肥厚等，电子计算机断层扫描脊髓造影（CTM）检查，可以明确硬膜囊受压的情况。MRI 能清楚地显示椎管、硬膜囊外脂肪、硬膜囊、脑脊液、脊髓等结构，能够进行矢状位成像
鉴别诊断		血栓闭塞性脉管炎、腰椎间盘突出症
治疗		以手法治疗为主，配合药物等治疗，必要时行手术治疗；中医认为本病主要是肾气亏虚者，治宜补肾益精；偏肾阳虚者治宜温补肾阳，可用右归丸或补肾壮筋汤加减；偏肾阴虚者治宜滋补肾阴，可用左归丸、大补阴丸。外邪侵袭型，属寒湿痹痛者治宜祛寒除湿、温经通络。风湿盛者以独活寄生汤为主，寒邪重者以麻桂温经汤为主，湿邪偏重者以加味术附汤为主。属湿热腰痛者治宜清热化湿，以加味二妙汤为主

第九章　上肢疾患

考点　肩关节周围炎★

参与活动		前屈、后伸、内收、外展、内旋、外旋
临床诊断要领	问诊	多见于中老年人，女性多于男性，多数患者呈慢性发病，少数有外伤史
	望诊	肿胀不明显，后期可有患侧的三角肌萎缩表现。早期外展、外旋活动开始受限，逐步发展成外展、外旋、后伸等各方向功能活动均受到严重限制
	触诊	肩关节周围部分肌肉疼挛。肩前、后、外侧均可有压痛，多在肩峰下滑囊、结节间沟、喙突、大结节等处，也可为广泛性压痛而无局限性压痛点。可在部分肌群扪及条索样硬化结构
	动诊、量诊	肩关节各方向的活动受限，以外展、外旋、后伸障碍最明显，主动和被动活动受限。测量肩关节各活动角度的大小并记录，有助于调整治疗方案、评价治疗效果
	特殊检查	肩外展试验阳性。肩部的特殊检查阴性具有鉴别意义，如肱二头肌抗阻力试验、疼痛弧试验阴性
	影像学检查	X线检查及MRI检查多属阴性，但对鉴别诊断有意义
鉴别诊断		肩袖损伤、神经根型颈椎病
治疗		非手术治疗为主，主要针对控制疼痛及改善肩关节活动这两个方面。以手法治疗为主，配合药物、理疗及练功等综合性治疗

考点　肩袖损伤★

原因		急性运动创伤；慢性撞击损伤；组织退变血供不足
临床诊断要领	问诊	肩部酸痛，夜间尤甚，疼痛逐渐加重，肩关节外展、外旋活动无力并受限，可逐步发展成肩关节活动广泛受限
	望诊	患者患侧上肢外展上举动作逐步受限，初期可无功能障碍，其症状逐步加重，后期也可产生僵硬、冻结表现。肩关节外形无明显变化
	触诊	急性发作期可扪及肩胛骨周围散在压痛点，可存在部分放射痛，肩部无红肿热痛
	动诊	肩袖结构中冈上肌损伤表现为在肩部外展或屈曲至60°～120°（运动疼痛弧）疼痛通常加重，而在<60°或>120°时疼痛通常减轻或消失
	特殊检查	损伤部位不同患者可出现"空罐"试验、Jobe试验、Neer试验、冈上肌腱断裂试验、外旋衰减试验、Lift off试验等相应的阳性表现
	影像学检查	X线多为阴性，MRI能较为客观地明确肩袖损伤及其程度，但是在老年病患中，肩袖损伤的影像表现常与临床表现不一致，故需综合评估
治疗		急性损伤的患者应以颈腕带悬吊制动保护为基础治疗并加强患侧三角肌提肩锻炼，局部可使用膏药等外用药物治疗。疼痛较重的可口服非甾体类消炎止痛药；而急性严重的肩袖撕裂且功能明显障碍者，则需要关节镜下手术缝合获得早期愈合，减少后期功能障碍发生。慢性磨损性肩袖损伤，尤其是老年人群中非巨大撕裂的肩袖损伤，经非手术治疗结合适宜的功能锻炼，均能改善症状、控制疾病发展

考点 肱二头肌肌腱炎

<table>
<tr><td rowspan="5">临床诊断要领</td><td>问诊</td><td>急性发病，肩关节前方疼痛，肩上举或后伸常有疼痛，穿衣、脱衣困难。肩关节外展、后伸及旋转活动受限且有疼痛</td></tr>
<tr><td>望诊</td><td>患者肩部形态一般无异常，肩部活动正常，不能提重物屈肘活动</td></tr>
<tr><td>触诊、动诊</td><td>肱二头肌间沟及喙突附近压痛明显；一般肩部活动正常，若合并肩关节周围炎则肩关节活动度减小，甚至失去活动度</td></tr>
<tr><td>特殊检查</td><td>肱二头肌抗阻力试验阳性</td></tr>
<tr><td>影像学检查</td><td>肩关节后前位 X 线片常无明显异常。疑为肱二头肌长头肌腱腱鞘炎时应常规摄肱骨结节间沟切线位 X 线片。部分患者可见结节间沟变窄、变浅、沟底或沟边有骨刺形成</td></tr>
<tr><td colspan="2">治疗</td><td>局部制动、局部封闭、理筋手法、非甾体类消炎止痛药、物理治疗、热敷、练功活动或手术</td></tr>
</table>

考点 肱骨外上髁炎 ★

<table>
<tr><td rowspan="5">临床诊断要领</td><td>问诊</td><td>起病缓慢，初起时在劳累后偶感肘外侧疼痛，延久逐渐加重，疼痛甚至可向上臂及前臂放散，影响肢体活动，但早期功能活动多不受限</td></tr>
<tr><td>望诊</td><td>患者患处外形一般无异常</td></tr>
<tr><td>触诊、动诊</td><td>肱骨外上髁及肱桡关节间隙处有明显的压痛点；抗阻力肘关节屈曲并伸腕时可诱发疼痛及无力感</td></tr>
<tr><td>特殊检查</td><td>腕伸肌紧张试验阳性，前臂伸肌腱牵拉试验阳性</td></tr>
<tr><td>影像学检查</td><td>X 线片检查多为阴性，偶见肱骨外上髁处骨质密度增高的钙化阴影或骨膜肥厚影像</td></tr>
<tr><td colspan="2">治疗</td><td>理筋手法、药物外用、药物内服、物理疗法、针灸治疗、小针刀疗法、局部封闭治疗、手术治疗</td></tr>
</table>

考点 腕三角软骨损伤 ★

<table>
<tr><td rowspan="6">临床诊断要领</td><td>问诊</td><td>发生的时间、部位、有无外伤史以及受伤体位</td></tr>
<tr><td>望诊</td><td>局部皮肤有无红肿及隆起。本病患者急性损伤腕关节可有肿胀，慢性劳损多无肿胀。尺骨小头可向背侧隆起</td></tr>
<tr><td>触诊</td><td>腕关节尺侧或下尺桡关节有明显压痛</td></tr>
<tr><td>动诊</td><td>腕关节屈伸旋转时会引起疼痛，部分患者前臂旋前时尺骨小头向背侧突起</td></tr>
<tr><td>特殊检查</td><td>腕三角软骨挤压试验阳性</td></tr>
<tr><td>影像学检查</td><td>X 线检查可以看到部分患者下尺桡关节间隙增宽，尺骨向背侧移位。MRI 和 B 超检查可以清晰显示腕三角软骨损伤</td></tr>
<tr><td colspan="2">治疗</td><td>可以进行手法治疗、药物治疗、固定治疗、物理治疗，保守治疗无效的患者，可在腕关节镜下行三角软骨切除或修补术。尺骨远端切除由于破坏腕尺侧稳定性，应谨慎使用</td></tr>
</table>

考点 桡骨茎突狭窄性腱鞘炎

<table>
<tr><td rowspan="5">临床诊断要领</td><td>问诊</td><td>发生时间、部位、外伤史。特别询问引起疼痛的诱发原因，哪些动作会诱发疼痛</td></tr>
<tr><td>望诊</td><td>桡骨茎突处多有肿胀，部分患者可见此处明显突起</td></tr>
<tr><td>触诊、动诊</td><td>桡骨茎突处有明显压痛，部分患者疼痛剧烈，局部可有痛性结节；腕关节主动桡偏或者伸拇指及腕关节被动尺偏或屈拇指的动作可引起患者疼痛</td></tr>
<tr><td>特殊检查</td><td>握拳尺偏试验（Finkalstern 征）阳性</td></tr>
<tr><td>影像学检查</td><td>一般不需要行影像学检查，为鉴别诊断可以行 X 线及 B 超检查</td></tr>
<tr><td colspan="2">治疗</td><td>可以手法治疗、针刀治疗、药物治疗、固定治疗、封闭治疗、物理治疗、针灸治疗，对于保守治疗无效的患者，可行腱鞘切开松解术。松解后一般不缝合腱鞘，直接缝合皮肤</td></tr>
</table>

考点　屈指肌腱腱鞘炎

临床诊断要领	问诊	发生的时间、部位及有无外伤史，以及有无频繁运用手指的情况
	望诊	部分患者可观察到局部掌骨头掌侧肿胀
	触诊	掌骨头掌侧鞘管处有明显压痛，部分患者可以触及米粒大小结节，按压此结节并嘱患者屈伸手指时，可引发弹响
	影像学检查	本疾病一般不需要行影像学检查。X线检查结果可以表现为阴性
治疗		可进行手法治疗、针刀治疗、药物治疗、固定治疗、封闭治疗、物理治疗、针灸治疗，对于保守治疗无效的患者，可行腱鞘切开松解术。必要时可以切除部分腱鞘，以免再次形成狭窄

第十章　下肢疾患

考点　股骨头缺血性坏死 ★

临床诊断要领	问诊	询问髋部创伤史、激素服用史、嗜酒史及基础病史，协助诊断
	望诊	病变早期患者可因疼痛出现轻度跛行
	触诊、动诊	髋关节前侧腹股沟处及股骨头处压痛明显，可有大转子叩击痛；髋关节主、被动活动可引起髋部疼痛。早期髋关节活动正常或轻度受限，晚期髋关节屈曲、外展、旋转活动明显受限，严重者关节强直
	特殊检查	"4"字试验阳性，髋关节屈曲挛缩试验阳性。晚期可出现髋关节半脱位，髋关节承重机能试验（Trendelenburg 征）阳性
	影像学检查	股骨头坏死 X 线分期有多种方法，临床常用的有 Ficat 四期分期法、Marcus 六期分期法和 Steinberg 七期分期法等；CT 检查可确定股骨头坏死灶的位置和范围；MRI 是目前早期诊断股骨头坏死最敏感的检查方法
鉴别诊断		髋关节骨关节炎、类风湿关节炎
分期辨证	气滞血瘀证	主症：①髋部疼痛，痛如针刺，痛处固定。②关节活动受限。次症：①面色暗滞。②胸胁胀满疼痛。③舌紫/青/暗或有瘀斑。④脉弦或涩
	痰瘀阻络证	主症：①髋部疼痛，或有静息痛。②关节沉重。次症：①胸脘满闷。②形体肥胖。③舌胖大苔白腻，舌紫/青/暗或有瘀斑。④脉弦涩/滑，或脉沉涩/滑
	经脉痹阻证	主症：①髋痛至膝，动则痛甚。②关节屈伸不利。次症：①倦怠肢乏。②周身酸楚。③舌暗或紫。④脉涩而无力
	肝肾亏虚证	主症：①髋部疼痛，下肢畏寒。②下肢僵硬，行走无力。次症：①腰膝酸软。②下肢痿软无力。③头晕或健忘。④舌淡苔白。⑤脉沉而无力
治疗		原则是改善股骨头血液循环，保留或挽救髋关节功能。非手术治疗：中药内服治疗、制动治疗、手法治疗、针灸治疗等；手术治疗有介入治疗、股骨头髓芯减压术、带肌蒂或血管蒂植骨术、血管移植术、人工关节置换术

考点 髋关节暂时性滑膜炎 ★

临床诊断要领	问诊	应注意询问起病的缓急，有无感染性疾病病史及外伤史。患者近期可有上呼吸道、中耳炎等感染病史，或者有蹦、跳、滑等外伤史
	望诊	观察髋关节有无肿胀、畸形、强迫体位、行走姿势异常等。患者髋关节可处于屈曲、内收、内旋位，行走跛行
	触诊	髋关节囊前方和后方均可有压痛，可有患侧股内收肌痉挛，下肢纵轴叩击痛阳性
	动诊、量诊	髋关节主动活动受限，被动内旋、外展及伸直活动受限，且疼痛加剧。可有骨盆倾斜，双下肢不等长，患肢比健肢长 0.5~2cm
	影像学检查及实验室检查	X 线检查为髋关节囊阴影明显增厚，呈球样膨出，关节腔积液严重时可见关节间隙增宽，股骨头轻度向外侧移位，无骨质破坏。MRI 可显示关节积液、滑膜病变、关节囊增厚等信号；实验室检查多数病例白细胞计数及血沉均正常，少数可轻度增高；结核菌素试验阴性，髋关节穿刺检查可见关节液多澄清透明，亦可呈轻度浑浊
治疗		早期应卧床休息，积极治疗原发病，消除上呼吸道感染等疾病的影响，治疗以手法、牵引、药物、理疗等非手术疗法为主

考点 膝骨关节炎

临床诊断要领	问诊	起病的急缓、疼痛的部位、诱因及有无外伤史。常表现为慢性起病、反复发作、逐渐加重的特点
	望诊	有无肿胀、畸形、关节屈伸活动异常等情况。急性期由于炎性反应，关节肿胀，经休息肿胀可迅速消退
	触诊、动诊	膝关节内外侧间隙、膝眼、髌骨周缘等处可触及不同程度的压痛，部分急性发作、关节红肿者膝关节局部皮温可增高
		膝关节主动或被动活动时可有软骨摩擦音或关节摩擦感，后期可出现不同程度的膝关节活动受限，股四头肌肌张力降低
	特殊检查	髌骨关节有退变者，髌骨研磨试验阳性；如膝关节肿胀，则浮髌试验阳性；合并半月板损伤，则麦氏征阳性
	辅助检查	X 线检查观察软骨下骨的骨密度有无增高（增生、硬化）及囊性骨质密度降低（囊样变），关节边缘（股骨及胫骨内外髁、髌骨周缘）有无骨质增生和骨赘形成；MRI 检查可早期诊断骨关节炎
鉴别诊断		类风湿关节炎、化脓性关节炎、关节结核
治疗		中药内服、中药外治、理筋手法、针灸治疗、针刀治疗、封闭治疗、西药治疗、关节腔注射、物理治疗、练功疗法；手术治疗：对于持续性疼痛、非手术治疗无效，或关节畸形、功能障碍明显，或关节内游离体交锁者，可考虑手术治疗

考点 膝关节创伤性滑膜炎

病因	急性创伤性炎症：多发生于爱好运动的青年人，以出血为主。滑膜受伤充血，产生大量积液，滑膜损伤破裂则大量血液渗出，积液、渗血可增加关节内压力，阻碍淋巴系统循环，影响关节功能活动
	慢性劳损性炎症：以渗出为主，慢性损伤导致滑膜产生炎症渗出、关节积液属中医的"痹证"范围，多由风寒湿三气杂合而成，一般夹湿者为多，或肥胖之人，湿气下注于关节而发病
临床诊断要领	急性滑膜炎：有膝关节受到打击、碰撞、扭伤等明显的外伤史。膝关节伤后肿胀、疼痛，一般呈膨胀性胀痛或隐痛，尤以伸直及完全屈曲时胀痛难忍
	慢性滑膜炎：有劳损或关节疼痛的病史。膝关节肿胀、胀满不适、下蹲困难，或上下楼梯疼痛，劳累后加重，休息后减轻，肤温正常，浮髌试验阳性
治疗	①理筋手法。②药物治疗。③固定方法。④练功活动。⑤抽吸积液

考点 膝关节侧副韧带损伤★

临床诊断要领	问诊	要询问患者损伤发生的时间、部位及具体损伤的情况，多表现为局部疼痛、肿胀和活动受限或不稳。特别要询问患者引起损伤的外力大小、作用部位和方向，以及受伤体位
	望诊	膝关节内侧或外侧副韧带处肿胀，皮下有瘀斑，膝关节呈轻度屈曲位。如合并半月板、交叉韧带损伤或关节内撕脱骨折者，可因关节内血肿表现为全膝关节肿胀
	触诊	内侧副韧带损伤时压痛点在股骨内上髁、关节间隙或胫骨内侧髁，外侧副韧带损伤时压痛点在腓骨头或者股骨外上髁
	特殊检查	膝关节侧方挤压试验具有重要意义。内侧副韧带损伤时，膝关节被动伸直位并外展小腿进行膝关节内侧分离试验时，可诱发疼痛及异常侧向运动。外侧副韧带损伤时，膝关节外侧分离试验阳性
	影像学检查	X线检查应将膝关节置于外翻或者内翻位拍摄应力位片，应两侧膝关节同时拍摄，以便于对照。膝关节正位片可显示损伤侧关节间隙增宽，并可显示有无合并撕脱骨折。MRI是目前诊断膝关节侧副韧带损伤最准确的影像学检查方法，可同时明确有无交叉韧带和半月板等损伤，并为临床治疗方案的选择和手术方案的制定提供可靠依据
治疗		不完全断裂者，可采取药物治疗、手法治疗、固定治疗、物理治疗进行保守治疗；完全断裂者，应手术修复（侧副韧带完全断裂者，应尽早做手术修补。术后屈膝20°位以石膏或者支具固定，4~6周解除固定。陈旧性损伤则需要进行韧带重建）

考点 膝关节半月板损伤★

临床诊断要领	问诊	主要症状是膝关节活动痛，以行走和上下坡时明显，部分患者可出现跛行
	望诊	急性损伤后可见膝关节肿胀，关节活动屈伸障碍，有时出现皮下瘀血
	触诊	内侧半月板损伤压痛在膝关节内侧间隙，外侧半月板损伤压痛在外侧关节间隙
	特殊检查	膝关节半月板旋转挤压试验及半月板研磨试验具有重要意义。半月板损伤患者往往上述查体表现为阳性体征
	影像学检查	MRI检查可将半月板损伤情况分为三度：Ⅰ度为半月板出现团片状信号，无临床意义，通过组织学观察可见半月板黏液样变性。Ⅱ度为半月板内线性信号增高，可延伸至半月板的关节囊缘，但未到关节面缘。Ⅲ度为半月板内高信号累及关节面缘，也就是半月板撕裂
治疗		Ⅲ度损伤应手术治疗，其他可用药物治疗、手法治疗、固定治疗。其他类型的半月板损伤，如迁延不见好转者，可考虑采用膝关节镜手术治疗，以防止继发创伤性关节炎

考点 膝关节交叉韧带损伤★

临床诊断要领	问诊	膝关节交叉韧带损伤往往有明确的外伤史。交叉韧带位置较深，非严重的暴力不易引起交叉韧带的损伤或断裂
	望诊、触诊	出现活动受限，伴有肿胀，呈半屈曲状，腘窝处可能有瘀斑，甚至不能继续运动。反复损伤出现关节积液、肿胀及交锁表现。急性肿胀者局部皮温可能升高
	特殊检查	抽屉试验、Lachman试验、轴移试验；后交叉韧带损伤，胫骨后沉试验阳性
	影像学检查	X线片检查有时可见胫骨隆突撕脱骨片或膝关节脱位。MRI检查是诊断交叉韧带损伤的重要手段之一
治疗		不完全断裂者，可采取保守治疗；完全断裂者，应手术治疗。对于交叉韧带完全断裂或伴有半月板、侧副韧带损伤者，应选择手术治疗，以确保膝关节稳定装置的修复，多采用膝关节镜微创手术治疗

考点 踝部扭伤 ★

临床诊断要领	问诊	踝部扭伤往往有明显的外伤史。伤后踝关节肿胀逐步加重，早期功能障碍轻，随肿胀加重而加重
	望诊	受伤后踝关节骤然肿胀、疼痛，伤后 2～3 天局部可见瘀斑
	触诊、动诊	损伤区存在压痛，Ⅱ度和Ⅲ度损伤可能伴有踝关节的主动活动（背伸、跖屈、内翻和外翻）受限。在不同方向活动踝关节，检查踝关节韧带及周围软组织，了解具体损伤结构及程度
	影像学检查	严重扭伤疑有韧带断裂或合并骨折脱位者，应做与受伤姿势相同的内翻或外翻位 X 片。一侧韧带撕裂往往显示患侧关节间隙增宽，下胫腓韧带断裂可显示内外踝间距增宽
治疗		对于反复踝关节扭伤及运动要求较高的患者，可以根据情况进行手术治疗

考点 跟痛症

临床诊断要领	问诊	疼痛发生的部位、时间、程度、诱因及加重和缓解因素。疼痛部位确定是在足底部还是在足跟后部，应与跟腱炎相鉴别
	望诊	多数患者步态自如，但疼痛剧烈时可有轻度行走跛行。少数患者有平足。跟骨跖面局部无明显肿胀或有轻度红肿，少数久病患者可有足跟部皮肤或脂肪垫萎缩
	触诊	跟骨内侧结节处有局限性明显压痛点，若跟骨骨质增生较大时可触及骨性隆起
	影像学检查	X 线检查常见跟骨结节部前缘有一尖锐骨刺形成，刺尖方向与跖腱膜一致。但临床表现与 X 线征象常不一致，不成比例，有骨质增生者可无症状，有症状者可无骨质增生
治疗		一般采用药物、手法、针刀疗法、封闭治疗等保守治疗。顽固性跟骨疼痛，6 个月以上保守治疗无效者可考虑手术治疗。方法有跟骨骨刺及滑囊切除术、跟骨钻孔术等

第十一章 其他骨病疾患

考点 骨关节感染

化脓性骨髓炎

临床诊断要领		急性化脓性骨髓炎	慢性骨髓炎
	临床表现	起病急骤，寒战高热，全身中毒征象。患肢搏动性疼痛，不能活动，肿胀、红热，附近肌肉痉挛，干骺端压痛明显，拒按	有反复发作史。有局部窦道，排出脓液或死骨，窦口周围皮肤色素沉着。患肢增粗、变形，或有肢体不等长，病理骨折或脱位；急性发作时局部出现波动性肿块
	实验室检查	白细胞总数增高。血培养常阳性。穿刺抽出的脓液可培养出致病菌	急性发作，局部肿块未破溃时，白细胞总数可增高
	X 线检查	起病 2 周后可见局部骨质破坏，骨小梁紊乱，斑点状骨质吸收，髓腔内透亮区，骨膜反应，软组织肿胀。3～4 周后可见骨膜下反应新生骨，局部形成死骨	可见骨膜下层状新骨形成，骨质硬化，密度增加，包壳形成，内有死骨或无效腔。小儿可见骨骺被破坏甚至消失
治疗		①中药治疗：热毒注骨或创口红肿而脓未成者，治宜清热解毒、活血通络。可选用仙方活命饮、黄连解毒汤、五味消毒饮加减。外用药可选用金黄散、双柏散。若脓已成而未溃者，治宜托里透脓，可用托里消毒饮（散）。正虚邪侵，急性骨髓炎已溃或已转入慢性期者，治宜以气血双补为主，可用八珍汤、十全大补汤。若无死骨，破溃创面肉芽红润，可用生肌膏（散）。②西药治疗：应用抗生素、补液、加强营养等。③手术治疗	

化脓性关节炎

临床诊断要领	问诊	发病的时间，有无外伤史、手术史，有无发热，有无其他部位的炎症，以及有无就诊和处理的方式等
	望诊	由于炎症的存在，关节周围皮肤可有发红
	触诊	触皮温的高低，压痛的部位等。多数患者关节周围皮温升高，局部有明显压痛，区域淋巴结常有肿大
	动诊、量诊	关节周围肌肉会发生保护性痉挛，关节多处于半屈曲位并伴有活动障碍。可以测量肿胀部位周径评估肿胀程度
	实验室检查	血液检查白细胞及中性粒细胞计数增多，血培养有致病菌生长，血沉增快。关节液检查阳性结果对确定诊断具有重要意义，但如果抽取关节液时患者正在使用或近期曾用过抗生素，检查结果也可能为阴性
	影像学检查	X线检查早期无骨改变，因关节腔积液可见关节间隙变宽及软组织肿胀影，严重者可因关节腔膨胀出现脱位。晚期关节软骨破坏，关节间隙变窄或消失，严重者出现纤维性强直或骨性强直表现
鉴别诊断		风湿性关节炎、化脓性骨髓炎
治疗	内治法	西医治疗早期使用足量有效的抗生素；中医治疗初期治宜清热解毒、利湿化瘀，方药用黄连解毒汤、五神汤加减。酿脓期治宜清热解毒、凉血利湿，方药采用五味消毒饮、黄连解毒汤加减。溃脓期初溃脓泄不畅者应托里透脓，方药采用托里消毒饮或透脓散加减；若溃后正虚为主，则应补益气血，选用八珍汤、十全大补丸等
	外治法	关节制动与运动患者可用皮牵引、外固定支具、石膏、夹板等适当固定

骨关节结核

	证型	证候	治法	方药
中医诊治	阳虚痰凝	初起患处红、肿、热不明显，隐隐酸痛。继则关节活动障碍，动则疼痛加重	温阳通脉，散寒化痰	阳和汤
	阴虚内热	患处形成脓肿，午后潮热，颧红，夜间盗汗，口燥咽干，食欲减退或咳嗽痰血	养阴清热托毒	六味地黄丸＋清骨散、透脓散
	肝肾亏虚	脓肿破溃，排出稀薄脓液，可有干酪样物、形成窦道。形体消瘦，心悸、失眠、自汗、盗汗	补养肝肾	左归丸

西医诊治	病史	骨关节结核多继发于肺结核
	实验室检查	轻度贫血，活动期血沉增快、C反应蛋白升高；结核菌素试验、结明三项试验、脓液结核杆菌培养阳性
	影像学检查	①X线片：骨质破坏、关节间隙狭窄、周围软组织肿胀，除合并感染和修复外，骨质硬化少见。②CT：多发骨破坏，边缘环绕骨硬化缘，冷脓肿形成，部分脓肿边缘可见钙化，增强见边缘环行强化；软组织内见钙化及死骨。③MRI：椎体骨质破坏和椎体骨炎，椎间隙破坏，裂隙样强化，椎旁及硬膜外脓肿，增强后脓肿壁环行强化，后纵韧带线条样强化
	治疗	①抗结核药：足疗程选用异烟肼、对氨基水杨酸钠、利福平、吡嗪酰胺、乙胺丁醇等。②手术治疗

考点　骨质疏松症

临床诊断要领	问诊	腰背部疼痛，全身骨痛，肌肉疲劳、肌痉挛。应重点询问疼痛的性质、时间、加重因素及应用药物的反应情况等
	望诊	身高缩短、驼背；有的患者还出现脊柱后凸、鸡胸等胸廓畸形
	辅助检查	骨密度测定；X线检查；实验室检查：血尿常规、肝肾功能、血钙、血磷、碱性磷酸酶、血清蛋白电泳、尿钙、尿钠、肌酐、骨转换标志物等
鉴别诊断		骨软化症、多发性骨髓瘤、原发性甲状旁腺功能亢进症、成骨不全症
治疗		调整生活方式和骨健康基本补充剂；抗骨质疏松药物可增加骨密度，改善骨质量，显著降低骨折的发生风险；中药治疗

考点　骨肿瘤

临床诊断要领	问诊	首先应关注患者的年龄，还应询问症状出现的时间、部位、进展情况和治疗经过
	望诊	观察患者的整体状态，早期全身症状一般不明显。恶性肿瘤后期出现全身衰弱，形体消瘦，精神萎靡，神疲乏力，面色苍白，甚至出现形如枯槁等表现，气血两虚者舌淡苔薄，阴虚火旺者舌红无苔，气滞血瘀者舌紫苔黄。病变局部应观察皮肤颜色、肿胀及周围软组织情况等
	触诊	肿物的部位、大小、硬度、活动度，边界是否清楚，有无搏动感。良性骨肿瘤肿块一般呈膨胀性，硬度如骨样，边界清楚，无活动度；恶性肿瘤的骨外形一般不膨胀，周围软组织肿胀，肿块硬度不如良性骨肿瘤，边界不清楚，有些血管丰富的恶性骨肿瘤晚期当骨质有破坏时可扪及搏动，推之不活动
	实验室检查	良性骨肿瘤检查一般都为正常；恶性骨肿瘤可出现红细胞沉降率加快，晚期大多数出现贫血
	影像学检查	X线检查结果是诊断的重要依据。良性骨肿瘤的阴影比较规则，密度均匀，外围边界整齐，轮廓比较清楚，骨膜无反应性阴影，软组织内也无阴影；恶性骨肿瘤阴影多不规则，密度不均，边界不整，轮廓不清，多有骨膜反应
治疗	非手术治疗	中药治疗、放射治疗、化学药物治疗、免疫疗法
	手术治疗	良性骨肿瘤可选用刮除术、切除术，根据情况加植骨术；恶性肿瘤未波及周围软组织时，可选用瘤段切除灭活再植术、瘤段切除人工假体植入术；恶性肿瘤病情严重者，可选用截肢术

第六部分

针灸推拿康复学

第一章　经络总论

考点　经络系统的组成和概况

十二经脉的分布规律

十二经脉	四肢	分布
三阴经	上肢	太阴在前，厥阴在中，少阴在后
	下肢	内踝上 8 寸以下：厥阴在前，太阴在中，少阴在后
		内踝上 8 寸以上：太阴在前，厥阴在中，少阴在后
三阳经	上肢、下肢	阳明在前，少阳在中，太阳在后

十二经脉与脏腑器官的联络

经脉名称	属络的脏腑	联络的器官
手太阴肺经	肺、大肠、胃口	喉咙
手阳明大肠经	大肠、肺	下齿、口、鼻
足阳明胃经	胃、脾	鼻、上齿、口唇、喉咙
足太阴脾经	脾、胃、心	咽、舌本、舌下
手少阴心经	心、小肠、肺	咽、目系
手太阳小肠经	小肠、心、胃	咽、目内外眦、耳中、鼻
足太阳膀胱经	膀胱、肾	目内眦、耳上角、脑
足少阴肾经	肾、膀胱、肺、心、肝	喉咙、舌本
手厥阴心包经	心包、三焦	—
手少阳三焦经	三焦、心包	耳后、耳上角、耳中、目锐眦
足少阳胆经	胆、肝	目锐眦、耳后、耳中、耳前
足厥阴肝经	肝、胆、胃、肺	阴器、目系、唇内

十二经脉的循行走向、交接规律、气血循环流注

循行走向	手三阴从胸走手；手三阳从手走头；足三阳从头走足；足三阴从足走腹
交接规律	阳经与阴经（互为表里）在手足末端相交；阳经与阳经（同名经）在头面部相交；相互衔接的阴经与阴经在胸中相交
气血循环流注	肺大胃脾心小肠；膀肾胞焦胆肝肺

奇经八脉 ★

奇经八脉	功能
任脉	"阴脉之海"总任六阴经，调节全身阴经经气
督脉	"阳脉之海"总督六阳经，调节全身阳经经气
冲脉	涵蓄十二经气血，称"十二经之海""血海"
带脉	约束纵行躯干的诸条经脉
阴、阳维脉	维系全身阴、阳经

续表

奇经八脉	功能
阴、阳跷脉	调节下肢运动，司寤寐

十五络脉、十二经别、十二经筋

名称	作用
十五络脉	①加强十二经脉表里两经在体表的联系。②加强人体前、后、侧面联系，统率其他络脉。③渗灌气血以濡养全身
十二经别	①加强十二经脉表里两经在体内的联系。②加强足三阴、足三阳经脉与心脏的联系。③加强了十二经脉和头面部的联系。④扩大十二经脉的主治范围
十二经筋	约束骨骼，主司关节运动

考点 标本、根结、气街、四海的概念

标本	①"标"原义指树梢，引申为上部，与人体头面胸背的位置相应。②"本"原义指树根，引申为下部，与人体四肢下端相应。③主要指经脉腧穴分布部位的上下对应关系
根结	①"根"指根本、开始，即四肢末端井穴。②"结"指结聚、归结，即头、胸、腹部
气街	是经气聚集运行的共同通路
四海	即髓海、血海、气海、水谷之海的总称

考点 经络的作用和经络学说的临床应用

作用	联系脏腑，沟通内外；运行气血，营养全身；抗御病邪，反映病候；传导感应，调和阴阳	
临床应用	诊断：经络辨证、经络望诊、经络腧穴按诊、经络腧穴电测定	
	治疗：指导针灸治疗、药物归经	

第二章 腧穴总论

考点 主治特点

主治特点	治疗	规律
近治作用	局部及邻近组织器官	腧穴所在，主治所在
远治作用	远隔部位的组织器官	经脉所过，主治所及
特殊作用	双向的良性调整作用；相对特异的治疗作用	—

主治规律概述

主治规律	概念
分经主治	某一经脉所属的腧穴均可治疗该经循行部位及其相应脏腑的病证
分部主治	处于身体某一部位的腧穴均可治疗该部位及某类病证

十四经脉腧穴分经主治规律 ★

经名	本经主治	二经相同主治	三经相同主治
手太阴肺经	肺、喉病	—	胸部病
手厥阴心包经	心、胃病	神志病	
手少阴心经	心病		
手阳明经	前头、鼻、口、齿病	—	目病、咽喉病、热病
手少阳经	侧头、胁肋病	耳病	
手太阳经	后头、肩胛病、神志病		
足阳明经	前头、口齿、咽喉病，胃肠病	—	神志病、热病
足少阳经	侧头、耳、项、胁肋病，胆病	眼病	
足太阳经	后头、项、背腰病，肛肠病		
足太阴经	脾胃病	—	腹部病、妇科病
足厥阴经	肝病	前阴病	
足少阴经	肾病、肺病、咽喉病		
任脉	中风脱证、虚寒证	神志病、脏腑病、妇科病	—
督脉	中风昏迷、热病、头面部病		

考点 特定穴

五输穴概述

	具体内容
分布	肘膝关节以下
分类	所出为井，所溜为荥，所注为输，所行为经，所入为合
属性	阴井木，阳井金
主病	井主心下满，荥主身热，输主体重节痛，经主喘咳寒热，合主逆气而泄
治疗	春刺井，夏刺荥，季夏刺输，秋刺经，冬刺合

十二经脉五输穴

经脉	井	荥	输	经	合
手太阴肺经	少商	鱼际	太渊	经渠	尺泽
手厥阴心包经	中冲	劳宫	大陵	间使	曲泽
手少阴心经	少冲	少府	神门	灵道	少海
足太阴脾经	隐白	大都	太白	商丘	阴陵泉
足厥阴肝经	大敦	行间	太冲	中封	曲泉
足少阴肾经	涌泉	然谷	太溪	复溜	阴谷
手阳明大肠经	商阳	二间	三间	阳溪	曲池
手少阳三焦经	关冲	液门	中渚	支沟	天井
手太阳小肠经	少泽	前谷	后溪	阳谷	小海
足阳明胃经	厉兑	内庭	陷谷	解溪	足三里
足少阳胆经	足窍阴	侠溪	足临泣	阳辅	阳陵泉
足太阳膀胱经	至阴	通谷	束骨	昆仑	委中

原穴、络穴概述

	原穴（阴经之输并于原）	络穴
分布	腕踝关节附近	肘膝关节以下
作用	诊断和治疗疾病	加强表里两经联系

十二原穴和十五络穴

	经脉	经脉一穴位		
十二原穴	手三阴经	肺经一太渊	心经一神门	心包经一大陵
	手三阳经	大肠经一合谷	小肠经一腕骨	三焦经一阳池
	足三阴经	脾经一太白	肾经一太溪	肝经一太冲
	足三阳经	胃经一冲阳	膀胱经一京骨	胆经一丘墟
十五络穴	手三阴经	肺经一列缺	心经一通里	心包经一内关
	手三阳经	大肠经一偏历	小肠经一支正	三焦经一外关
	足三阴经	脾经一公孙	肾经一大钟	肝经一蠡沟
	足三阳经	胃经一丰隆	膀胱经一飞扬	胆经一光明
	任、督、脾大络	任脉一鸠尾	督脉一长强	脾大络一大包

十六郄穴

阴经	郄穴	阳经	郄穴
手太阴肺经	孔最	手阳明大肠经	温溜
手厥阴心包经	郄门	手少阳三焦经	会宗
手少阴心经	阴郄	手太阳小肠经	养老
足太阴脾经	地机	足阳明胃经	梁丘
足厥阴肝经	中都	足少阳胆经	外丘
足少阴肾经	水泉	足太阳膀胱经	金门
阴维脉	筑宾	阳维脉	阳交
阴跷脉	交信	阳跷脉	跗阳

背俞穴、募穴

六脏	背俞穴	募穴	六腑	背俞穴	募穴
肺	肺俞	中府	大肠	大肠俞	天枢
心	心俞	巨阙	小肠	小肠俞	关元
心包	厥阴俞	膻中	三焦	三焦俞	石门
脾	脾俞	章门	胃	胃俞	中脘
肾	肾俞	京门	膀胱	膀胱俞	中极
肝	肝俞	期门	胆	胆俞	日月

八脉交会穴

八脉交会穴	所通八脉	八脉交会穴	所通八脉
公孙	冲脉	内关	阴维脉
外关	阳维脉	足临泣	带脉
后溪	督脉	申脉	阳跷脉
列缺	任脉	照海	阴跷脉

八会穴

八会	穴名	八会	穴名
气会	膻中	脏会	章门
血会	膈俞	腑会	中脘
脉会	太渊	骨会	大杼
筋会	阳陵泉	髓会	绝骨

下合穴

六腑	下合穴	六腑	下合穴
大肠	上巨虚	胃	足三里
小肠	下巨虚	膀胱	委中
三焦	委阳	胆	阳陵泉

考点　腧穴的定位方法

骨度分寸定位法 ★

部位	起止点	折量寸	说明
头面部	前发际正中至后发际正中	12	头部腧穴的纵向距离
	眉间（印堂）至前发际正中	3	头前部腧穴的纵向距离
	两额角发际（头维）之间	9	头前部腧穴的横向距离
	耳后两完骨（乳突）之间	9	头后部腧穴的横向距离
胸腹胁部	胸骨上窝（天突）至剑胸联合中点（歧骨）	9	胸部任脉的纵向距离
	胸剑联合中点（歧骨）至脐中	8	上腹部腧穴的纵向距离
	脐中至耻骨联合上缘（曲骨）	5	下腹部腧穴的纵向距离
	两乳头之间	8	胸腹部腧穴的横向距离
	腋窝顶点至第 11 肋游离端（章门）	12	胁肋部腧穴的纵向距离
	两肩胛骨喙突内侧缘之间	12	胸部腧穴的横向距离
背腰部	肩胛骨内缘至后正中线	3	背腰部腧穴的横向距离
上肢部	腋前、后纹头至肘横纹	9	上臂部腧穴的纵向距离
	肘横纹至腕掌（背）侧远端横纹	12	前臂部腧穴的纵向距离

针灸推拿康复学

续表

部位	起止点	折量寸	说明
下肢部	耻骨联合上缘至髌底	18	大腿部腧穴的纵向距离
	髌底至髌尖	2	
	髌尖至内踝尖	15	小腿内侧部腧穴的纵向距离
	阴陵泉至内踝尖	13	
	股骨大转子至腘横纹	19	大腿前外侧部腧穴的纵向距离
	臀沟至腘横纹	14	大腿后部腧穴的纵向距离
	腘横纹至外踝尖	16	小腿外侧部腧穴的纵向距离
	内踝尖至足底	3	足内侧部腧穴的纵向距离

第三章　经络腧穴各论

考点　手太阴肺经腧穴

穴位	主治	定位
中府	胸肺病证、肩背痛	横平第1肋间隙，锁骨下窝外侧，前正中线旁开6寸
尺泽	①肺系实热病证。②肘臂挛痛。③急症	肘横纹上，肱二头肌桡侧缘凹陷中
孔最	①肺系病证。②肘臂挛痛	腕横纹上7寸，尺泽与太渊连线上
列缺	①肺系病证。②头面部病证。③手腕痛	腕横纹上1.5寸，拇短伸肌和拇长展肌腱之间，拇长展肌腱沟凹陷中
太渊	①肺系病证。②无脉症。③腕臂痛	桡骨茎突与舟状骨之间的凹陷，拇长展肌尺侧凹陷中
鱼际	①肺系实热病证。②掌中热。③小儿疳积	第1掌骨桡侧中点赤白肉际处
少商	①肺系实热病证。②昏迷、癫狂等急症	拇指末节桡侧，指甲根角侧上方0.1寸（指寸）

考点　手阳明大肠经腧穴

穴位	主治	定位
商阳	①五官病。②热病、昏迷等热证、急症	食指桡侧，指甲根上0.1寸
合谷	①头面五官病证。②外感病证。③热病。④妇产科病证。⑤各种痛证，为五官及颈部手术针麻常用穴	手背，第2掌骨桡侧的中点处
阳溪	①头面五官病证。②手腕痛	鼻烟窝处
偏历	①耳鸣，鼻衄。②手臂酸痛。③腹部胀满。④水肿	腕背侧远端横纹上3寸，阳溪与曲池连线上
手三里	①手臂无力，上肢不遂。②腹痛，腹泻。③齿痛，颊肿	肘横纹下2寸，阳溪与曲池连线上
曲池	①手臂痹痛，上肢不遂。②热病。③眩晕。④肠胃病证。⑤五官热性病证。⑥皮外科病证。⑦癫狂	尺泽与肱骨外上髁连线中点凹陷
肩髃	①肩臂挛痛，上肢不遂。②瘾疹	肩峰外侧缘前下方凹陷处
扶突	①咽喉病证。②瘿气，瘰疬。③呃逆。④咳嗽、气喘。⑤颈部手术针麻用穴	横平喉结，胸锁乳突肌前、后缘中间
迎香	①鼻病。②口面部病证。③胆道蛔虫症	鼻翼外缘中点旁，鼻唇沟中

考点　足阳明胃经腧穴

穴位	主治	定位		
承泣	①目疾。②口眼歪斜，面肌痉挛	眼球与眶下缘间，瞳孔直下		
四白	①眼部病证。②面部病证。③头痛，眩晕	眶下孔处		
地仓	口角歪斜、流涎、面痛、齿痛等局部病证	口角旁0.4寸		
颊车	齿痛、牙关不利、颊肿、口歪斜等局部病证	咬肌隆起处		
下关	①面口病证。②耳疾	颧弓下缘中央与下颌切迹之间凹陷处		
头维	头痛、目眩、目痛等头目病证	额角发际上0.5寸，头正中线旁开4.5寸		
梁门	腹胀、纳少、胃痛、呕吐等胃疾	前正中线旁开2寸	脐中上4寸	
天枢	①胃肠病证。②妇科病证		横平脐中	
水道	①小腹胀满。②小便不利等水液输布排泄失常性疾患。③疝气。④痛经、不孕等妇科疾患		脐中下3寸	
归来	①小腹痛，疝气。②妇科疾患		脐下4寸	
伏兔	①下肢痿痹、腰痛、膝冷等腰及下肢病证。②疝气。③脚气	在股前区，髌底上6寸，髂前上棘与髌底外侧端的连线上		
梁丘	①急性胃痛。②下肢病证。③乳疾	髌底上2寸，股外侧肌与股直肌肌腱之间		
犊鼻	膝痛、屈伸不利、下肢麻痹等下肢、膝关节病证	在膝前区，髌韧带外侧凹陷中		
足三里	①胃肠病证。②下肢痿痹。③神志病。④外科疾患。⑤虚劳诸证，为强壮保健要穴	犊鼻下3寸，胫骨前嵴外1横指处		
上巨虚	①胃肠病证。②下肢痿痹	犊鼻下6寸		
下巨虚	①胃肠病证。②下肢痿痹。③乳痛	犊鼻下9寸		
丰隆	①头痛，眩晕。②癫狂。③痰饮病证。④下肢痿痹。⑤腹胀，便秘	条口外侧一横指处		
解溪	①下肢、踝关节疾患。②头痛，眩晕。③癫狂。④腹胀，便秘	踝前正中凹陷，踇长伸肌腱与趾长伸肌腱之间		
内庭	①五官热性病证。②热病。③胃肠病证。④足背肿痛，跖趾关节痛	第2、3趾间，趾蹼缘后方凹陷处		
厉兑	①实热性五官病证。②热病。③神志病	第2趾末节外侧，指甲根角侧后0.1寸		

考点　足太阴脾经腧穴

穴位	主治	定位
隐白	①妇科病。②慢性出血证。③癫狂，多梦。④惊风。⑤腹满，暴泻	大趾末节内侧，趾甲根后0.1寸
太白	①脾胃病证。②体重节痛	第1跖趾关节近端赤白肉际凹陷
公孙	①脾胃肠腑病证。②神志病证。③奔豚气	第1跖骨基底部前下方赤白肉际
三阴交	①脾胃虚弱诸证。②妇产科病证。③生殖泌尿系统疾患。④心悸，失眠，高血压。⑤下肢痿痹。⑥阴虚诸证	内踝尖上3寸，胫骨内侧缘后际
地机	①妇科病。②肠胃病证。③疝气。④脾不运化水湿病证	阴陵泉下3寸，胫骨内侧缘后际
阴陵泉	①腹胀，腹泻，水肿，黄疸。②小便不利，遗尿，尿失禁。③阴部痛，痛经，遗精。④膝痛	胫骨内侧髁下缘与胫骨内侧缘之间的凹陷中
血海	①妇科病。②血热性皮肤病。③膝股内侧痛	髌底内侧端上2寸，股内肌隆起处

续表

穴位	主治	定位
大横	脾胃病证	腹部，肚脐旁开4寸
大包	①气喘。②胸胁痛。③全身疼痛。④四肢无力	腋中线，第6肋间隙

考点　手少阴心经腧穴

穴位	主治	定位	
极泉	①心系病证。②肩臂痛证。③瘰疬。④腋臭。⑤上肢痿痹。⑥上肢针刺麻醉用穴	腋窝正中，腋动脉搏动处	
少海	①心病、神志病。②肘臂挛痛，臂麻手颤。③头项痛，腋胁部痛。④瘰疬	平肘横纹，肱骨内上髁前缘	
通里	①心系病证。②舌强不语，暴喑。③腕臂痛	腕横纹上1寸	尺侧腕屈肌腱桡侧
阴郄	①心系病证。②骨蒸盗汗。③吐血，衄血	腕横纹上0.5寸	
神门	①心与神志病证。②高血压。③胸胁痛	腕前区	
少府	①心悸、胸痛等心胸病。②阴痒，阴痛。③痈疡。④小指挛痛	在手掌，横平第5掌指关节近端，第4、5掌骨之间	
少冲	①心悸、心痛、癫狂、昏迷等心与神志病证。②热病。③胸胁痛	小指末节桡侧，指甲根角侧上方0.1寸	

考点　手太阳小肠经腧穴

穴位	主治	定位
少泽	①乳疾。②急症、热证。③头面五官病证	小指末节尺侧，指甲根上0.1寸
后溪	①痛证。②耳聋，目赤。③癫狂病。④疟疾	第5掌指关节尺侧近端赤白肉际凹陷中
腕骨	①指挛腕痛，头项强痛。②目翳。③黄疸。④热病疟疾	第5掌骨底与三角骨之间的赤白肉际凹陷中
阳谷	①颈颌肿痛、臂外侧痛、腕痛等痛证。②头痛等头面五官病证。③热病。④癫狂病	在腕后区，尺骨茎突与三角骨之间的凹陷中
支正	①头痛，项强，肘臂酸痛。②热病。③癫狂。④疣症	腕背横纹上5寸，尺骨尺侧与尺侧腕屈肌之间
小海	①肘臂疼痛，麻木。②癫病	尺骨鹰嘴与肱骨内上髁之间凹陷中
肩贞	①肩臂疼痛，上肢不遂。②瘰疬	肩关节后下方，腋后纹头直上1寸
天宗	①肩胛疼痛、肩背部损伤等局部病证。②气喘	肩胛冈中点与肩胛下角连线上1/3与下2/3交点凹陷中
颧髎	口眼歪斜、眼睑眴动、齿痛、面痛等	颧骨下缘，目外眦直下凹陷
听宫	①耳鸣、耳聋、聤耳等耳疾。②齿痛	耳屏正中与下颌骨髁状突之间的凹陷

考点　足太阳膀胱经腧穴

穴位	主治	定位
睛明	①目疾。②急性腰扭伤，坐骨神经痛。③心悸，怔忡	目内眦内上方眶内凹陷
攒竹	①头痛，眉棱骨痛。②目疾。③呃逆	眉头凹陷
天柱	①后头痛、项强、肩背腰痛。②鼻塞。③目痛。④癫狂病。⑤热病	横平C_2棘突，斜方肌外侧凹陷

穴位	主治	定位	
风门	①感冒、咳嗽、发热、头痛等外感病证。②项强，胸背痛	T₂棘突下，后正中旁1.5寸	
肺俞	①肺系病证。②阴虚病证。③皮肤病	T₃棘突下	后正中线旁开1.5寸
心俞	①心与神志病证。②肺系病证。③盗汗，遗精	T₅棘突下	
膈俞	①血瘀诸证。②上逆之证。③瘾疹，皮肤瘙痒。④贫血。⑤潮热，盗汗	T₇棘突下	
肝俞	①肝胆病证。②目疾。③癫狂痫。④脊背痛	T₉棘突下	
胆俞	①肝胆病证。②肺痨，潮热	T₁₀棘突下	
脾俞	①脾胃肠腑病证。②多食善饥，身体消瘦。③背痛	T₁₁棘突下	
胃俞	①胃肠病证。②多食善饥，身体消瘦	T₁₂棘突下	
肾俞	①泌尿生殖系统疾患。②妇科病证。③消渴。④肾虚病证	L₂棘突下	
大肠俞	①腰腿痛。②胃肠病证	L₄棘突下	
膀胱俞	①膀胱气化功能失调病证。②腹泻，便秘。③腰脊强痛	S₂棘突下	
次髎	①妇科病证。②小便不利、遗精、阳痿等。③疝气。④腰骶痛，下肢痿痹	第2骶后孔	
承扶	①腰、骶、臀、股部疼痛。②痔疾	臀横纹中点	
委阳	①腹满，小便不利。②腰脊强痛，腿足挛痛	腘横纹上，股二头肌腱内侧缘	
委中	①腰及下肢病证。②急症。③瘾疹，丹毒。④小便不利，遗尿	腘横纹中点	
膏肓	①肺系虚损病证。②虚劳诸证。③肩胛痛	T₄棘突下	后正中线旁3寸
志室	①肾虚病证。②小便不利，水肿。③腰脊强痛	L₂棘突下	
秩边	①腰骶痛、下肢痿痹等腰及下肢病证。②小便不利，癃闭。③便秘，痔疾。④阴痛	平第4骶后孔，骶正中嵴旁开3寸	
承山	①腰腿拘急、疼痛。②痔疾，便秘。③腹痛，疝气	腓肠肌两肌腹与肌腱交角处	
飞扬	①腰腿疼痛。②头痛，目眩。③鼻塞，鼻衄。④痔疾	昆仑上7寸，腓肠肌下缘与跟腱移行处	
昆仑	①后头痛，项强，目眩。②腰骶疼痛，足踝肿痛。③癫痫。④滞产	外踝尖与跟腱之间凹陷	
申脉	①头痛，眩晕。②神志病证。③腰腿酸痛	外踝下缘与跟骨间凹陷	
束骨	①头部疾患。②腰腿痛。③癫狂	第5跖趾关节近端，赤白肉际	
至阴	①胎位不正，滞产。②头痛，目痛。③鼻塞，鼻衄	足小趾末节外侧，趾甲根角侧后方0.1寸	

考点　足少阴肾经腧穴

穴位	主治	定位
涌泉	①急症及神志病证。②头痛，头晕，目眩，失眠。③肺系病证。④大便难，小便不利。⑤奔豚气。⑥足心热	屈足卷趾时足心最凹陷处
然谷	①妇科病证。②泌尿生殖系统疾患。③咯血，咽喉肿痛。④消渴。⑤下肢痿痹，足跗痛。⑥小儿脐风口噤。⑦腹泻	足舟骨粗隆下方，赤白肉际处

续表

穴位	主治	定位
太溪	①肾虚证。②阴虚性五官病证。③肺系疾患。④消渴，小便频数，便秘。⑤月经不调。⑥腰脊痛，下肢厥冷，内踝肿痛	内踝尖与跟腱之间凹陷处
大钟	①痴呆。②癃闭，遗尿，便秘。③月经不调。④咯血，气喘。⑤腰脊强痛，足跟痛	内踝后下，跟腱前缘凹陷
照海	①神志病证。②五官热性病证。③妇科病证。④小便频数，癃闭	内踝尖下1寸，内踝下缘边际凹陷
复溜	①津液输布失调病证。②胃肠病证。③腰脊强痛，下肢痿痹	太溪上2寸，跟腱前缘
阴谷	①癫狂。②阳痿、小便不利、月经不调、崩漏等泌尿生殖系统疾患。③膝股内侧痛	在膝后区，腘横纹上，半腱肌肌腱外侧缘
大赫	①遗精，阳痿。②阴挺、带下、月经不调等妇科病证。③泄泻，痢疾	在下腹部，脐中下4寸，前正中线旁开0.5寸

考点　手厥阴心包经腧穴

穴位	主治	定位	
天池	①心肺病证。②腋肿，乳痈，乳少。③瘰疬	第4肋间隙，前正中线旁5寸	
曲泽	①心系病证。②胃热病证。③暑热病。④肘臂挛痛，上肢颤动	肘横纹上，肱二头肌腱的尺侧凹陷	
郄门	①心胸病证。②热性出血证。③疔疮。④癫痫	腕横纹上5寸	掌长肌腱与桡侧腕屈肌腱之间
间使	①心系病证。②胃热病证。③热病，疟疾。④癫狂痫。⑤腋肿，肘、臂、腕挛痛	腕横纹上3寸	
内关	①心系病证。②胃腑病证。③中风，偏瘫，眩晕，偏头痛。④神志病证。⑤肘、臂、腕挛痛	腕横纹上2寸	
大陵	①心痛，心悸，胸胁满痛。②胃腑病证。③神志疾患。④臂、手挛痛	腕横纹上	
劳宫	①急症。②心与神志病证。③口疮，口臭。④鹅掌风	握拳，中指尖下	
中冲	①急症。②热病，舌下肿痛。③小儿夜啼	中指末端最高点	

考点　手少阳三焦经腧穴

穴位	主治	定位	
关冲	①头面五官病证。②热病，中暑	无名指末节尺侧，指甲根角侧上方0.1寸	
中渚	①头面五官病证。②热病，疟疾。③肩背肘臂酸痛，手指不能屈伸	在手背，第4、5掌骨间，第4掌指关节近端凹陷处	
阳池	①五官病证。②消渴，口干。③腕痛，肩臂痛	腕背横纹，指伸肌腱尺侧凹陷	
外关	①热病。②头面五官病证。③瘰疬。④胁肋痛。⑤上肢痿痹不遂	腕背横纹上2寸	尺骨与桡骨间隙中点
支沟	①耳聋，耳鸣，暴喑。②胁肋病证。③便秘。④瘰疬。⑤热病	腕背横纹上3寸	
肩髎	臂痛，肩重不能举	肩峰角与肱骨大结节两骨间凹陷中	
翳风	①耳疾。②面、口病证。③瘰疬	耳垂后方，乳突下端前方凹陷处	

穴位	主治	定位
角孙	①头痛，项强。②疳腮，齿痛。③目翳，目赤肿痛	在头部，耳尖正对发际处
耳门	①耳鸣、耳聋、聤耳等耳疾。②齿痛，颈颔痛	耳屏上切迹与下颌骨髁突之间的凹陷中
丝竹空	①癫痫。②头痛、目眩、目赤肿痛、眼睑瞤动等头目病证。③齿痛	在面部，眉梢凹陷中（瞳子髎直上）

考点 足厥阴肝经腧穴

穴位	主治	定位
大敦	①疝气，少腹痛。②前阴病。③妇科病。④癫病	足大趾末节外侧，趾甲根后 0.1 寸
行间	①肝经风热证。②妇科病。③阴中痛，疝气。④泌尿系病证。⑤胸胁满痛	第 1、2 趾间，趾蹼后赤白肉际
太冲	①肝经风热病证。②妇产科病证。③肝胃病证。④癃闭，遗尿。⑤下肢痿痹，足跗肿痛	第 1、2 跖骨，跖骨底结合部前方凹陷
曲泉	①月经不调、痛经、带下、阴挺、阴痒、产后腹痛、腹中包块等妇科病。②遗精，阳痿，疝气。③小便不利。④膝膑肿痛，下肢痿痹	在膝部，腘横纹内侧端，半腱肌肌腱内缘凹陷中
章门	①腹痛、腹胀、肠鸣、腹泻、呕吐等脾胃病证。②胁痛、黄疸、痞块等肝胆病证	在侧腹部，第 11 肋游离端的下际
期门	①肝胃病证。②郁病，奔豚气。③乳痈	胸部，第 6 肋间隙，正中线旁开 4 寸

考点 足少阳胆经腧穴

穴位	主治	定位
瞳子髎	①头痛。②目赤肿痛、羞明流泪、内障、目翳等目疾	目外眦外侧 0.5 寸凹陷中
听会	①耳鸣、耳聋、聤耳等耳疾。②齿痛、面痛、口眼歪斜等面口病证	耳屏间切迹与下颌骨髁突之间的凹陷中
率谷	①偏头痛，眩晕。②小儿急、慢惊风	耳尖直上入发际 1.5 寸
阳白	①前头痛。②眼睑下垂，口眼歪斜。③目疾	在头部，眉上 1 寸，瞳孔直上
头临泣	①头痛。②目痛、目眩、流泪、目翳等目疾。③鼻塞，鼻渊。④小儿惊痫	前发际上 0.5 寸，瞳孔直上
风池	①内风病证。②外风病证。③颈项强痛	胸锁乳突肌与斜方肌上端间的凹陷
肩井	①颈项强痛，肩背疼痛，上肢不遂。②妇产科及乳房疾患。③瘰疬	第 7 颈椎棘突下与肩峰最远端连线中点
日月	①黄疸、胁肋疼痛等肝胆病证。②呕吐、吞酸、呃逆等肝胆犯胃病证	第 7 肋间隙中，前正中线旁开 4 寸
带脉	①月经不调、闭经、赤白带下等妇科病。②疝气。③腰痛，胁痛	在侧腹部，第 11 肋骨游离端垂线与脐水平线的交点上
环跳	腰胯疼痛、下肢痿痹、半身不遂等腰腿疾患	股骨大转子最凸点与骶管裂孔连线外 1/3 与内 2/3 交点处
风市	①下肢疾患。②遍身瘙痒，脚气	手贴大腿，中指尖所指凹陷
阳陵泉	①肝胆犯胃病证。②下肢、膝关节疾患。③小儿惊风。④肩痛	腓骨小头前下凹陷

续表

穴位	主治	定位	
光明	①目疾。②胸乳胀痛，乳少。③下肢痿痹	外踝尖上5寸	腓骨前缘
悬钟	①髓海不足疾患。②颈项强痛，胸胁满痛，下肢痿痹	外踝尖上3寸	
丘墟	①目疾。②痛证。③足内翻，足下垂	外踝前下方，趾长伸肌腱外侧凹陷	
足临泣	①痛证。②月经不调，乳少，乳痈。③疟疾。④瘰疬	第4、5跖骨底结合部的前方，第5趾长伸肌腱外侧凹陷	
侠溪	①惊悸。②头面五官病证。③痛证。④乳痈。⑤热病	第4、5趾间，趾蹼后赤白肉际	
足窍阴	①头痛、目赤肿痛、耳鸣、耳聋、喉痹等头面五官病证。②胸胁痛，足跗肿痛。③不寐。④热病	第4趾末节外侧，趾甲根角侧后方0.1寸	

考点 督脉腧穴

穴位	主治	定位
长强	①腹泻、痢疾、便血、便秘、痔疮、脱肛等肠腑病证。②癫狂病。③腰脊和尾骶部疼痛	尾骨下方，尾骨端与肛门连线的中点处
腰阳关	①腰骶疼痛，下肢痿痹。②月经不调、赤白带下等妇科病证。③遗精、阳痿等男科病证	第4腰椎棘突下凹陷中，后正中线上
命门	①腰脊强痛，下肢痿痹。②月经不调、赤白带下、痛经、经闭、不孕等妇科病证。③遗精、阳痿、精冷不育、小便频数等男子肾阳不足病证。④小腹冷痛，腹泻	第2腰椎棘突下凹陷中，后正中线上
至阳	①黄疸、胸胁胀满等肝胆病证。②咳嗽，气喘。③腰背疼痛，脊强	第7胸椎棘突下凹陷中，后正中线上
大椎	①热病、疟疾、恶寒发热、咳嗽、气喘等外感病证。②骨蒸潮热。③癫狂病证、小儿惊风等神志病。④项强，脊痛。⑤风疹，痤疮	第7颈椎棘突下凹陷中，后正中线上
哑门	①暴喑，舌缓不语。②癫狂痫、癔症等神志病。③头痛，颈项强痛	第2颈椎棘突上际凹陷中，后正中线上
风府	①神志病证。②头颈、五官病证	枕外隆凸直下，两侧斜方肌凹陷中
百会	①神志病。②头痛，眩晕，耳鸣。③下陷性病证	前发际正中直上5寸
素髎	①昏迷、惊厥、新生儿窒息、休克、呼吸衰竭等急危重症。②鼻渊、鼻衄等鼻病	鼻尖的正中央
水沟	①急危重症，急救要穴之一。②神志病。③面鼻口部病证。④闪挫腰痛	人中沟上1/3与中1/3交点处
印堂	①神志病证。②头痛，眩晕。③鼻衄，鼻渊。④小儿惊风，产后血晕，子痫	两眉内侧中间

考点　任脉腧穴

穴位	主治	定位	
中极	①前阴病。②男科病证。③妇科病	脐下4寸	
关元	①元气虚损病证。②少腹疼痛，疝气。③肠腑病证。④前阴病。⑤男科病。⑥妇科病。⑦保健灸常用穴	脐下3寸	前正中线上
气海	①气虚病证。②肠腑病证。③前阴病。④遗精，阳痿。⑤疝气，少腹痛。⑥妇科病。⑦保健灸常用穴	脐下1.5寸	
神阙	①元阳暴脱。②肠腑病证。③水肿，小便不利。④保健灸常用穴	脐中央	
下脘	①脾胃病。②痞块	脐上2寸	
中脘	①脾胃病。②黄疸。③癫狂，脏躁	脐上4寸	
上脘	①胃腑病证。②癫痫	脐上5寸	
膻中	①胸中气机不畅病证。②胸乳病证	第4肋间隙	
天突	①肺系病证。②气机不畅病证	胸骨上窝正中央	
廉泉	咽喉口舌病证	舌骨上缘凹陷处	
承浆	①口部病证。②暴喑。③癫狂	颏唇沟正中凹陷	

考点　奇穴

穴位		主治	定位	
四神聪		①头痛，眩晕。②神志病。③目疾	百会前后左右各旁开1寸，共4穴	
太阳		①头痛。②目疾。③面瘫	眉梢与目外眦之间，向后约一横指的凹陷中	
定喘		①哮喘，咳嗽。②肩背痛，落枕	后正中线旁0.5寸	平第7颈椎棘突下
夹脊	上胸部	心肺、上肢疾病		$T_1 \sim L_5$棘突下，一侧17穴
	下胸部	脾胃肝胆疾病		
	腰部	肾病、腰腹及下肢疾病		
腰眼		①腰痛。②月经不调，带下。③虚劳	平L_4棘突下，后正中线旁3.5寸	
腰痛点		急性腰扭伤	手背	第2、3掌骨及第4、5掌骨之间，腕背横纹与掌指关节中点，一手2穴
八邪		①手背肿痛，手指麻木。②烦热。③目痛。④毒蛇咬伤		第1~5指间，指蹼赤白肉际处
外劳宫		①落枕。②手臂肿痛。③脐风		第2、3掌骨间，掌指关节后0.5寸
四缝		①小儿疳积。②百日咳	手指	第2~5指掌面指间关节横纹中央
十宣		①昏迷。②癫痫。③高热，咽喉肿痛。④手指麻木		十指尖端，距指甲游离缘0.1寸
内膝眼		①膝痛，腿痛。②脚气	屈膝，髌韧带两侧凹陷处的中央	
胆囊		①胆囊炎，胆石症，胆道蛔虫症，胆绞痛。②下肢痿痹	腓骨小头直下2寸	
阑尾		①阑尾炎，消化不良。②下肢痿痹	犊鼻下5寸，胫骨前缘旁一横指	

第四章　推拿学基础知识

考点　小儿推拿特定穴

穴位	作用	定位
坎宫	疏风解表，醒脑明目，止头痛	自眉头起沿眉向眉梢成一横线
天门（攒竹）	发汗解表，镇静安神，开窍醒神	两眉中间至前发际成一直线
耳后高骨	疏风解表，安神除烦	耳后入发际，乳突后缘高骨下凹陷中
天柱骨	降逆止呕，祛风散寒	颈后发际正中至大椎穴成一直线
乳根	宽胸理气，止咳化痰	乳下2分
丹田	培肾固本，温补下元，分清别浊	脐下2寸与3寸之间
脊柱	调阴阳，理气血，和脏腑，通经络，培元气，清热	大椎至长强成一直线
脾经	健脾胃，补气血；清热利湿，化痰止呕	拇指末节罗纹面
肝经	平肝泻火，息风镇惊，解郁除烦	食指末节罗纹面
心经	清心泻火，养心安神	中指末节罗纹面
肺经	补益肺气，宣肺清热，疏风解表，化痰止咳	无名指末节罗纹面
肾经	补肾益脑，温养下元；清利下焦湿热	小指末节罗纹面
小肠	清利下焦湿热	小指尺侧边缘，自指尖到指根成一直线
大肠	涩肠固脱，温中止泻；清利肠腑，除湿热，导积滞	食指桡侧缘，自食指尖至虎口成一直线
四横纹	掐之能退热除烦，散瘀结；推之能调中行气，和气血，消胀满	掌面食、中、无名、小指第一指间关节横纹处
小天心	清热，镇惊，利尿，明目	大小鱼际交接处凹陷中
上马	滋阴补肾，顺气散结，利水通淋	手背无名指、小指掌指关节后凹陷中

考点　推拿临床常用检查法
关节运动功能检测

颈部	①屈伸运动：前屈35°~45°，后仰35°~50°。②侧屈运动：左、右侧屈各40°。③旋转运动：左、右旋转各60°~80°
腰部	①屈伸运动：前屈可达90°，后伸可达30°。②旋转运动：左、右旋转各30°。③侧屈运动：左、右侧屈各20°
肩部	①外展运动：可达90°。②内收运动：可达40°。③屈伸运动：前屈90°，后伸45°。④内旋运动：可达70°~90°。⑤外旋运动：可达30°。⑥上举运动：可达180°
肘部	①屈肘运动：伸直位为0°，正常时屈曲130°~150°。②伸肘运动：正常时有0°~10°的过伸肘运动。③旋前运动：以前臂中立位为0°，正常时约90°的旋前范围。④旋后运动：以前臂中立位为0°，正常时可达90°
腕掌指部	①伸腕运动：30°~60°。②屈腕运动：50°~60°。③外展运动：15°~20°。④内收运动：30°~40°。⑤屈指运动：掌指关节屈曲80°~90°，近端指间关节屈曲60°~90°。⑥伸指运动：掌指关节伸直位为0°时，可过伸15°~25°。⑦手指外展、内收运动：小指、无名指、食指有20°的外展运动。⑧拇指背伸、屈曲运动：拇指背伸，拇指与食指之间的夹角可达50°，拇指掌指关节屈曲可达50°，指间关节屈曲可达90°。⑨拇指掌侧外展、背侧内收运动：拇指掌侧外展，拇指与掌平面构成的角度约为70°，背侧内收为0°

髋部	①前屈运动：130°～140°。②后伸运动：10°～30°。③外展运动：45°～60°。④内收运动：20°～30°。⑤外旋运动：40°～50°。⑥内旋运动：30°～45°
膝部	①屈曲运动：120°～150°。②伸直运动：伸直角度为0°，青少年及女性有5°～10°的过伸。③外旋、内旋运动：正常在伸直位时无外旋、内旋运动，但在屈曲90°时，有10°～20°的内、外旋运动
踝及足部	①踝背伸运动：可达35°。②踝跖屈运动：可达45°。③足趾运动：跖趾关节屈曲可达40°，背伸可达40°

肌张力与肌力检查

肌张力是指在静止状态时肌肉所保持的一定程度的紧张度。检查时嘱患者放松检查部位，医者用手轻捏所检查肌肉以体验其硬度。肌张力减低时，肌肉松软；肌张力增高时，肌肉紧张
肌力是指肌肉收缩时的力量，在临床上分为以下六级。 0级：肌肉无收缩。 1级：肌肉有微弱收缩，但不能移动关节。 2级：肌肉收缩可以带动关节水平方向运动，但不能对抗地球引力。 3级：能对抗地球引力移动关节，但不能对抗阻力。 4级：能对抗一定强度的阻力。 5级：能对抗较大强度的阻力移动肢体

第五章　康复评定

考点　评定内容

中医康复评定	中医康复评定建立在中医整体观念和辨证论治的基础上，主要诊法：望诊、闻诊、问诊和切诊
肌力评定	在肌肉骨骼系统、神经系统，尤其是周围神经系统的病变评价中十分重要。方法：徒手肌力检查、应用简单器械的肌力测试
肌张力评定	方法：手法检查、摆动和屈曲维持试验、电生理技术等。痉挛的评定大多采用手法快速检查被活动范围评定法或改良 Ashworth 痉挛评定量表
关节活动度评定	关节活动度分为主动和被动关节活动度。测量工具包括通用量角器、方向盘量角器
平衡功能评定	主观评定以观察和量表为主，客观评定主要是指平衡测试仪评定
协调功能评定	包括指鼻试验、指－指试验、对指试验、轮替试验等
日常生活活动能力评定	日常生活活动包括基础性或躯体性、工具性日常生活活动，评定方法包括直接观察、间接评定和量表
生存质量评定	常用量表
言语功能评定	包括失语症和构音障碍的评定
认知功能评定	通过对患者的病史询问、动作或行为的观察、标准化认知功能评定量表的应用，做出相应脑功能诊断
心肺功能评定	①心功能评定：方法包括对体力活动的主观感觉分级（NYHA 分级）和心脏负荷试验。②呼吸功能评定：分主观症状和客观检查（采用肺容积与肺通气功能测定等指标）

考点 Brunnstrom 偏瘫六阶段分级法

	上肢	手	下肢
Ⅰ级	迟缓，无任何活动	迟缓，无任何活动	迟缓，无任何活动
Ⅱ级	开始出现痉挛，可见联合反应，不引起随意肌收缩	出现轻微屈指动作	开始痉挛，出现联合反应，不引起随意肌收缩
Ⅲ级	痉挛加剧，可随意引起共同运动	能全指屈曲，钩状抓握，有时可由反射引起伸展	痉挛加剧，随意引起共同运动，坐位和立位时髋、膝可屈曲
Ⅳ级	痉挛开始减弱，出现脱离共同运动模式的运动	能侧方抓握及拇指带动松开，手指能半随意、小范围伸展	痉挛开始减弱，出现脱离共同运动，出现分离运动
Ⅴ级	痉挛减弱，共同运动进一步减弱，分离运动增强	用手抓握，能握圆柱状及球形物，不熟练，能随意全指伸开，范围大小不等	痉挛减弱，共同运动进一步减弱，分离运动增强
Ⅵ级	痉挛基本消失，协调运动大致正常，Ⅴ级动作的运动速度达健侧2/3以上	能进行各种抓握，全范围伸指，可进行单指活动，但比健侧稍差	协调运动正常。下列运动速度达健侧2/3以上

第六章　刺灸法各论

考点 毫针刺法

进针方法

进针方法	适用的针具/适用部位
指切进针法	短针
夹持进针法	长针
舒张进针法	皮肤松弛部位
提捏进针法	皮肉浅薄部位，如印堂穴

针刺角度

分类	操作	应用
直刺	针身与皮肤呈90°（垂直刺入）	人体大部分腧穴
斜刺	针身与皮肤呈45°	肌肉浅薄处或深部有重要脏器，不宜直刺、深刺的腧穴
平刺	针身与皮肤呈15°	皮薄肉少部位

针刺补泻

补泻手法	补法	泻法
捻转补泻	捻转角度小，用力轻，频率慢，操作时间短，结合拇指向前、食指向后者	捻转角度大，用力重，频率快，操作时间长，结合拇指向后、食指向前者
疾徐补泻	徐入疾出，少捻转	疾入徐出，多捻转
提插补泻	先浅后深，重插轻提，提插幅度小，频率慢	先深后浅，轻插重提，提插幅度大，频率快
迎随补泻	顺经为补	逆经为泻
呼吸补泻	患者呼气时进针，吸气时出针	吸气时进针，呼气时出针

补泻手法	补法	泻法
开阖补泻	出针后迅速揉按针孔	出针时摇大针孔而不立即揉按
平补平泻	进针得气后均匀地提插、捻转	

针灸异常情况的处理

分类	处理
晕针	立即停止针刺，将针全部起出。轻者仰卧片刻，给饮温开水或糖水；重者可选人中、内关、足三里等穴针刺或指压
滞针	局部肌肉过度收缩时，可稍延长留针时间，或循按滞针腧穴附近，或叩弹针柄，或在附近再刺一针，以宣散气血，缓解肌肉紧张
弯针	出现弯针后，不得再行提插、捻转等手法。切忌强行拔针，以免将针身折断，留在体内
断针	患者切勿变更原有体位，以防断针向肌肉深部陷入

考点　电针法

选穴处方	成对，选用同侧肢体的 1～3 对穴位，当选择单个腧穴治疗时，加用无关电极
参数	波型（连续波、疏密波、断续波）、波幅、波宽、频率、持续时间
适用范围	常用于治疗各种痛证、痹证，心、胃、肠、胆、膀胱、子宫等器官的功能失调，以及癫狂和肌肉、韧带、关节的损伤性疾病等，并可用于针刺麻醉

考点　灸法

间接灸

分类	功效	主治
隔姜灸	散寒止痛，温中止呕	因寒而致的呕吐、腹痛以及风寒痹痛等
隔蒜灸	清热，解毒，杀虫	瘰疬、肺结核及肿疡初起等
隔盐灸	回阳、救逆、固脱	伤寒阴证或吐泻并作、中风脱证等
隔附子饼灸	温肾壮阳	命门火衰而致的遗精、阳痿、早泄等

考点　拔罐法

吸附方法	火罐法（闪火法、投火法、贴棉法）；水罐法；抽气罐法
操作方法	留罐法、走罐法、闪罐法、刺络拔罐法、留针拔罐法
作用	开泄腠理、祛风散寒、通经活络、行气活血、祛瘀生新、消肿止痛等
适用范围	腹痛、颈肩腰腿痛、关节痛、软组织闪挫扭伤等局部病证，伤风感冒、头痛、面瘫、咳嗽、哮喘、消化不良、泄泻、月经不调、痛经等病证，以及目赤肿痛、麦粒肿、丹毒、疮疡初起未溃等外科病证

考点　耳针法

适用范围	疼痛性疾病；炎性疾病及传染病；功能紊乱性疾病；过敏及变态反应性疾病；内分泌代谢紊乱性疾病及其他

续表

操作方法	毫针法：①选穴和消毒（用0.5%~1%碘伏）。②进针和行针。③留针和出针
	电针法：通电时间一般以10~20分钟为宜。适用于神经系统疾患、内脏痉挛、哮喘等症的治疗
	埋针法：将揿钉型皮内针埋入耳穴以防治疾病
	压丸法：使用丸状物贴压耳穴以防治疾病的方法
	刺血法：用针具点刺耳穴出血以防治疾病
	穴位注射法：将微量药物注入耳穴
注意事项	①及时涂碘伏消毒，防止化脓性软骨膜炎的发生。②对普通胶布过敏者宜改用脱敏胶布。③避免接触患者血液。④对扭伤和运动障碍患者，进针后嘱其适当活动患部，有助于提高疗效

考点 头针法

穴名	定位	主治
额中线	额部正中，从督脉神庭穴向前引一条长1寸的线	头痛、强笑、自哭、失眠、健忘、多梦、癫狂病、鼻病
额旁1线	从膀胱经眉冲穴向前引一条长1寸的线	上焦病证
额旁2线	从胆经头临泣穴向前引一条长1寸的线	中焦病证
额旁3线	从胃经头维穴内侧0.75寸起向下引一条长1寸的线	下焦病证
顶中线	督脉百会穴至前顶穴之间的连线	腰腿足病证，皮质性多尿、小儿夜尿，脱肛，胃下垂，子宫脱垂，高血压，头顶痛等
顶颞前斜线	从督脉前顶穴至胆经悬厘穴的连线	对侧肢体中枢性运动功能障碍
顶颞后斜线	从督脉百会穴至胆经曲鬓穴的连线	对侧肢体中枢性感觉障碍
顶旁1线	督脉旁1.5寸，从膀胱经承光穴向后引一条长1.5寸的线	腰腿足病证
顶旁2线	督脉旁开2.25寸，从胆经正营穴向后引一条长1.5寸的线到承灵穴	肩、臂、手病证
颞前线	在头部侧面，颞部两鬓内，胆经额厌穴与悬厘穴的连线	偏头痛、运动性失语、周围性面神经麻痹及口腔疾病
颞后线	在头部侧面，颞部耳上方，胆经率谷穴与曲鬓穴的连线	偏头痛、眩晕、耳聋、耳鸣
枕上正中线	在枕部，即督脉强间穴至脑户穴之间的一条长1.5寸的线	眼病
枕上旁线	在枕部，由枕外隆凸督脉脑户穴旁开0.5寸起，向上引一条长1.5寸的线	眼病
枕下旁线	在枕部，从膀胱经玉枕穴向下引一条长2寸的线	小脑疾病引起的平衡障碍、后头痛、腰背两侧痛

考点 针刀疗法

进针的四步规程	定点、定向、加压分离、刺入
定位标志	骨性标志是在人体体表可以触知的骨性突起
	肌性标志是在人体体表可以看到和触知的肌肉轮廓和行经路线
	病变局部的条索、硬节、压痛点
刀法	纵行疏通法；横行剥离法；提插切开剥离法；骨面铲剥法；通透剥离法

适用范围	慢性软组织损伤、骨质增生病与骨关节病、脊柱疾病、神经卡压综合征、脊柱相关性内脏疾病、关节内骨折和骨折畸形愈合、瘢痕挛缩等

第七章　推拿手法

考点　推拿手法

成人	一指禅推法、滚法、擦法、推法、拿法、按法、摩法、揉法、摇法、搓法、抹法、捏法、捻法、点法、拍法、击法、拨法、抖法、振法、扳法、拔伸法
小儿	按法、摩法、掐法、揉法、推法、运法、搓法、摇法、捏法、拿法、擦法、捣法、黄蜂入洞、运水入土、运土入水、水底捞月、打马过天河、开璇玑、按弦走搓摩、揉脐及龟尾并擦七节骨

第八章　康复治疗技术

考点　康复治疗技术

物理	运动治疗	关节活动、关节松动、软组织牵伸、肌力训练、牵引、神经发育、运动再学习、强制性使用运动、悬吊治疗
	物理因子治疗	用声、光、电、磁、水等物理因子作用于人体
作业治疗		运用特殊治疗技巧，或配备、改装辅助器具，生活环境改造等方法
言语	失语症治疗	改善语言功能（Schuell 刺激法、阻断去除法、旋律语调治疗法）；改善交流能力（交流效果促进法、代偿手段训练）
	构音障碍治疗	颈部放松、呼吸、口部运动、构音运动、构音语音、克服鼻音化、韵律、言语改良、代偿手段等训练方法
吞咽障碍		间接训练、直接训练、代偿训练、其他治疗
心理疗法		支持性心理治疗、行为疗法、社会技能训练、生物反馈疗法
康复工程技术		借助康复辅助器（主要包括矫形器、假肢、助行器、轮椅、自助器具等）的帮助，来改善患者的活动和参与日常生活活动的能力
中医康复治疗技术		目前临床常用针刺疗法、艾灸疗法、推拿疗法、拔罐疗法、刮痧疗法、中药热敷疗法、情志疗法、饮食疗法及传统运动疗法

第九章　影像学诊断

考点　常见呼吸系统疾病
　　　　肺炎

常见病证		影像诊断
大叶性肺炎	充血期	X 线检查：肺纹理增多，透明度略低
	实变期	X 线检查：密度均匀的致密影，肺段表现为片状或三角形致密影
	消散期	X 线检查：大小不等、分布不规则的斑片状阴影
支气管肺炎	X 线检查：多在两肺中下野的内、中带，两肺纹理增多、增粗、模糊	
间质性肺炎	X 线检查：两肺门及中下肺野纹理增粗、模糊，网状及小斑片状影	
	CT：两侧支气管血管束增粗，呈不规则改变，并伴有磨玻璃样阴影	

肺结核

常见病证		影像诊断
原发型肺结核		**X 线检查**：①原发浸润：肺近胸膜处局限性斑片状阴影。②淋巴管炎：从原发病灶向肺门走行的条索状阴影。③肺门、纵隔淋巴结肿大：肺门或纵隔边缘肿大，淋巴结突向肺野
		CT：肺门及纵隔淋巴结增大
血行播散型肺结核		**X 线检查**：急性血行播散型肺结核（两肺弥漫性粟粒状阴影）；亚急性及慢性血行播散型肺结核（两肺上、中肺野粟粒状阴影，条索阴影，空洞透亮区）
继发性肺结核	浸润性肺结核	**X 线检查**：①局限性斑片阴影。②大叶性干酪性肺炎：一个肺段或肺叶呈大片致密性实变，密度中心较高，边缘模糊。③增殖性病变：斑点状阴影，边缘较清晰。④结核球：圆形、椭圆形阴影，"卫星灶"。⑤结核空洞。⑥支气管播散病变。⑦硬结钙化。⑧小叶间隔增厚
	慢性纤维空洞型肺结核	**X 线检查**：①单侧或双侧肺上中部不规则透亮区。②空洞壁厚。③条索轨道状阴影。④空洞周围有大片渗出和干酪病变。⑤双肺上叶收缩，双肺门上抬，下肺纹理拉直呈垂柳状。⑥双肺中下叶透光度增加。⑦桶状胸。⑧胸膜增厚及粘连。⑨支气管播散性结核病灶

肺癌、支气管扩张症

	常见病证	X 线检查 / CT / 影像诊断
肺癌	原发性支气管肺癌	**X 线检查**：①中央型肺癌：肺门影增深、增大和肺门区肿块影。②周围型肺癌：肺内球形肿块，厚壁空洞。③弥漫型肺癌：两肺广泛分布的细小结节，不规则支气管充气征
		CT：中央型肺癌（支气管壁增厚和支气管腔狭窄）；周围型肺癌；弥漫型肺癌（不规则分布的结节，边缘模糊）
	继发性肺癌	**X 线检查**：棉球样结节，密度均匀，大小不一，轮廓清楚
		CT：对发现肺部转移灶较 X 线胸片敏感
支气管扩张症		**CT**：①柱状型支气管扩张。②囊状型支气管扩张。③棒状或结节状高密度阴影，类似"印戒征"

考点　常见泌尿系统疾病

常见病证	X 线检查	CT
肾结石	圆形、卵圆形、桑葚状或鹿角状高密度影，桑葚、鹿角状和分层均为结石典型表现	肾盏和肾盂内的高密度结石影
输尿管结石	输尿管走行区内纵行走向的致密影	X 线表现 + 结石上方输尿管和肾盂常有不同程度的扩张伴积水

考点　常见骨、关节系统疾病

常见病证		影像诊断
骨折	长骨	**X 线检查**：骨小梁中断、扭曲、错位。嵌入性或压缩性骨折骨小梁紊乱
	脊柱	**X 线检查**：椎体压缩呈楔形，前缘骨皮质嵌压
		CT：脊椎骨折、骨折类型、骨折片移位程度、骨管变形和狭窄，以及椎管内骨碎片或椎管内血肿
椎间盘突出	椎间盘膨出	**CT**：椎间盘的边缘均匀地超出相邻椎体终板的边缘
	椎间盘突出	**X 线检查**：直接征象是突出于椎体后缘的局限性弧形软组织密度影；间接征象是硬膜外脂肪层受压、变形甚至消失，硬膜囊受压和一侧神经根鞘受压

考点 常见肝、胆疾病

常见病证	影像诊断
肝脓肿	首选 CT 和超声；肝实质圆形或类圆形低密度区，环状水肿带，"环征"
肝海绵状血管瘤	CT 可以确诊海绵状血管瘤
胆囊癌	超声和 CT 为最常用的影像学检查方法；胆囊壁增厚，肿瘤及其局部胆囊壁明显强化，可见胆管受压、不规则狭窄和上部扩张

考点 常见中枢神经系统疾病

常见病证		影像诊断
脑外伤（CT 首选）	脑挫裂伤	低密度脑水肿区出现多发、散在的点状高密度出血灶，明显的占位效应
	颅内血肿	高密度灶，血肿的形状与密度因血肿的期龄和部位而不同
	硬膜外血肿	为颅骨内板下梭形或双凸透镜状高密度区，边缘光滑、锐利，密度均匀，血肿范围局限，一般不跨越颅缝
	硬膜下血肿	急性硬膜下血肿：颅骨内板下方新月形高密度区；亚急性硬膜下血肿：新月形；慢性硬膜下血肿：双凸形低密度区
蛛网膜下腔出血		基底池、侧裂池、脑沟内较为广泛的高密度影
脑萎缩		额叶、颞叶体积变小，脑回变窄。侧脑室额角、颞角扩大，侧裂池、额和颞叶脑沟增宽；脑室形态呈等比例扩大

考点 常见心血管疾病

常见病证	X 线检查
慢性心脏瓣膜病单纯二尖瓣狭窄	心影呈二尖瓣型，左心房及右心室增大，肺动脉段突出，主动脉结变小，心影呈梨形；二尖瓣膜偶见钙化影；有肺静脉高压或伴有肺动脉高压
高血压心脏病	左心室显著扩大，心界向左下扩大，心影呈靴型；主动脉扩张、迂曲、延长；左心功能不全时左心房增大，并有肺淤血及肺水肿征象
慢性肺源性心脏病	右下肺动脉扩张，肺动脉段凸出的肺动脉高压征；右心室增大，心界向左侧移位，心影呈二尖瓣型；广泛肺组织纤维化及肺气肿

考点 常见食管与胃肠道疾病

常见病证	X 线检查
食管癌	黏膜皱襞消失、中断、破坏，形成表面杂乱不规则影像；管腔狭窄，腔内不规则充盈缺损，不规则长形龛影；受累段食管壁僵硬
食管静脉曲张	黏膜皱襞稍宽或略为迂曲，管壁边缘不整齐；食管中下段的黏膜皱襞明显增宽、迂曲，呈蚯蚓状或串珠状充盈缺损，管壁边缘呈锯齿状；病变加重，出现食管张力降低，管腔扩张，蠕动减弱，钡剂排空延迟
胃溃疡	直接征象：龛影，多见于小弯，龛影口部常有一圈黏膜水肿造成的透明带。间接征象：①痉挛性改变。②分泌增加。③胃蠕动增强或减弱，张力增高或减低，排空加速或减慢
十二指肠溃疡	直接征象：类圆形或米粒状密度增高影，其边缘大都光滑整齐，周围常有一圈水肿透明带，或有放射状黏膜纠集。间接征象：①球部变形。②激惹征。③幽门痉挛，开放延迟。④胃分泌增多和胃张力及蠕动方面的改变等
胃癌	充盈缺损，形状不规则，多见于蕈伞型癌；胃腔狭窄、胃壁僵硬，主要由浸润型癌引起；龛影多见于溃疡型癌，龛影周围绕以宽窄不等的透明带；黏膜皱襞破坏、消失或中断；癌瘤区蠕动消失

续表

常见病证		X 线检查
结肠癌		肠腔内可见肿块，其轮廓不规则，该处肠壁僵硬、结肠袋消失；肠管狭窄；较大的龛影，形状不规则；肠壁僵硬
肠梗阻	单纯性小肠梗阻	近端肠曲胀气扩张，肠内有高低不等、长短不一的阶梯状气液面；仰卧位可见膨胀充气、盘曲排列的肠管，梗阻端远侧无气体或有少许气体
	麻痹性肠梗阻	肠曲胀气累及大肠与小肠，多呈中等度胀大，肠内气体多，液体少，致肠内液面较低，甚或肠内几乎全为气体

第十章　内科病证

考点 中风★

分类	中经络		中脏腑
治法	调神导气，疏通经络		醒脑开窍，启闭固脱
主穴	水沟、内关、三阴交、极泉、尺泽、委中		水沟、百会、内关
配穴	肝阳暴亢 + 太冲、太溪；风痰阻络 + 丰隆、风池；痰热腑实 + 曲池、内庭、丰隆；气虚血瘀 + 足三里、气海；阴虚风动 + 太溪、风池。口角㖞斜 + 颊车、地仓；上肢不遂 + 肩髃、手三里、合谷；下肢不遂 + 环跳、阳陵泉、阴陵泉、风市、足三里、解溪；头晕 + 风池、完骨、天柱；足内翻 + 丘墟透照海；便秘 + 天枢、丰隆、支沟；复视 + 风池、天柱、睛明、球后；尿失禁、尿潴留 + 中极、曲骨、关元		闭证 + 十二井穴、合谷、太冲；脱证 + 关元、气海、神阙

考点 痹证★

治法	疏经活络，通痹止痛
主穴	阿是穴、局部经穴
配穴	行痹 + 膈俞、血海；痛痹 + 肾俞、关元；着痹 + 阴陵泉、足三里；热痹 + 大椎

考点 痿证

治法		调和气血，濡养筋脉
主穴	上肢：肩髃、曲池、合谷、颈胸夹脊	
	下肢：髀关、足三里、阳陵泉、三阴交、腰夹脊	
配穴	肺热津伤 + 鱼际、尺泽；湿热浸淫 + 阴陵泉、中极；脾胃虚弱 + 脾俞、胃俞；肝肾亏虚 + 肝俞、肾俞；脉络瘀阻 + 膈俞、血海	

考点 头痛★

针灸疗法	治法	调和气血，通络止痛
	主穴	阳明头痛为头维、印堂、阳白、阿是穴、合谷、内庭；少阳头痛为太阳、丝竹空透率谷、风池、阿是穴、外关、侠溪；太阳头痛为天柱、后顶、风池、阿是穴、后溪、申脉；厥阴头痛为百会、四神聪、阿是穴、太冲、中冲
	配穴	外感头痛 + 风府、列缺；肝阳头痛 + 行间、太溪；血虚头痛 + 三阴交、足三里；痰浊头痛 + 丰隆、中脘；瘀血头痛 + 血海、膈俞

推拿疗法	治法	疏经，通络，止痛
	取穴及部位	印堂、神庭、鱼腰、攒竹、头维、太阳、百会、四神聪等穴位，头面部六阳经及督脉循行部位。风府、风池、新设、项根、肩井、大椎，项肩部太阳经、少阳经及督脉循行部位
	手法	一指禅推、揉、擦、摩、分推、平推、按揉、叩击、拿、抹、拨、扫散

考点 眩晕

	分型	实证	虚证
针灸疗法	治法	平肝潜阳，和胃化痰	补益气血，益精填髓
	主穴	百会、风池、太冲、内关、丰隆	百会、风池、肾俞、肝俞、足三里
	配穴	肝阳上亢 + 行间、率谷；痰湿中阻 + 中脘、阴陵泉；瘀血阻窍 + 膈俞、阿是穴	气血亏虚 + 脾俞、气海；肾精不足 + 悬钟、太溪
推拿疗法	治法	补虚泻实，调整阴阳	
	取穴及部位	印堂、攒竹、鱼腰、睛明、四白、百会、太阳穴，前额、头顶、眼眶、风府、风池、新设、肩井、大椎，项肩部太阳经、少阳经及督脉循行部位	
	手法	一指禅推、揉、抹、推、按、揉、平推、拿、拨、扫散	

考点 面瘫★

	治法	祛风通络，疏调经筋
针灸疗法	主穴	阳白、四白、颧髎、颊车、地仓、翳风、牵正、太阳、合谷
	配穴	风寒外袭 + 风池、风府；风热侵袭 + 外关、关冲；气血不足 + 足三里、气海；味觉减退 + 足三里；听觉过敏 + 阳陵泉；抬眉困难 + 攒竹；鼻唇沟变浅 + 迎香；人中沟歪斜 + 水沟；颏唇沟歪斜 + 承浆；流泪 + 太冲
推拿疗法	治法	舒筋通络，活血化瘀
	取穴	印堂、睛明、阳白、四白、迎香、下关、颊车、地仓、风池、合谷
	手法	一指禅推、按、揉、擦、拿

考点 面痛

治法	疏经活络止痛
主穴	四白、下关、地仓、合谷、内庭、太冲
配穴	眉棱骨及眼部疼痛 + 攒竹、阳白、外关；上颌部疼痛 + 巨髎、颧髎；下颌部疼痛 + 承浆、颊车。风寒证 + 风池、列缺；风热证 + 曲池、尺泽；肝胃郁热 + 行间、内庭；阴虚阳亢 + 风池、太溪；气血瘀滞 + 三阴交

考点 震颤麻痹（帕金森病）★

治法	柔肝息风，宁神定颤
主穴	百会、四神聪、风池、太冲、合谷、阳陵泉
配穴	风阳内动 + 肝俞、三阴交；痰热风动 + 丰隆、阴陵泉；气血亏虚 + 气海、血海；髓海不足 + 悬钟、肾俞；阳气虚衰 + 大椎、关元

考点 不寐

治法	调和阴阳，安神利眠
主穴	百会、神门、三阴交、照海、申脉、安眠
配穴	肝火扰心＋太冲、行间、侠溪；心脾两虚＋心俞、脾俞、足三里；心肾不交＋心俞、肾俞、太溪；心胆气虚＋心俞、胆俞；脾胃不和＋丰隆、中脘、足三里；噩梦多＋厉兑、隐白；头晕＋风池、悬钟；重症不寐＋神庭、印堂、四神聪

考点 胸痹

治法	通阳行气，活血止痛
主穴	内关、膻中、郄门、阴郄
配穴	气滞血瘀＋太冲、血海；寒邪凝滞＋神阙、至阳；痰浊阻络＋丰隆、中脘；阳气虚衰＋心俞、至阳

考点 感冒

	治法	祛风解表
针灸疗法	主穴	列缺、合谷、风池、太阳、外关
	配穴	风寒感冒＋风门、肺俞；风热感冒＋曲池、大椎；夹湿＋阴陵泉；夹暑＋委中；体虚感冒＋足三里、关元；头痛＋印堂、头维；鼻塞＋迎香；咽痛＋少商；全身酸楚＋身柱
推拿疗法	治法	疏散风邪，发汗解表
	取穴	印堂、阳白、太阳、头维、百会、迎香、风池、风府、肩井、曲池、合谷、天突、膻中、肺俞
	手法	一指禅推、抹、按揉、扫散、拿

考点 哮喘

分型	实证	虚证
治法	祛邪肃肺，化痰平喘	补益肺肾，止哮平喘
主穴	列缺、尺泽、肺俞、中府、定喘	肺俞、肾俞、膏肓、太渊、太溪、定喘、足三里
配穴	风寒外袭＋风门、合谷；痰热阻肺＋丰隆、曲池；喘甚＋天突	肺气虚＋气海、膻中；肾气虚＋阴谷、关元

考点 胃痛

	治法	和胃止痛
针灸疗法	主穴	中脘、足三里、内关、公孙
	配穴	寒邪犯胃＋梁丘、胃俞；饮食伤胃＋下脘、梁门；肝气犯胃＋太冲、期门；瘀血停胃＋三阴交、膈俞；脾胃虚寒＋脾俞、关元；胃阴不足＋胃俞、内庭
推拿疗法	治法	理气止痛。寒邪客胃者宜温胃散寒，饮食停滞者宜消食导滞，肝气郁滞者宜疏肝理气，脾胃虚寒者宜温中健脾
	取穴及部位	中脘、气海、天枢、足三里、肝俞、脾俞、胃俞、三焦俞、肩井、手三里、内关、合谷；两胁部
	手法	一指禅推、摩、按、揉、弹拨、拿、搓、抹

考点 呕吐、呃逆

	呕吐	呃逆
治法	和胃止呕	理气和胃，降逆止呃
主穴	中脘、内关、足三里	中脘、足三里、内关、膻中、膈俞
配穴	外邪犯胃＋外关、合谷；食滞内停＋下脘、梁门；肝气犯胃＋太冲、期门；痰饮内阻＋丰隆、公孙；脾胃虚弱＋脾俞、胃俞	胃中寒冷＋胃俞、建里；胃火上逆＋内庭、天枢；气机郁滞＋期门、太冲；脾胃阳虚或胃阴不足＋脾俞、胃俞

考点 便秘

针灸疗法	治法	调肠通便
	主穴	天枢、大肠俞、上巨虚、支沟、照海
	配穴	热秘＋曲池、合谷、腹结；气秘＋中脘、行间、太冲；冷秘＋关元、神阙、肾俞；诸虚证便秘＋脾俞、胃俞、足三里、气海、关元、三阴交；大便干结＋关元、下巨虚
推拿疗法	治法	和肠通便
	取穴	中脘、天枢、大横、关元、肝俞、脾俞、胃俞、肾俞、大肠俞、八髎、长强
	手法	一指禅、推、按、揉、摩、擦

考点 泄泻

治法	运脾化湿，理肠止泻
主穴	神阙、天枢、大肠俞、上巨虚、阴陵泉
配穴	寒湿内盛＋关元、水分；湿热伤中＋内庭、曲池；食滞胃肠＋中脘、建里；脾胃虚弱＋脾俞、胃俞；肝气乘脾＋肝俞、太冲；肾阳虚衰＋肾俞、命门、关元；慢性泄泻＋脾俞、足三里；久泻虚陷者＋百会；有明显精神心理症状配神门、内关；泻下脓血＋曲池、合谷、三阴交、内庭

考点 癃闭

治法	调理膀胱，行气通闭
主穴	中极、膀胱俞、秩边、三阴交、阴陵泉
配穴	膀胱湿热＋委中、行间；肝郁气滞＋蠡沟、太冲；瘀血阻滞＋膈俞、血海；脾气虚弱＋脾俞、足三里；肾阳亏虚＋肾俞、命门

考点 高血压

治法	平肝潜阳，调和气血
主穴	风池、太冲、百会、合谷、曲池、三阴交
配穴	肝火亢盛＋行间、曲泉；阴虚阳亢＋肾俞、肝俞；痰湿壅盛＋丰隆、中脘；气虚血瘀＋足三里、膈俞；阴阳两虚＋关元、肾俞

考点 虚劳

治法	疏肝健脾，益肾养神
主穴	百会、关元、肾俞、足三里、三阴交、太冲

配穴	肝气郁结＋期门、膻中；脾气虚弱＋脾俞；心肾不交＋神门、太溪；失眠、心悸＋内关、照海；健忘＋印堂、水沟；头晕、注意力不集中＋四神聪、悬钟

第十一章　皮外伤科病证

考点　落枕

<table>
<tr><td rowspan="3">针灸疗法</td><td>治法</td><td>调气活血，舒筋通络</td></tr>
<tr><td>主穴</td><td>天柱、阿是穴、外劳宫</td></tr>
<tr><td>配穴</td><td>督脉、太阳经证＋后溪、昆仑；少阳经证＋肩井、外关；肩痛＋肩髃；背痛＋天宗；瘀滞型＋膻中、膈俞；风寒型＋肺俞、风门、大椎灸法</td></tr>
<tr><td rowspan="3">推拿疗法</td><td>治法</td><td>活血舒筋，温经通络，解痉止痛</td></tr>
<tr><td>取穴及部位</td><td>风池、天柱、肩井、肩中俞、颈夹脊、天宗、落枕、阿是穴；颈项部、肩背部</td></tr>
<tr><td>手法</td><td>㨰、按、揉、弹拨、擦、扳</td></tr>
</table>

考点　颈椎病★

<table>
<tr><td rowspan="3">针灸治疗</td><td>治法</td><td>舒筋骨，通经络</td></tr>
<tr><td>主穴</td><td>颈夹脊、阿是穴、天柱、后溪、申脉</td></tr>
<tr><td>配穴</td><td>督脉、足太阳经证＋风府、昆仑；手太阳经证＋小海、少泽；手阳明经证＋肩髃、曲池、合谷。风寒痹阻＋风门、大椎；劳伤血瘀＋膈俞、合谷；肝肾亏虚＋肝俞、肾俞。头晕头痛＋百会、风池；恶心、呕吐＋中脘、内关；耳鸣、耳聋＋听宫、外关</td></tr>
<tr><td rowspan="3">推拿治疗</td><td>治法</td><td>舒筋活血，解痉止痛，理筋整复</td></tr>
<tr><td>取穴及部位</td><td>风池、风府、颈夹脊、大椎、肩井、天宗、阿是穴；枕后部、颈肩背部、肩胛骨内缘</td></tr>
<tr><td>手法</td><td>一指禅推、㨰、拿、揉、按、拔伸、扳</td></tr>
</table>

考点　腰椎间盘突出症★

<table>
<tr><td rowspan="3">针灸治疗</td><td>治法</td><td>舒筋活络，通经止痛</td></tr>
<tr><td>主穴</td><td>肾俞、大肠俞、阿是穴、委中</td></tr>
<tr><td>配穴</td><td>督脉证＋命门、后溪；足太阳经证＋昆仑。寒湿腰痛＋腰阳关；瘀血腰痛＋膈俞；肾虚腰痛配志室、太溪。腰骶疼痛＋次髎、腰俞；腰眼部疼痛明显＋腰眼</td></tr>
<tr><td rowspan="3">推拿治疗</td><td>治法</td><td>疏经通络，解痉止痛，行气活血，理筋整复</td></tr>
<tr><td>取穴及部位</td><td>肾俞、大肠俞、腰阳关、环跳、承扶、殷门、委中、承山、昆仑穴；背腰部、下肢部</td></tr>
<tr><td>手法</td><td>㨰、按、揉、拔伸、弹拨、扳、擦、运动关节</td></tr>
</table>

考点　腰痛

治法	舒筋通络，行气活血，通经止痛
主穴	肾俞、大肠俞、阿是穴、委中

配穴	督脉证＋命门、后溪；足太阳经证＋昆仑；寒湿腰痛＋腰阳关；瘀血腰痛＋膈俞；肾虚腰痛＋志室、太溪；腰骶疼痛＋次髎、腰俞；腰眼部疼痛明显＋腰眼

考点　漏肩风

针灸疗法	治法	通经活络，舒筋止痛。以局部穴位为主，配合循经远端取穴
	主穴	肩前、肩髃、肩髎、肩贞、阿是穴、曲池、阳陵泉
	配穴	手阳明经证＋合谷；手少阳经证＋外关；手太阳经证＋后溪；手太阴经证＋列缺
推拿疗法	治法	温经活血，通络止痛，松解粘连，滑利关节
	取穴及部位	肩井、肩髃、肩前、肩贞、天宗、秉风、曲池、手三里、合谷等；肩臂周围
	手法	㨰、揉、拿、点、弹拨、摇、搓、抖、推、扳

考点　扭伤

治法	祛瘀消肿，舒筋通络。取扭伤局部腧穴为主	
主穴	阿是穴、局部腧穴	腰部：阿是穴、大肠俞、腰痛点、委中。颈部：阿是穴、风池、绝骨、后溪
		肩部：阿是穴、肩髃、肩髎、肩贞。肘部：阿是穴、曲池、小海、天井
		腕部：阿是穴、阳溪、阳池、阳谷。髋部：阿是穴、环跳、秩边、居髎
		膝部：阿是穴、膝眼、膝阳关、梁丘。踝部：阿是穴、申脉、解溪、丘墟
配穴	①根据病位配合循经远端取穴。急性腰扭伤：督脉病证＋水沟或后溪；足太阳经筋病证＋昆仑或后溪；手阳明经筋病证＋手三里或三间。 ②根据病位在其上下循经邻近取穴。如膝内侧扭伤，病在足太阴脾经，可在扭伤部位其上取血海，其下取阴陵泉。 ③根据手足同名经配穴法进行上下配穴，即踝关节与腕关节对应、膝关节与肘关节对应、髋关节与肩关节对应。如踝关节外侧昆仑、申脉穴处扭伤：病在足太阳经，可在对侧腕关节手太阳经养老、阳谷穴处寻找最明显的压痛点针刺；膝关节内上方扭伤：病在足太阴经，可在对侧手太阴经尺泽穴处寻找最明显的压痛点针刺；以此类推	

考点　蛇串疮

治法	泻火解毒，通络止痛
主穴	阿是穴、夹脊穴、支沟、阳陵泉、行间
配穴	肝经火毒＋侠溪、太冲；脾经湿热＋阴陵泉、血海；瘀血阻络＋合谷、血海；便秘＋天枢；心烦＋神门

考点　湿疹

治法	清热利湿
主穴	曲池、阴陵泉、血海、阿是穴、风市
配穴	湿热浸淫＋合谷、内庭；脾虚湿蕴＋足三里、脾俞；血虚风燥＋膈俞、三阴交。阴囊湿疹＋箕门、曲泉、蠡沟；肛门湿疹＋长强；肘、膝窝湿疹＋尺泽、委中；面部湿疹＋风池、颧髎

考点　神经性皮炎

临床表现	以皮肤肥厚变硬、皮沟加深、苔藓样改变和阵发性剧烈瘙痒为特征的皮肤病		
诊断标准	①皮损如牛项之皮，顽硬且坚，抓之如枯木，瘙痒剧烈。②好发于颈项部，其次发于眼睑、四肢伸侧，以及腰背、骶、髋等部位，呈对称分布或呈线状排列。③多见于情志不遂，夜寐欠安之成年人。④组织病理检查示表皮角化过度，棘层肥厚，表皮突延长，可伴有轻度海绵形成		
鉴别诊断	慢性湿疹、特应性皮炎、扁平苔藓、局限性皮肤淀粉样变		
临床治疗	基本治疗	主穴：阿是穴、曲池、血海、膈俞	
		配穴：风热侵袭＋外关、风池；肝郁化火＋肝俞、行间；血虚风燥＋肝俞、足三里、三阴交	
	其他治疗	皮肤针法	取患部阿是穴
		耳针法	取肺、肝、神门、相应病变位置。毫针刺法或压丸

考点　肱骨外上髁炎

治法	行气活血，通络止痛，理筋解痉
取穴及部位	阿是穴、尺泽、曲池、手三里、外关、合谷；前臂桡、背侧
手法	擦、点、按、揉、拿、弹拨、擦

考点　第三腰椎横突综合征

治法	舒筋通络，解痉止痛，活血化瘀
取穴及部位	阿是穴、大肠俞、肾俞、风市、环跳、委中、足三里、阳陵泉等；腰臀部、同侧内收肌部
手法	按、揉、擦、弹拨、擦

考点　膝骨关节炎★

治法	疏经通络，活血化瘀，松解粘连，滑利关节
取穴及部位	鹤顶、内外膝眼、阳陵泉、血海、梁丘、伏兔、委中、承山、风市等；膝关节周围
手法	擦、点、揉、按、弹拨、拿、擦、摇

考点　踝关节扭伤

治法	疏经通络，活血散瘀
取穴及部位	阳陵泉、丘墟、绝骨、然谷、照海、申脉等穴位；踝关节周围
手法	按、揉、一指禅推、拔伸、摇、擦

考点　颞下颌关节紊乱症

治法	舒筋活络，理筋整复
取穴及部位	颊车、下关、翳风、合谷；颞颌关节、面颊部
手法	按揉、挤压、一指禅推、擦

考点　桡骨小头半脱位

治法	理筋整复，舒筋通络
部位	肘关节、桡骨小头周围
手法	捏、拿、拔伸、扳

考点　项背肌筋膜炎

治法	舒筋通络，行气活血，解痉止痛
取穴及部位	风池、风府、天柱、肩井、肩中俞、天宗、风门、肺俞、心俞、膈俞；项背部
手法	一指禅推、按揉、拿、弹拨、叩击、擦

考点　胸椎后关节紊乱

治法	舒筋通络，行气活血，理筋整复
取穴及部位	以阿是穴为主，错位棘突部位及周围软组织。膀胱经第 1、2 侧线及华佗夹脊穴等
手法	攘、按、揉、点、弹拨、扳、擦

考点　急性腰扭伤

针灸疗法	治法	行气止痛，舒筋活血
	主穴	腰痛点、阿是穴、委中、后溪
	配穴	督脉证 + 水沟；足太阳经证 + 昆仑
推拿疗法	治法	疏经通络，解痉止痛，理筋调整
	取穴及部位	腰背夹脊穴、肾俞、大肠俞、命门、腰阳关、环跳、委中、承山等；背腰部、下肢部
	手法	按、揉、拿、攘、点、弹拨、扳、擦

考点　腰肌劳损 ★

治法	舒筋通络，行气活血，解痉止痛
取穴及部位	肾俞、腰阳关、大肠俞、关元俞、八髎、秩边、委中、承山；腰臀部
手法	攘、按、揉、点、弹拨、擦、运动关节

考点　退行性脊柱炎 ★

治法	舒筋通络，行气活血，解痉止痛
取穴及部位	夹脊穴、命门、腰阳关、气海俞、大肠俞、关元俞、八髎、委中；脊柱及膀胱经
手法	揉、攘、按、点、弹拨、扳、擦

考点　腕管综合征 ★

治法	舒筋通络，活血化瘀
取穴及部位	曲泽、鱼际、阳池、阳溪、大陵、合谷、内关、劳宫、列缺、外关、阿是穴；前臂、腕部
手法	一指禅推、点、揉、拔伸、摇、擦

考点　退行性腰椎滑脱症

治法	补肾强腰，疏通经络，整复滑脱
取穴及部位	志室、腰眼、肾俞、大肠俞、环跳、委中、承山、阿是穴；腰骶部、患肢部
手法	攘、揉、点、按、擦、扳

考点 梨状肌综合征 ★

治法	舒筋活血，通络止痛
取穴	环跳、承扶、秩边、风市、阳陵泉、委中、承山
手法	㨰、按、揉、点压、弹拨、擦法及被动运动

考点 跟痛症 ★

治法	活血止痛，舒筋通络，松筋整理
取穴	三阴交、金门、然谷、太冲、照海、昆仑、申脉、涌泉
手法	点、按、揉、拿、弹拨、摇、擦

考点 骨折术后

康复治疗方法	中医方法	针灸、推拿、中药疗法、传统运动疗法
	现代方法	①炎症期：重点是促进炎性渗出物的吸收，减轻肿胀，缓解疼痛；未受累关节及健肢的主动运动，卧位时适当抬高患肢。 ②软骨痂期：重点是促进血液循环及骨痂形成，防治肌肉萎缩及关节粘连。 ③硬骨痂期：重点是促进骨痂生长及硬化，增加肌力及关节活动度。 ④骨痂改建塑形期：康复治疗要增加强度，促使患肢功能尽快恢复正常，减少肢体残疾

考点 颅脑损伤

康复原则		急性期康复治疗主要以祛瘀通络为主，兼顾正气，病情危重者以手术治疗为主，中医治疗起辅助作用。日久兼以祛瘀化痰通络
康复治疗方法	现代方法	运动疗法、作业治疗、认知功能训练、心理疗法
	中医方法	针灸、推拿、中药疗法、穴位注射疗法、传统运动疗法

考点 脊髓损伤

康复原则		抢救生命，预防及减轻脊髓功能的丧失，防治并发症，综合应用康复治疗恢复或代偿残存功能，使患者尽早重新开始自理的、创造性的生活，重返社会
康复治疗方法	现代方法	①急性期：以床边训练方式为主。 ②恢复期：除急性期训练内容外，还进行肌力、垫上、坐位、轮椅、转移、站立、步行、二便功能、文体、日常生活活动能力的训练及矫形器使用等，加强患者残存和已有的功能
	中医方法	针灸、推拿、中药疗法、传统运动疗法

第十二章　妇科病证

考点 月经不调 ★

分期	月经先期	月经后期	月经先后不定期
治法	理气调血，固摄冲任	益气和血，调畅冲任	调补肝肾，调理冲任
主穴	关元、血海、三阴交、地机	气海、三阴交、归来	关元、三阴交、肝俞

分期	月经先期	月经后期	月经先后不定期
配穴	实热证＋曲池、太冲；虚热证＋太溪；气虚证＋足三里、气海、脾俞；月经过多＋隐白	实寒证＋天枢、神阙、子宫；虚寒＋命门、关元	肝郁＋期门、太冲；肾虚＋肾俞、太溪；脾虚＋脾俞、足三里；胸胁胀痛＋膻中、内关

考点 经闭

分型	血枯经闭	血滞经闭
治法	调补冲任，养血通经	通调冲任，活血通经
主穴	关元、足三里、归来	中极、血海、三阴交、合谷
配穴	肝肾不足＋太溪、肝俞；气血亏虚＋气海、脾俞	气滞血瘀＋膈俞、太冲，寒凝胞宫＋子宫、命门、神阙，痰湿阻滞＋阴陵泉、丰隆

考点 痛经 ★

针灸疗法	治法	调理冲任，温经止痛	
	主穴	中极、三阴交、地机、十七椎、次髎	
	配穴	气滞血瘀＋太冲、血海；寒凝血瘀＋关元、归来；气血虚弱＋气海、血海；肾气亏损＋肾俞、太溪	
推拿疗法	治法	通调气血	因虚而致痛经者，以补为通
			因气郁而致血滞者，以行气为主，佐以活血
			因寒湿凝滞而引起瘀滞不通者，以温经化瘀为主
	穴位	气海、关元、章门、期门、足三里、肾俞、八髎、肝俞、膈俞、脾俞、胃俞	
	手法	一指禅推、摩、揉、按、揉、擦	

考点 绝经前后诸证 ★

治法	补益肾精，调理冲任
主穴	关元、三阴交、肾俞、太溪
配穴	肾阴虚＋照海；肾阳虚＋命门；肾阴阳俱虚＋照海、命门；心肾不交＋少海、然谷

考点 不孕症

治法	调理冲任，益肾助孕
主穴	关元、肾俞、太溪、次髎、三阴交
配穴	肾虚宫寒＋命门；肝气郁结＋太冲、期门；痰湿阻滞＋阴陵泉、丰隆；瘀滞胞宫＋血海、膈俞

第十三章 儿科病证

考点 遗尿★

针灸疗法	治法	调理膀胱，温肾健脾
	主穴	关元、中极、膀胱俞、肾俞、三阴交
	配穴	肾气不足＋命门、太溪；脾肺气虚＋肺俞、气海、足三里；肝经郁热＋蠡沟、太冲；夜梦多＋百会、神门
推拿疗法	治法	温肾固涩，益气固涩，清肝泄热
	取穴及部位	肾经、脾经、肺经、心经、肝经、三关、外劳宫、二人上马、百会、三阴交、足三里、涌泉、丹田、中极、膀胱俞、肾俞；腰骶部
	手法	推、按、揉、擦

考点 腹泻

治法	调和脾胃，和中止泻
取穴	五经穴、三关、大肠、外劳宫、脐、足三里、七节骨、龟尾、天枢、中脘
手法	推、按、揉、拿、运、摩、捏脊

考点 小儿肌性斜颈★

治法	舒筋活血，软坚散结
部位	颈部，胸锁乳突肌
手法	推、揉、捏、拿、扳

考点 小儿脑瘫

针灸疗法	治法	健脑益智，调补五脏
	主穴	百会、风府、四神聪、悬钟、足三里
	配穴	肝肾不足＋肝俞、肾俞；心脾两虚＋心俞、脾俞。上肢瘫痪＋肩髃、曲池；下肢瘫痪＋环跳、阳陵泉；语言障碍＋哑门、通里
推拿疗法	治法	补益肝肾，舒筋通络
	取穴	印堂、百会、风池、风府、哑门、肩井、肩髃、肩贞、极泉、臂臑、手三里、内关、外关、合谷、梁丘、足三里、承山、昆仑、太溪、解溪、关元、气海、心俞、肝俞、脾俞、肾俞
	手法	推、拿、按、摩、揉、捏、擦、摇

考点 小儿感冒

治法	疏风解表	风寒感冒：宜辛温解表；风热感冒：宜辛凉解表
		暑邪感冒：宜清暑解表；时邪感冒：宜清热解毒
		夹痰者：兼化痰止咳；夹滞者：兼消食导滞；夹惊者：兼清热镇惊
取穴		天门、坎宫、三关、六腑、天河水、肺经、大肠、二扇门、太阳、迎香、耳后高骨、风池、肩井、合谷、膻中、脊柱、肺俞
手法		推、拿、按、揉、运、摩、擦、捏脊

考点　小儿便秘

治法	补虚泻实，理肠通便
取穴	脾经、三关、上马、大肠、六腑、内八卦、膊阳池、足三里、七节骨、天枢、腹、胁肋、脊柱、脾俞、肾俞
手法	推、按、揉、摩、搓、运、捏脊

考点　夜啼 ★

治法	温中健脾，清心导赤，镇静安神，消食导滞
取穴	脾经、肝经、大肠、心经、小肠、三关、天河水、总筋、内劳宫、小天心、五指节、攒竹、腹、中脘、天枢、脐、七节骨
手法	推、揉、摩、运

考点　咳嗽

治法	宣肺止咳	风寒咳嗽辅以祛风散寒，宣肺化痰止咳
		风热咳嗽佐以疏风解表，清热止咳
		内伤咳嗽则宜健脾益肺，化痰止咳
取穴	肺经、内八卦、天突、乳根、乳旁、膻中、风门、肺俞、脊柱	
手法	运、按、揉、推、拿、摩	

考点　厌食

治法	以和为贵，以运为健，开胃运脾为基本法则	脾胃不和者，当以运脾开胃为主法
		脾胃气虚者，宜健脾益气
		脾胃阴虚者，滋阴养胃
取穴	五经穴、板门、腹、脐、天枢、足三里、脊柱、脾俞、胃俞	
手法	推、摩、按、揉、运、捏脊	

考点　疳证

治法	健脾和胃	疳气以和为主
		疳积以消为主，或消补兼施
		干疳以补为要
取穴	五经穴、板门、四横纹、腹、足三里、脊柱、脾俞、胃俞、肝俞、肾俞、胆俞	
手法	推、摩、按、揉、掐、捣、运、捏脊	

考点　发热

治法	清退热邪	表证发热者发散外邪，清热解表
		里证发热者辅以泻肺通腑，清解里热或滋阴清热
处方	开天门、推坎宫、揉太阳、清肺经、清天河水、推脊柱穴	

第十四章 五官科病证

考点 近视★

针灸疗法	治法	通经活络明目
	主穴	睛明、承泣、四白、太阳、风池、光明
	配穴	肝肾亏虚＋肝俞、肾俞；心脾两虚＋心俞、脾俞
推拿疗法	治法	舒筋通络，调和气血
	穴位	攒竹、睛明、四白、瞳子髎、丝竹空、鱼腰、肝俞
	手法	一指禅推、按揉

考点 眼睑下垂

治法	健脾益气，养血荣筋
主穴	攒竹、丝竹空、阳白、脾俞、肾俞、三阴交
配穴	肝肾不足＋肝俞、太溪；脾虚气弱＋百会、足三里；风邪袭络＋风门、风池

考点 牙痛

治法	祛风泻火，通络止痛
主穴	颊车、下关、合谷
配穴	胃火牙痛＋内庭、二间；风火牙痛＋外关、风池；肾虚牙痛＋太溪、行间

考点 麦粒肿

治法	清热解毒，消肿散结
主穴	攒竹、太阳、厉兑
配穴	风热外袭＋风池、商阳；热毒炽盛＋大椎、曲池；脾虚湿热＋内庭、阴陵泉。麦粒肿在上睑内眦＋睛明；在外眦部＋瞳子髎、丝竹空；在两眦之间上睑＋鱼腰，下睑＋承泣、四白

考点 耳鸣、耳聋★

分型	实证	虚证
治法	疏风泻火，通络开窍	补肾填精，养荣耳窍
主穴	听会、翳风、中渚、侠溪	听宫、翳风、太溪、肾俞
配穴	外感风邪＋风池、外关；肝胆火旺＋行间、丘墟	—

考点 鼻衄

治法	调补正气，通利鼻窍
主穴	上迎香、印堂、风门、足三里
配穴	肺气虚寒＋肺俞、气海；脾气虚弱＋脾俞、胃俞；肾阳亏虚＋肾俞、命门；肺肾阴虚＋太溪、三阴交

第十五章　西医疾病

考点　骨关节炎

临床表现	以肢体关节及肌肉酸痛、麻木、重着、屈伸不利，甚或关节肿大、灼热等为主症	
治疗	基本治疗	主穴：阿是穴、局部经穴
		配穴：行痹＋膈俞、血海；痛痹＋肾俞、关元；着痹＋阴陵泉、足三里；热痹＋大椎
	其他治疗	①刺络拔罐法：皮肤针重叩背脊两侧及关节病痛部位，使出血少许，加拔火罐。②穴位注射法：当归注射液等选取病痛部位腧穴。③火针法：局部经穴、阿是穴

考点　神经性耳鸣

临床表现	耳内鸣响，如蝉如潮，妨碍听觉		
治疗	基本治疗	实证	主穴：听会、翳风、中渚、侠溪
			配穴：外感风邪＋风池、外关；肝胆火旺＋行间、丘墟
		虚证	主穴：听宫、翳风、太溪、肾俞
	其他治疗	①头针法。②穴位注射法：听宫、翳风、完骨等。③耳针法	

考点　青光眼

	急性闭角型青光眼急性发作期	原发性开角型青光眼
临床表现	主要特征为眼珠变硬，瞳神散大，瞳色淡绿，视力锐减，伴有恶心呕吐、头目剧痛	起病隐伏，自觉症状不明显，或时有轻度眼胀及视物昏朦，视野渐窄，终致失明
针刺治疗　主穴	睛明、上睛明、风池、太阳、四白、合谷、神门、百会	
针刺治疗　配穴	风火攻目证＋曲池、外关；气火上逆证＋行间、太冲；痰火郁结证＋丰隆、足三里等；恶心呕吐明显＋内关、胃俞	痰湿泛目证＋脾俞、肺俞、三阴交、丰隆；肝郁气滞证＋三阴交、丰隆、内关、太冲；肝肾亏虚证＋肝俞、肾俞、太溪、三阴交

考点　子宫内膜异位症

症状	盆腔疼痛，月经失调，不孕或流产
体征	子宫后倾固定，子宫后壁、宫骶韧带或直肠子宫陷凹可扪及结节，有触痛
辅助检查	①影像学检查：B超检查，主要对卵巢子宫内膜异位囊肿的诊断有价值。②腹腔镜检查：内异症诊断的最佳方法，腹腔镜下观察病灶形态
鉴别诊断	子宫腺肌病、原发性痛经、盆腔炎性包块、子宫肌瘤
治疗	①中成药治疗：散结镇痛软胶囊、桂枝茯苓胶囊、少腹逐瘀胶囊等。②针灸治疗：取中极、关元、足三里、三阴交、大横、天枢等穴，平补平泻法

考点　胎位不正

概念	孕妇在妊娠28周之后，产科检查时发现胎儿在子宫体内的位置异常	
治疗	基本治疗	主穴：至阴
		配穴：气血虚弱＋足三里、脾俞；气机郁滞＋肝俞、行间、足三里
	其他治疗	穴位激光照射法、电针法

第七部分

中医眼科学

第一章 胞睑疾病

考点 针眼 ★

证型	证候	治法	方药
风热客睑证	胞睑肿胀痒甚，微红，可扪及硬结，头痛发热	疏风清热，消肿散结	银翘散
热毒壅盛证	胞睑局部红肿灼热，硬结渐大，口渴喜饮	清热解毒，消肿止痛	仙方活命饮
脾虚夹邪证	针眼屡发，或针眼红肿不甚，经久难消	健脾益气，散结消滞	托里消毒散

考点 眼丹

证型	证候	治法	方药
热毒壅盛证	病初起，胞睑赤肿疼痛，畏寒发热，头痛	清热解毒	普济消毒饮
毒入营血证	胞睑皮肤热，暗黑，疼痛难忍，漫肿难开，壮热烦渴，神昏谵语	清营凉血解毒	犀角地黄汤 + 黄连解毒汤

考点 胞生痰核

证型	证候	治法	方药
痰湿阻结证	胞睑有重坠感，睑内呈黄白色隆起	化痰散结	化坚二陈丸加味

考点 睑弦赤烂

证型	证候	治法	方药
风热偏盛证	睑弦赤痒，灼热疼痛，糠皮样鳞屑	祛风止痒，清热凉血	银翘散加味
湿热偏盛证	睑弦红赤溃烂，出脓出血，秽浊结痂，眵泪胶黏	清热除湿，祛风止痒	除湿汤加味
心火上炎证	眦部睑弦红赤，赤烂、出脓出血	清心泻火	导赤散 + 黄连解毒汤加味

考点 上胞下垂

证型	证候	治法	方药
脾虚气弱证	上胞提举乏力，眼珠转动不灵，神疲乏力	补中健脾，升阳益气	补中益气汤
风痰阻络证	头晕，恶心，泛吐痰涎；舌苔厚腻	祛风化痰，疏经通络	正容汤

考点 椒疮 ★

证型	证候	治法	方药
风热客睑证	眼微痒不适，干涩有眵，苔薄黄，脉浮数	疏风清热，退赤散结	银翘散
血热瘀滞证	眼内刺痛灼热，流泪眵多，舌质暗红	清热凉血，活血化瘀	归芍红花散

考点 粟疮 ★

证型	证候	治法	方药
湿热阻滞证	口黏纳呆，腹满便溏	清热利湿	甘露消毒丹
湿热兼风证	眵泪胶黏，痒痛难开	清脾泄热，祛风燥湿	除风清脾饮

第二章　两眦疾病

考点　流泪症★

证型	证候	治法	方药
血虚夹风证	流泪，迎风更甚，头晕目眩，面色少华	补养肝血，祛风散邪	止泪补肝散
气血不足证	无时泪下，泪液清冷稀薄，不耐久视	益气养血，收摄止泪	八珍汤
肝肾两虚证	眼泪常流，拭之又生，或泪液清冷稀薄	补益肝肾，固摄止泪	左归饮

考点　漏睛

证型	证候	治法	方药
心脾积热证	脓多且稠，小便黄赤	清热利湿	竹叶泻经汤

考点　漏睛疮★

证型	证候	治法	方药
风热上攻证	红肿疼痛，初起泪热生眵，恶寒发热	疏风清热，消肿散结	银翘散
热毒炽盛证	身热口渴，大便秘结，小便赤涩	清热解毒，消瘀散结	黄连解毒汤 + 五味消毒饮
正虚邪留证	溃后漏口难敛，面色苍白，神疲食少	补气养血，托里排毒	托里消毒散

第三章　白睛疾病

考点　暴风客热

证型	证候	治法	方药
风重于热证	痒涩刺痛，羞明流泪，眵多黏稠，白睛红赤，胞睑微肿	疏风清热	银翘散
热重于风证	眵多黄稠，热泪如汤，胞睑红肿	清热疏风	泻肺饮
风热并重证	刺痒交作，头痛鼻塞，恶寒发热，便秘溲赤	疏风清热，表里双解	防风通圣散

考点　天行赤眼

证型	证候	治法	方药
疠气犯目证	患眼碜涩灼热，羞明流泪，眼眵稀薄，胞睑微红，颌下可扪及肿核	疏风清热，兼以解毒	驱风散热饮子
热毒炽盛证	热泪如汤，黑睛星翳，口渴心烦，便秘溲赤	泻火解毒	泻肺饮

考点　天行赤眼暴翳

证型	证候	治法	方药
疠气犯目证	白睛红赤浮肿，黑睛星翳，头痛发热	疏风清热，退翳明目	菊花决明散
肺肝火炽证	白睛混赤，口咽干，便秘溲赤	清肝泻肺，退翳明目	修肝散/洗肝散
阴虚邪留证	白睛红赤渐退，黑睛星翳未尽	养阴祛邪，退翳明目	滋阴退翳汤

考点 金疳

证型	证候	治法	方药
肺经燥热证	泪热眵结，周围赤脉粗大，口渴鼻干，便秘溲赤	泻肺散结	泻肺汤
肺阴不足证	眼眵干结，周围赤脉淡红，干咳咽干，舌红无苔	滋阴润肺	养阴清肺汤
肺脾亏虚证	日久难愈，反复发作，疲乏无力，食欲不振	益气健脾	参苓白术散

考点 干眼症

临床表现	眼干涩、异物感、烧灼感，眼痒眼红，喜眨眼、畏光，视物模糊，疲劳不适感；睑缘充血、增厚、不规整、变钝、外翻，睑板腺功能障碍
辅助检查	泪液渗透压测定：诊断干眼症较敏感的方法
	泪液乳铁蛋白含量测定：反映泪液分泌功能
鉴别诊断	视疲劳：眼及眼眶周围疼痛、视物模糊、眼睛干涩、流泪
	过敏性结膜炎：眼部奇痒，出现结膜充血、乳头、滤泡增生
西医治疗	局部用药：泪液成分的替代治疗，抗炎和免疫制剂。 口服药物：泪液不足型治疗（溴己新），蒸发过强型治疗（口服抗生素）

考点 胬肉攀睛

证型	证候	治法	方药
心肺风热证	眦痒羞明，赤脉密布，舌红苔薄	祛风清热	栀子胜奇散
阴虚火旺证	心中烦热，口舌干燥	滋阴降火	知柏地黄丸

考点 火疳

证型	证候	治法	方药
火毒蕴结证	周围血脉紫赤怒张，口苦咽干，气粗烦躁	泻火解毒，凉血散结	还阴救苦汤
风湿热攻证	周围有赤丝牵绊，骨节酸痛，肢节肿胀，身重酸楚	祛风化湿，清热散结	散风除湿活血汤
肺阴不足证	口咽干燥，潮热颧红，便秘不爽	养阴清肺，兼以散结	养阴清肺汤

考点 结膜下出血

临床表现	多无明显不适感，少数患眼轻微涩痛。出血常积聚成片状，局部或弥漫整个结膜下，初期为鲜红色，逐渐变成棕黄色，一般在 7～10 天吸收消退。有全身病史者可反复多次发病
治疗原则	①主要为病因治疗，结膜撕裂时需缝合；病毒性结膜炎需抗病毒治疗；高血压、糖尿病、动脉硬化引起者，给予降压、降糖、抗动脉硬化治疗；凝血机制障碍如血液病等引起者，用止血药加支持疗法。②出血量较大者可用云南白药、三七粉等，同时可用维生素 C、迈之灵等。③早期出血可冷敷，48 小时后出血范围无扩散则改热敷

第四章 黑睛疾病

考点 聚星障★

证型	证候	治法	方药
风热客目证	抱轮微红，恶风发热，头痛鼻塞，口干咽痛	疏风清热，退翳明目	银翘散

续表

证型	证候	治法	方药
肝胆火炽证	形如树枝，头痛胁痛，口苦咽干	清肝泻火，退翳明目	龙胆泻肝汤
湿热犯目证	肿胀色白，头重胸闷，口黏纳呆，腹满便溏	清热除湿，退翳明目	三仁汤
阴虚夹风证	抱轮微红，口干咽燥；舌红少津	滋阴祛风，退翳明目	加减地黄丸

考点　凝脂翳

证型	证候	治法	方药
风热壅盛证	头目疼痛，羞明流泪，抱轮红赤	祛风清热，退翳明目	新制柴连汤
热毒攻目证	黑睛生翳扩大加深，凝脂色黄或黄绿，溲赤便秘	泻火解毒，退翳明目	四顺清凉饮子
气阴两虚证	目珠干涩，抱轮微红，口燥咽干	阴虚：滋阴退翳；气虚：益气退翳	阴虚：滋阴退翳汤／海藏地黄散；气虚：托里消毒散

考点　湿翳★

证型	证候	治法	方药
湿重于热证	抱轮微红，脘腹胀满，口淡纳呆	化湿清热	三仁汤
热重于湿证	眵泪黏稠，黄液上冲，便秘溲黄	清热化湿	甘露消毒丹

考点　混睛障

证型	证候	治法	方药
肝经风热证	头痛鼻塞；舌质红	祛风清热	羌活胜风汤
肝胆热毒证	抱轮暗红，口苦咽干，溲黄便秘	泻肝解毒	银花解毒汤
湿热内蕴证	头重胸闷，食少纳呆	清热化湿	甘露消毒丹
阴虚火炎证	抱轮微红，口干咽燥	滋阴降火	滋阴降火汤

考点　宿翳

证型	证候	治法	方药
阴虚津伤证	视物昏朦，黑睛遗留瘢痕翳障，形状不一，厚薄不等	滋阴退翳	滋阴退翳汤

考点　角膜软化症

临床表现	初起时夜盲、眼干涩，日久黑睛生翳糜烂，甚则溃破穿孔
西医治疗	以维生素 A 油剂或清热解毒类中药滴眼液滴眼，必要时可行穿透性角膜移植术

第五章　瞳神疾病

考点　瞳神紧小、瞳神干缺

证型	证候	治法	方药
肝经风热证	轻度抱轮红赤，展缩欠灵	祛风清热	新制柴连汤

证型	证候	治法	方药
肝胆火炽证	黄液上冲，黄仁肿胀，口苦咽干	清泻肝胆实火	龙胆泻肝汤
风湿夹热证	抱轮红赤，肢节肿胀，酸楚疼痛	祛风清热除湿	抑阳酒连散
虚火上炎证	黄仁干枯不荣，烦热不眠，口干咽燥	滋阴降火	知柏地黄丸

考点　绿风内障、青风内障 ★

证型		证候	治法	方药
绿风内障	风火攻目证	头痛如劈，胞睑红肿	清热泻火，平肝息风	绿风羚羊饮
	气火上逆证	胸闷嗳气，恶心、呕吐，口苦	疏肝解郁，泻火降逆	丹栀逍遥散 + 左金丸
	痰火郁结证	身热面赤，动辄眩晕，呕吐痰涎	降火逐痰	将军定痛丸
青风内障	肝郁气滞证	情志不舒，心烦口苦	疏肝解郁，活血利水	逍遥散
	痰湿泛目证	头昏眩晕，恶心欲呕	温阳化痰，利水渗湿	温胆汤 + 五苓散
	肝肾亏虚证	头晕失眠，腰膝无力，舌淡苔薄，面白肢冷	补益肝肾，活血明目	加减驻景丸

考点　圆翳内障 ★

证型	证候	治法	方药
肝肾不足证	头昏耳鸣，少寐健忘，腰酸腿软	补益肝肾，清热明目	杞菊地黄丸
脾气虚弱证	面色萎黄，少气懒言，肢体倦怠	益气健脾，利水渗湿	四君子汤
肝热上扰证	头昏痛，口苦咽干，便结	清热平肝，明目退障	石决明散

考点　云雾移睛

证型	证候	治法	方药
肝肾亏损证	闪光感，头晕耳鸣，腰酸遗泄	补益肝肾	明目地黄汤
气血亏虚证	视物昏花，面白无华，头晕心悸	益气补血	八珍汤/当归补血汤
湿热蕴蒸证	胸闷纳呆，头重，神疲，苔黄腻	宣化畅中，清热除湿	三仁汤
气滞血瘀证	情志不舒，胸胁胀痛，舌有瘀斑	行气活血	血府逐瘀汤

考点　暴盲 ★

证型		证候	治法	方药
络阻暴盲	气血瘀阻证	急躁易怒，胸胁胀满，头痛眼胀	行气活血，通窍明目	通窍活血汤
	痰热上壅证	头眩而重，食少恶心，口苦痰稠	涤痰通络，活血开窍	涤痰汤
	肝阳上亢证	头痛眼胀/眩晕时作，急躁易怒，面赤	滋阴潜阳，活血通络	天麻钩藤饮
	气虚血瘀证	少气乏力，面色萎黄，舌淡有瘀斑	补气养血，化瘀通脉	补阳还五汤

续表

	证型	证候	治法	方药
络瘀暴盲	气滞血瘀证	眼胀头痛，胸胁胀痛，舌红有瘀斑	理气解郁，化瘀止血	血府逐瘀汤
	阴虚阳亢证	面热潮红，头重脚轻，烦躁易怒	滋阴潜阳	镇肝熄风汤
	痰瘀互结证	形体肥胖，头重眩晕，胸闷脘胀，舌苔腻/舌有瘀点	化痰除湿，活血通络	桃红四物汤＋温胆汤
目系暴盲	肝经实热证	头胀耳鸣，胁痛口苦，舌红苔黄	清肝泄热，兼通瘀滞	龙胆泻肝汤
	肝郁气滞证	情志抑郁，喜叹息，胸胁疼痛，头晕目眩，口苦咽干	疏肝解郁	逍遥散/柴胡疏肝散
	气滞血瘀证	胸胁胀满，情志不舒，静脉迂曲，舌紫暗，脉涩	疏肝解郁，理气活血	血府逐瘀汤
	阴虚火旺证	头晕目眩，五心烦热，颧赤唇红，口干	滋阴降火，活血祛瘀	知柏地黄丸
	气血两虚证	爪甲唇色淡白，少气懒言，倦怠神疲	补益气血，通脉开窍	人参养荣汤

考点 视瞻有色

证型	证候	治法	方药
湿浊上泛证	胸闷，纳呆呕恶，大便稀溏，舌苔滑腻	利水化湿	三仁汤
肝经郁热证	胁肋胀痛，嗳气叹息，小便短赤	疏肝解郁，清热化湿	丹栀逍遥散
肝肾不足证	头晕耳鸣，梦多滑遗，腰膝酸软；舌红少苔	滋补肝肾，活血明目	四物五子丸

考点 视瞻昏渺

证型	证候	治法	方药
脾虚湿困证	胸膈胀满，眩晕心悸，肢体乏力	健脾利湿	参苓白术散
阴虚火旺证	口干欲饮，潮热面赤，五心烦热	滋阴降火	生蒲黄汤＋滋阴降火汤
痰瘀互结证	倦怠乏力，纳食呆顿，苔薄白腻	化痰软坚，活血明目	化坚二陈丸
肝肾两虚证	面白肢冷，精神倦怠，腰膝无力	补益肝肾	四物五子丸/加减驻景丸

考点 高风内障★

证型	证候	治法	方药
肝肾阴虚证	头晕耳鸣；舌质红	滋补肝肾，活血明目	明目地黄丸
脾气虚弱证	神疲乏力，食少纳呆，舌质淡	健脾益气，活血明目	补中益气汤
肾阳不足证	腰膝酸软，形寒肢冷，夜尿频频，小便清长	温补肾阳，活血明目	右归丸

考点 青盲

证型	证候	治法	方药
肝郁气滞证	情志抑郁，胸胁胀痛，口干口苦	疏肝解郁，开窍明目	丹栀逍遥散
肝肾不足证	头晕耳鸣，腰膝酸软	补益肝肾，开窍明目	左归饮或明目地黄汤
气血两虚证	头晕心悸，失眠健忘，面色少华	益气养血，宁神开窍	人参养荣汤
气血瘀滞证	头痛健忘，失眠多梦	行气活血，化瘀通络	通窍活血汤

第六章 其他眼病

考点 近视 ★

证型	证候	治法	方药
心阳不足证	心悸，神倦，视物稍久容易疲劳	补气养心，安神定志	定志丸
气血不足证	面色不华，神疲乏力，舌质淡	补血益气	当归补血汤
肝肾两虚证	头晕耳鸣，腰膝酸软	补肝肾明目	驻景丸

考点 远视 ★

证型	证候	治法	方药
肝肾不足证	头晕耳鸣，腰膝酸软，口咽干燥	补益肝肾	地芝丸/杞菊地黄汤

考点 弱视

诊断要点	①最佳矫正视力低于相应年龄正常值的下限，3岁儿童低于0.6，4岁及以上儿童低于0.8，或双眼视力相差2行以上。②眼部常规检查无器质性病变，或有屈光不正、屈光参差，或斜视、晶状体混浊，以及严重上睑下垂等
鉴别诊断	应与严重的散光、近视、远视等相鉴别
治疗原则	强调年龄的时效性，5岁前开始治疗，效果最好；10岁以后效果相对较差；12岁前是视觉发育的可塑期，若在12岁以后才开始治疗，其视力恢复的机会很小

考点 目偏视

证型	证候	治法	方药
风邪中络证	头晕目眩，步态不稳；舌淡，脉浮数	祛风通络，扶正祛邪	小续命汤
风痰阻络证	胸闷呕恶，食欲不振，泛吐痰涎，舌苔白腻，脉弦滑	祛风除湿，化痰通络	正容汤
脉络瘀阻证	多系头部外伤、眼部直接受伤或中风后出现目珠偏位；舌质淡或有瘀斑，脉涩	活血行气，化瘀通络	桃红四物汤＋牵正散

考点 甲状腺相关性眼病

临床表现	以眼珠逐渐突起，红赤如鹘鸟之眼，呈凝视状
鉴别诊断	突起睛高
西医治疗	严重的眼球突出、视神经受压，可行眼眶减压术；严重复视干扰正常生活者，可行眼外肌手术；经保守治疗无效的患者，可行眼睑手术

考点 眼眶炎性假瘤

定义	为原发性眼眶组织的慢性非特异性炎性改变，因其临床症状类似肿瘤，组织学表现属于特发性炎症，故名炎性假瘤

续表

诊断要点	①发病前多有眼睑、球结膜水肿病史，起病急，发展慢。②眼眶疼痛，伴流泪，继而出现复视，视力下降。③眼球突出，运动障碍。④眶内可扪及肿块，轻度压痛。⑤X 线片、超声、CT 等有助于诊断
治疗原则	药物治疗以糖皮质激素为主，对糖皮质激素不敏感者可给予免疫抑制剂（如环磷酰胺等）。中医重在辨证论治，可采用疏风清热解毒、疏肝理气活血、化痰祛瘀散结法

第七章　外伤眼病

考点　异物入目

临床表现	①若异物附着于胞睑内面、白睛表层者，患眼自觉轻度磣涩不适，流泪羞明。②若异物黏附或嵌顿于黑睛表层者，自觉疼痛流泪、羞明难睁。③若异物位于黑睛中央近瞳孔区者，可有不同程度的视力下降
诊断依据	①有明确的异物入目史。②患眼磣涩疼痛，畏光流泪。③在胞睑内面、白睛、黑睛表层见异物附着或嵌顿
西医治疗	①黏附于睑内、白睛表层的异物，可用氯化钠注射液冲洗，或用无菌盐水棉签或棉球粘出。②嵌于黑睛表层的异物，可采用角膜异物剔除术，须按无菌操作施行。③观察有无异物残留，以及创面愈合情况

考点　撞击伤目

证型	证候	治法	方药
撞击络伤证	胞睑青紫，白睛溢血，眶内瘀血，血灌瞳神，眼底出血	早期凉血止血，后期活血化瘀	早期生蒲黄汤；后期祛瘀汤
血瘀气滞证	上胞下垂，黑睛浑浊，血灌瞳神	行气活血，化瘀止痛	血府逐瘀汤

考点　真睛破损

证型	证候	治法	方药
风热乘袭证	羞明流泪，舌苔薄黄，脉弦紧	祛风清热，散瘀止痛	除风益损汤
热毒壅盛证	伤眼剧痛，头痛；舌红苔黄，脉弦数	清热解毒，凉血化瘀	经效散 + 五味消毒饮

考点　酸碱伤目

证型	证候	治法	方药
热毒炽盛证	胞睑红肿难睁，口苦咽干，舌红苔黄	清热解毒，凉血散瘀	黄连解毒汤 + 犀角地黄汤

考点　辐射伤目

证型	证候	治法	方药
风火犯目证	胞睑赤肿，白睛红赤或混赤，舌红苔黄	祛风清热，退翳止痛	新制柴连汤
阴虚邪留证	白睛淡红，口渴喜饮，舌红少苔，脉细数	养阴退翳明目	消翳汤

第八章　基本技能

考点　视功能检查

视力表	视力表是根据视角原理设计的。目前常用的是国际标准视力表、对数视力表
视力测定法	包括远视力检查、近视力检查和婴幼儿视力检查

考点　眼部检查

裂隙灯活体显微镜检查	主要用于检查眼前节，包括角膜、前房、晶状体和前部玻璃体。如配合使用前置镜，可检查眼底
直接检眼镜检查	所见眼底为正像。通常可不散瞳检查，若需详细检查则应散瞳
眼压测量	方法有指测法和眼压计测量法

考点　眼部影像学检查

超声检查	①用于眼部活体组织生物测量、眼屈光介质混浊时眼内探测、眶内及眼内占位性病变、眼球萎缩、视网膜脱离、脉络膜脱离、眼外伤、眼内异物等。②用于超声引导下活体组织检查及局部用药
光学相干断层成像术（OCT）	用于检查屈光间质、后部玻璃体界面、视网膜（包括黄斑部）、色素上皮、视盘及神经纤维厚度

考点　泪道冲洗法

冲洗液	常用中药制剂、0.9% 氯化钠注射液或抗生素滴眼液
应用	多用来检测泪道是否通畅，清除泪囊中积存的分泌物，及作为内眼手术前的常规准备。流泪症及漏睛患者和怀疑泪道损伤的眼外伤患者多用此法

中医眼科学

第八部分

中医耳鼻咽喉科学

第一章　耳部常见疾病

考点　旋耳疮

证型	证候	治法	方药
风热湿邪犯耳证	耳部皮肤瘙痒、灼热感，舌质红，苔黄腻	清热祛湿，疏风止痒	消风散
血虚生风化燥证	面色萎黄，纳呆，倦怠乏力	养血润燥，祛风止痒	地黄饮

考点　耳疖 ★

证型	证候	治法	方药
风热邪毒证	头痛，发热恶寒，耳屏压痛，外耳道壁隆起如椒目状	疏风清热，解毒消肿	五味消毒饮＋银翘散
肝胆湿热证	耳痛剧烈，口苦咽干，黄稠脓液	清泻肝胆，利湿消肿	龙胆泻肝汤

考点　耳疮 ★

证型	证候	治法	方药
风热湿邪证	耳痛、耳痒、耳道灼热感，外耳道弥漫性红肿	疏风清热，解毒祛湿	银花解毒汤
肝胆湿热证	口苦咽干，发热，舌红，苔黄腻	清泻肝胆，利湿消肿	龙胆泻肝汤
血虚化燥证	耳痒，耳痛反复发作	养血润燥，祛风止痒	地黄饮

考点　耳胀 ★

证型	证候	治法	方药
风邪外袭证	鼓膜穿刺可抽出清稀积液，鼻塞流涕，头痛，发热恶寒	疏风散邪，宣肺通窍	荆防败毒散
肝胆湿热证	鼓膜穿刺可抽出黄色较黏稠的积液，口苦口干，胸胁苦满	清泻肝胆，利湿通窍	龙胆泻肝汤
脾虚湿困证	胸闷，纳呆，腹胀，便溏	健脾利湿，化浊通窍	参苓白术散
气血瘀阻证	鼓膜混浊、增厚，有灰白色钙化斑	行气活血，通窍开闭	通窍活血汤

考点　脓耳 ★

证型	证候	治法	方药
风热外侵证	发热，恶风寒，头痛，周身不适，鼻塞	疏风清热，解毒消肿	蔓荆子散
肝胆湿热证	耳脓多而黄稠或带红色，口苦咽干，小便黄赤，大便秘结	清肝泄热，祛湿排脓	龙胆泻肝汤
脾虚湿困证	头晕，头重，纳呆便溏，倦怠乏力	健脾渗湿，补托排脓	托里消毒散
肾元亏损证	耳脓秽浊或呈豆腐渣样，有恶臭气味	补肾培元，祛腐化湿	肾阴虚知柏地黄丸；肾阳虚肾气丸

考点 耳聋★

证型	证候	治法	方药
外邪侵袭证	鼻塞，流涕，咳嗽	疏风散邪，宣肺通窍	银翘散
肝火上扰证	口苦咽干，夜寐不宁，胸胁胀痛	清肝泄热，开郁通窍	龙胆泻肝汤
痰火郁结证	头晕目眩，胸脘满闷，咳嗽痰多	化痰清热，散结通窍	清气化痰丸
气滞血瘀证	听力减退，舌质暗红或有瘀点，脉细涩	活血化瘀，行气通窍	通窍活血汤
肾精亏损证	头昏眼花，腰膝酸软，夜尿频多	补肾填精，滋阴潜阳	耳聋左慈丸
气血亏虚证	声低气怯，面色无华，食欲不振	健脾益气，养血通窍	归脾汤

考点 耳鸣★

证型	证候	治法	方药
外邪侵袭证	鼻塞、流涕、头痛、咳嗽	疏风散邪，宣肺通窍	芎芷散
痰湿困结证	头重如裹，胸脘满闷，咳嗽痰多	祛湿化痰，升清降浊	涤痰汤
肝气郁结证	胸胁胀痛，夜寐不宁，头痛或眩晕	疏肝解郁，行气通窍	逍遥散
脾胃虚弱证	倦怠乏力，少气懒言，面色无华	健脾益气，升阳通窍	益气聪明汤
心神不宁证	心烦失眠，惊悸不安，注意力不能集中，面色无华	益气养血，宁心通窍	归脾汤
肾元亏损证	发脱或齿摇，夜尿频多	补肾填精，温阳化气	肾气丸

考点 耳眩晕

证型	证候	治法	方药
风邪外袭证	突发眩晕，如立舟船，发热恶风	疏风散邪，清利头目	桑菊饮
痰浊中阻证	头重如蒙，胸中闷闷不舒，呕恶较甚，痰涎多	燥湿健脾，涤痰止眩	半夏白术天麻汤
肝风内动证	急躁易怒，口苦咽干，面红目赤，胸胁苦满	平肝息风，滋阴潜阳	天麻钩藤饮
阳虚水泛证	频频呕吐清涎，腰痛背冷，四肢不温	温补肾阳，散寒利水	真武汤
肾精亏损证	腰膝酸软，精神萎靡，失眠多梦	滋阴补肾，养肝息风	杞菊地黄丸
脾气虚弱证	每遇劳累时发作或加重，耳鸣耳聋	补益气血，健脾安神	归脾汤

第二章　鼻部常见疾病

考点 鼻疔★

证型	证候	治法	方药
外感风热证	焮热微痛，疮顶现黄白色脓点，顶高根软，头痛发热	清热解毒，消肿止痛	五味消毒饮
火毒内陷证	红肿灼痛，头痛如劈，神昏谵语，痉厥	泄热解毒，清营凉血	黄连解毒汤 + 犀角地黄汤

考点　鼻疳 ★

证型	证候	治法	方药
肺经蕴热证	灼热干焮，疼痛，舌红苔黄	疏风散邪，清热泻肺	黄芩汤
脾胃湿热证	大便黏滞不爽或溏薄，小便黄浊	清热燥湿，解毒和中	萆薢渗湿汤
阴虚血燥证	鼻前孔及周围干燥、瘙痒，伴口干咽燥，面色萎黄，大便干结	滋阴润燥，养血息风	四物消风饮

考点　鼻窒 ★

证型	证候	治法	方药
肺经蕴热证	鼻涕色黄量少，鼻气灼热，下鼻甲红肿	清热散邪，宣肺通窍	黄芩汤
肺脾气虚证	倦怠乏力，少气懒言，恶风自汗，咳嗽痰稀	补益肺脾，散邪通窍	肺气虚——温肺止流丹加味 脾气虚——补中益气汤
气滞血瘀证	头胀头痛，耳闭重听，舌质暗红	行气活血，化瘀通窍	通窍活血汤

考点　鼻鼽 ★

证型	证候	治法	方药
肺气虚寒证	畏风怕冷，自汗，气短懒言	温肺散寒，益气固表	温肺止流丹
脾气虚弱证	面色萎黄无华，消瘦，食少纳呆	益气健脾，升阳通窍	补中益气汤
肾阳不足证	形寒肢冷，腰膝酸软，小便清长	温补肾阳，固肾纳气	肾气丸
肺经伏热证	咳嗽，咽痒，口干烦热	清宣肺气，通利鼻窍	辛夷清肺饮

考点　鼻渊 ★

证型	证候	治法	方药
肺经风热证	发热恶寒，咳嗽；舌质红	疏风清热，宣肺通窍	银翘散
胆腑郁热证	烦躁易怒，口苦咽干，色黄/黄绿，有腥臭味	清泄胆热，利湿通窍	龙胆泻肝汤
脾胃湿热证	倦怠乏力，胸脘痞闷，纳呆食少	清热利湿，化浊通窍	甘露消毒丹
肺气虚寒证	自汗畏风，咳嗽痰多	温补肺脏，益气通窍	温肺止流丹
脾虚湿困证	食少纳呆，腹胀便溏，头昏重，肢困乏力	健脾利湿，益气通窍	参苓白术散

考点　鼻槁

证型	证候	治法	方药
燥邪犯肺证	灼热疼痛，涕痂带血，鼻黏膜干燥，咽痒干咳	清燥润肺，宣肺散邪	清燥救肺汤
肺肾阴虚证	脓涕痂皮积留，鼻气恶臭，咽干，干咳少痰	滋养肺肾，生津润燥	百合固金汤
脾气虚弱证	纳差腹胀，倦怠乏力，面色萎黄	健脾益气，祛湿化浊	补中益气汤

第三章 咽喉部常见疾病

考点 喉痹 ★

证型	证候	治法	方药
外邪侵袭证	风热：发热，咳痰黄稠，舌红；风寒：恶寒发热，身痛，咳嗽痰稀	疏风散邪，宣肺利咽	风热：疏风清热汤；风寒：六味汤加味
肺胃热盛证	发热，口渴喜饮，口气臭秽，大便燥结	清热解毒，消肿利咽	清咽利膈汤
肺肾阴虚证	干咳痰少而稠，痰中带血，手足心热，潮热盗汗	滋养阴液，降火利咽	肺阴虚养阴清肺汤；肾阴虚知柏地黄汤
脾气虚弱证	口干而不欲饮或喜热饮，易恶心	益气健脾，升清降浊	补中益气汤
脾肾阳虚证	形寒肢冷，腰膝冷痛，夜尿频而清长	补益脾肾，温阳利咽	附子理中丸
痰凝血瘀证	恶心呕吐，胸闷不适；舌质暗红	祛痰化瘀，散结利咽	贝母瓜蒌散

考点 乳蛾

证型	证候	治法	方药
风热外袭证	发热，微恶寒，头痛，咳嗽	疏风清热，消肿利咽	疏风清热汤
肺胃热盛证	咽部剧痛，痛连耳根，吞咽困难，痰多	清泻肺胃，消肿利咽	清咽利膈汤
肺肾阴虚证	午后颧红，手足心热，失眠多梦	滋养肺肾，清利咽喉	百合固金汤
脾胃虚弱证	恶心呕吐，口淡不渴，便溏	益气健脾，和胃利咽	六君子汤
痰瘀互结证	咽干不利，或刺痛胀痛，异物梗阻感	活血化瘀，祛痰利咽	会厌逐瘀汤＋二陈汤

考点 喉喑 ★

证型	证候	治法	方药
风寒袭肺证	恶寒发热，头身痛，鼻塞，流清涕	疏风散寒，宣肺开音	三拗汤
风热犯肺证	干痒而咳，发热微恶寒，流黄浊涕	疏风清热，宣肺开音	疏风清热汤
肺热壅盛证	咽喉疼痛，咳嗽痰黄，口渴	泄热解毒，利喉开音	泻白散
肺肾阴虚证	咽喉干涩微痛，干咳，痰少而黏	滋养肺肾，降火清音	百合固金汤
肺脾气虚证	少气懒言，倦怠乏力，纳呆便溏	补益肺脾，益气开音	补中益气汤
血瘀痰凝证	喉内异物感或有痰黏着感，胸闷不舒，舌质暗红	行气活血，化痰开音	会厌逐瘀汤
外治法	含服铁笛丸、润喉丸		

考点 喉痈 ★

证型	证候	治法	方药
外邪侵袭，热毒搏结证	发热恶寒，头痛，患处黏膜色红漫肿或颌下肿胀	疏风清热，解毒消肿	五味消毒饮
热毒困结，化腐成脓证	口臭口干，便结溲黄，患处触之有波动感，穿刺可抽出脓液	泄热解毒，消肿排脓	仙方活命饮
气阴耗损，余邪未清证	身热已退，咽干口渴，溃口未愈合	益气养阴，清解余毒	沙参麦冬汤

考点 喉风 ★

证型	证候	治法	方药
风痰凝聚证	咽喉憋闷，呼吸困难，恶寒发热，头痛	祛风散寒，化痰消肿	六味汤
痰火壅结证	喘息气粗，喉中痰鸣，声如拽锯，烦躁不安，汗出如雨	泄热解毒，祛痰开窍	清瘟败毒饮

考点 梅核气

证型	证候	治法	方药
肝郁气滞证	胸胁脘腹胀满，心烦郁闷，善太息	疏肝理气，散结解郁	逍遥散
痰气互结证	咳痰色白，肢倦纳呆，脘腹胀满，嗳气	行气导滞，散结除痰	半夏厚朴汤

考点 骨鲠

咽异物	口咽部异物可在直视下用镊子取出；喉咽部异物可在间接喉镜下或内镜下用咽异物钳取出
食道异物	在食管镜检查或电子胃镜检查时取出异物
喉、气道异物	喉异物在直接喉镜下取出；气道异物在支气管镜下取出

第四章　耳鼻咽喉科常用检查法

考点 耳部常用检查法

一般检查法	观察耳周、耳郭、外耳道口是否有病变；检查鼓膜应观察其正常标志是否改变
特殊检查法	耳内镜检查；纯音听阈测试；声导抗测试法：客观测试中耳传音系统、内耳功能、听神经和脑干听觉通路功能；根据鼓室导抗曲线图的形态、峰压点、峰的高度及曲线的坡度等，可较客观地反映鼓室内各种病变的情况

考点 鼻部常用检查法

一般检查法	外鼻检查法：主要观察外鼻有无形态、皮肤色泽的改变，有无充血、肿胀、隆起，触诊有无压痛、皮肤增厚或变硬，以及鼻背有无塌陷、鼻梁有无歪斜等
	鼻腔检查法：鼻前庭检查法；前鼻镜检查法；后鼻镜检查法
	鼻窦检查法：①视诊和触诊：察前额、面颊、内眦及眉根部位皮肤有无红肿、压痛，局部有无隆起等。②鼻镜检查：观察鼻道中有无分泌物，以及其量、色、性质和引流部位，检查各鼻道有无息肉或新生物
特殊检查法	通过鼻内镜检查，能够清晰观察到鼻腔内部的细微结构，配合一些特殊器械，可在鼻腔内进行相关诊疗操作

考点 咽喉部常用检查法

一般检查法	间接鼻咽镜检查；口咽检查；间接喉镜检查
特殊检查法	纤维喉镜检查法：利用透光玻璃纤维的可弯曲性、亮度强和可向任何方向导光的特点，制成镜体细而软的喉镜。 动态喉镜检查法：利用物理学原理通过频闪光源使高速振动的声带变为肉眼可见的慢速振动，以便我们能观察到声带黏膜上的微细病变

第五章 耳鼻咽喉科常用治疗操作

考点 雾化吸入、洗鼻法

雾化吸入	将选用的药物加工制成溶液，通过超声雾化器或蒸汽吸入器的作用变成微小雾滴吸入鼻腔内，起到清热解毒、消肿通鼻窍的作用
洗鼻法	用微温的生理盐水或温开水，或用清热解毒排脓的中药液冲洗鼻腔，以清除鼻内脓涕、痂皮

考点 穴位敷贴、鼓膜按摩、鸣天鼓

穴位敷贴	三伏贴：改善虚寒体质，治疗鼻鼽等疾病；涌泉穴位敷贴：治疗耳鸣、耳聋、鼻衄；斑蝥穴位敷贴：治疗鼻鼽
鼓膜按摩	用两手中指分别按压耳屏，使其掩盖住外耳道口，一按一放，有节奏地重复数十次，治疗耳胀、耳闭
鸣天鼓	将双手的掌心紧按双外耳道口，使外耳道暂时处于封闭状态，然后将放在枕部的双手手指叩击脑后枕部，防治耳鸣、耳聋

考点 其他操作

方法	适应证	禁忌证
外耳道冲洗法	耵耳（细小耵聍），耳异物	脓耳（化脓性中耳炎伴鼓膜穿孔），外耳道湿疹（旋耳疮）及耳疖（外耳道炎）
鼓膜穿刺抽液法	耳胀耳闭（分泌性中耳炎），耳带疮（大疱性鼓膜炎）	脓耳急性期（急性化脓性中耳炎），颈静脉球体瘤（鼓室型），严重心脏病或血液疾病
前鼻孔填塞法	鼻衄（适用鼻腔前段出血，如利氏区、鼻中隔中段、筛前动脉出血等）	休克患者，患者无法配合者

第九部分

卫生法规与医学伦理

卫生法规

第一章　卫生法基本理论

考点　卫生法概述

调整对象	卫生组织关系、卫生管理关系、卫生服务关系
特征	技术性明显、调解手段具有综合性、尚未形成统一的法典
基本原则	保护公民健康、预防为主、中西医并重、政府主导、国家卫生监督
作用	确认和保护公民的健康权益、为卫生事业提供法制保障、规范和促进医疗卫生科学技术的良性发展
渊源	宪法、卫生法律、卫生行政法规、地方卫生法规、卫生自治条例和单行条例、部门卫生规章、地方卫生规章、卫生标准、卫生国际条约

考点　卫生法律关系

种类	纵向卫生法律关系（管理与被管理、监督与被监督）
	横向卫生法律关系（卫生服务的提供者与卫生服务的接收者之间形成的法律关系）
构成要素	主体（国家行政机关、卫生组织、企事业单位、社会团体和自然人）
	内容是卫生法律关系主体依法享有的权利和应履行的义务
	客体（物、行为、人身利益、智力成果）

考点　卫生立法

立法机关	全国人大及其常务委员会、国务院、地方人大及其常务委员会、国务院的组成部门和直属机构、地方政府
原则	遵循宪法基本原则、科学立法原则、民主立法原则、维护法制统一原则
程序	提出、审议、通过、公布
实施	效力范围：①时间效力是指卫生法律何时生效、何时终止和有无溯及力。②空间效力是指法律规范生效的地域范围。③对人的效力是指法律规范可以适用的主体范围，即对哪些人有效
	规则：上位法优于下位法；特别法优于一般法；新法优于旧法

考点　卫生法律责任

行政责任	行政处罚	警告、罚款、没收非法所得、责令停产停业、暂扣或吊销许可证
	行政处分	警告、记过、记大过、降级、撤职、开除
民事责任	赔偿损失，如医疗损害赔偿责任；消除影响，恢复名誉；赔礼道歉等	
刑事责任	主刑	管制、拘役、有期徒刑、无期徒刑、死刑
	附加刑	罚金、剥夺政治权利、没收财产

卫生法规与医学伦理

第二章 传染病防治法律制度

考点 《传染病防治法》

分类	甲类：鼠疫、霍乱，共 2 种	
	乙类：新型冠状病毒感染、传染性非典型肺炎、艾滋病、病毒性肝炎、脊髓灰质炎等，其中传染性非典型肺炎、炭疽中的肺炭疽采取甲类传染病的预防、控制措施	
	丙类：流行性感冒（流感）、流行性腮腺炎、风疹、急性出血性结膜炎、麻风病、流行性和地方性斑疹伤寒等	
报告时限	甲类传染病和肺炭疽、传染性非典型肺炎	2 小时
	其他乙、丙类传染病	24 小时

考点 艾滋病防治的法律规定

宣传教育	地方各级人民政府和政府有关部门、医疗机构、疾病预防控制机构
预防与控制	艾滋病监测网络、国家实行艾滋病自愿咨询和自愿检测制度、进口生物制品必须接受出入境检疫、艾滋病病毒感染者和艾滋病患者的义务
医疗卫生机构和政府机构在艾滋病治疗与救助中的责任	①为艾滋病病毒感染者和艾滋病患者提供艾滋病防治咨询、诊断和治疗服务。 ②对确诊的艾滋病病毒感染者和艾滋病患者，将其感染或者发病的事实告知本人。 ③对孕产妇提供艾滋病防治咨询和检测，对感染艾滋病毒的孕妇及其婴儿，提供预防艾滋病母婴传播的咨询、产前指导、产后访视、婴儿随访和检测等服务

考点 医院感染管理的法律规定

医院感染	指住院患者在医院内获得的感染，包括在住院期间发生的感染和在医院内获得出院后发生的感染
预防	严格执行消毒、隔离规范和无菌操作技术，保证医护人员手卫生与诊疗环境条件符合规定要求；严格按照《抗菌药物临床应用指导原则》，加强抗菌药物临床使用和耐药菌监测管理；保证职业卫生防护工作符合规定要求，保障医务人员的职业健康
监测与控制	按照医院感染诊断标准及时诊断医院感染病例，《医院感染暴发控制指南》为医疗机构及时有效地识别和处置医院感染暴发提供技术指导
报告	①医院发生 5 例以上疑似医院感染暴发或 3 例以上医院感染暴发，在 12 小时内向所在地县级卫生行政部门报告，并同时向所在地疾病预防控制机构报告。县级卫生行政部门应当于 24 小时内逐级上报至省级卫生行政部门。省级卫生行政部门应当于 24 小时内上报至国家卫健委。 ②医院发生 10 例以上的医院感染暴发或发生特殊病原体或者新发病原体的医院感染或可能造成重大公共影响或者严重后果的医院感染，应在 2 小时内向所在地县级卫生行政部门报告，并同时向所在地疾病预防控制机构报告。所在地的县级卫生行政部门确认后，应当在 2 小时内逐级上报至省级卫生行政部门。省级卫生行政部门进行调查，确认发生以上情形的，应当在 2 小时内上报至国家卫健委

第三章　突发公共卫生事件应急法律制度

考点　突发公共卫生事件

分类	重大传染病疫情、群体性不明原因疾病、重大食物和职业中毒及其他严重影响公众健康的事件
分级	根据突发公共卫生事件性质、危害程度、涉及范围，突发公共卫生事件划分特别重大（Ⅰ级）、重大（Ⅱ级）、较大（Ⅲ级）和一般（Ⅳ级）4个等级
处理	突发应急预案启动、应急处理保障措施
应急报告	各级各类医疗卫生机构、卫生行政部门，县级以上地方人民政府和检验检疫机构等为责任报告单位；执行职务的各级各类医疗卫生机构的医疗卫生人员、个体开业医生为责任报告人；国务院卫生行政主管部门制定突发公共卫生事件应急报告规范，建立重大、紧急疫情信息报告系统

第四章　医疗机构管理法律制度

考点　处方管理

原则	安全、有效、经济	
内容	前记（麻醉药品和第一类精神药品处方还应当包括患者身份证明编号，代办人姓名、身份证明编号）	
	正文：药品名称、剂型、规格、数量、用法用量	
	后记：医师签名或者加盖专用签章，药品金额及审核、调配，核对、发药药师签名或者加盖专用签章	
要求	医师开具处方应当使用经药品监督管理部门批准并公布的药品通用名称、新活性化合物的专利药品名称和复方制剂药品名称；开具院内制剂处方时应当使用经省级卫生行政部门审核、药品监督管理部门批准的名称；医师也可以使用由国家卫健委公布的药品习惯名称开具处方	
	处方开具当日有效。特殊情况下需延长有效期的，由开具处方的医师注明有效期限，但有效期最长不得超过3天	
	处方一般不得超过7日用量；急诊处方一般不得超过3日用量；对于某些慢性病、老年病或特殊情况，处方用量可适当延长，注明理由	
保管	保存期限：①普通处方、急诊处方、儿科处方：1年。②医疗用毒性药品、第二类精神药品处方：2年。③麻醉药品和第一类精神药品处方：3年	

第五章　执业医师法律制度

考点　《中华人民共和国医师法》

执业医师考试条件	①具有高等学校相关医学专业本科以上学历，在执业医师指导下，在医疗卫生机构中参加医学专业实践满1年。②具有高等学校相关医学专科学历，取得执业助理医师执业证书后，在医疗卫生机构中执业满2年
执业助理医师考试条件	具有高等学校相关医学专业专科以上学历，在执业医师指导下，在医疗卫生机构中参加医学专业工作实践满1年
师承和确有专长人员考试条件	以师承方式学习中医满3年或经多年实践医术确有专长的，经县级以上人民政府卫生健康主管部门委托的中医药专业组织或医疗卫生机构考核合格并推荐，可参加中医医师资格考试
注册条件及办理	除有不予注册的情形外，卫生健康主管部门应当自受理申请之日起二十个工作日内准予注册

第六章　中医药法律制度

考点　中医药法律制度 ★

方针和基本原则	中西医并重的方针；继承与创新相结合的原则
中药材生产管理	药品生产企业的开办；中药材生产管理；道地中药材管理；药用野生动植物资源保护；规范中药材自种、自采；中药饮片的生产、销售管理
中医药教育原则	遵循中医药人才成长规律；以中医药内容为主，体现中医药文化特色；注重中医药经典理论和中医药临床实践相结合；注重现代教育方式和传统教育方式相结合

第七章　医疗事故与损害法律制度

考点　医疗损害

免责理由	患者或其近亲属不配合诊疗；紧急医疗救治；医疗水平限制；受害人故意；第三人过错；不可抗力；正当防卫；紧急避险
赔偿项目	医疗费、误工费、护理费、交通费、住院伙食补助费、营养费、残疾赔偿金、残疾辅助器具费、丧葬费、被扶养人生活费、死亡赔偿金、精神损害赔偿
医疗纠纷的预防	恪守职业道德；加强医疗质量安全管理；保障患者的知情同意权；健全病历资料管理制度；建立健全医患沟通机制及投诉接待制度；发挥患者和政府的作用

考点　医疗事故的行政处理

医疗事故的行政处理	申请	提出书面申请，载明申请人的基本情况、有关事实、具体请求及理由等
	管辖权限划分	有下列情形之一的，县级人民政府卫生行政部门应当自接到医疗机构的报告或者当事人提出医疗事故争议处理申请之日起7日内移送上一级人民政府卫生行政部门处理：①患者死亡。②可能为二级以上的医疗事故。③国务院卫生行政部门和省、自治区、直辖市人民政府卫生行政部门规定的其他情形
	申请的审查和受理	10日内进行审查，作出是否受理的决定；5日内将有关材料交由负责医疗事故技术鉴定工作的医学会组织鉴定并书面通知申请人

第八章　药品管理法律制度

考点　《中华人民共和国药品管理法》★

特殊性	作用的双重性；质量的重要性；特殊时效性与获取的特殊性
新药	是指未曾在中国境内上市销售的药品
假药	①药品所含成分与国家药品标准规定的成分不符。②以非药品冒充药品或者以他种药品冒充此种药品。③变质的药品。④药品所标明的适应证或者功能主治超出规定范围
劣药	①药品成分的含量不符合国家药品标准。②被污染的药品。③未标明或者更改有效期的药品。④未注明或者更改产品批号的药品。⑤超过有效期的药品。⑥擅自添加防腐剂、辅料的药品。⑦其他不符合药品标准的药品

	麻醉药品、精神药品	医疗机构使用麻醉药品和第一类精神药品，应当经所在地设区的市级人民政府卫生主管部门批准，取得麻醉药品、第一类精神药品购用印鉴卡
		执业医师使用专用处方开具麻醉药品和精神药品，医疗机构对麻醉药品和精神药品处方进行专册登记
特殊药品		临床需要而市场无供应的麻醉药品和精神药品，持有医疗机构制剂许可证和印鉴卡的医疗机构需配制制剂的，应当经所在地省、自治区、直辖市人民政府药品监督管理部门批准。医疗机构配制的麻醉药品和精神药品制剂仅在机构内使用，不得对外销售
	医疗用毒性药品	每次处方剂量不得超过 2 日极量，对处方未注明"生用"的毒性中药，应当付炮制品
	放射性药品	必须负责对使用的放射性药品进行临床质量检验、收集药品不良反应等项工作，并定期向所在地药品监督管理、卫生行政部门报告

第九章　医疗质量管理办法

考点　《医疗质量管理办法》

概述	医疗质量管理是医疗管理的核心，各级各类医疗机构是医疗质量管理的第一责任主体
组织机构和职责	医疗机构医疗质量管理实行院、科两级责任制，医疗机构主要负责人是本机构医疗质量管理的第一责任人
医疗质量保障	医疗机构应当按照核准登记的诊疗科目执业。医疗机构及其医务人员开展诊疗活动，应当遵循患者知情同意原则，尊重患者的自主选择权和隐私权，并对患者的隐私保密
监督管理	县级以上地方卫生计生行政部门负责对本行政区域医疗机构医疗质量管理情况的监督检查

医学伦理

第十章　医学伦理学的理论基础和规范体系

考点　医学伦理学的理论基础

医德品质	构成要素	医德认识、医德情感、医德意志
	内容	仁慈、忠诚、严谨、公正和节操
医学美德的养成		进行医学道德教育，加强医学道德修养
医学美德论的意义		是医学伦理学的重要组成部分；有利于医务人员塑造完美人格

考点　医疗机构从业人员行为规范

适用人员	各级各类医疗机构内所有从业人员，包括管理人员、医师、护士、药学技术人员、医技人员、其他人员
基本行为规范	①以人为本，践行宗旨。②遵纪守法，依法执业。③尊重患者，关爱生命。④优质服务，医患和谐。⑤廉洁自律，恪守医德。⑥严谨求实，精益求精。⑦爱岗敬业，团结协作。⑧乐于奉献，热心公益

第十一章　医患关系伦理

考点　医患关系 ★

医患关系模式	主动－被动型、指导－合作型、共同参与型
患者的权利	生命健康权、医疗保障权、知情同意权、隐私保护权、医疗监督权、医疗求偿权
医务人员的权利	①在注册的执业范围内，按照有关规范进行医学诊查、疾病调查、医学处置、出具相应的医学证明文件，选择合理的医疗、预防、保健方案。 ②获取劳动报酬，享受国家规定的福利待遇，按照规定参加社会保险并享受相应待遇。 ③获得符合国家规定标准的执业基本条件和职业防护装备。 ④从事医学教育、研究、学术交流。 ⑤参加专业培训，接受继续医学教育。 ⑥对所在医疗卫生机构和卫生健康主管部门的工作提出意见和建议，依法参与所在机构的民主管理。 ⑦法律、法规规定的其他权利
	医务人员在特殊情况下享有特殊干涉权
医务人员的义务	严格遵守规章制度和技术操作规程；如实记载和妥善保管病历；如实告知和说明；保守秘密；抢救和转诊